Brigitte Thelen

Bach-Blüten pocket

Die Reihe Gesundheit & Leben wird herausgegeben von Dr. Andrea C. Theil

Die Autorin: Brigitte Thelen, geboren 23. 4. 1960 in Aachen. Pharmaziestudium in Düsseldorf, Praktisches Jahr in München. Zwei Jahre Vertretungstätigkeit als Apothekerin in Darmstadt und Frankfurt, fünf Jahre Humanmedizinstudium in Berlin und München. Ausbildung zur Heilpraktikerin. Analyse nach C.G. Jung. Seit 1986 intensive Auseinandersetzung mit Klassischer Homöopathie und Astrologie, 1991 kamen die Blütenessenzen hinzu. Seit 1994 eigene Praxis in München. Tätigkeit als Buchautorin, zahlreiche Vorträge. Im Börm Bruckmeier Verlag erschienen bisher "Mondphasen pocket" und "Bach-Blüten pocketcard".

Die Deutsche Bibliothek verzeichnet diese Publikation in der Deutschen Nationalbibliografie; detaillierte bibliografische Daten sind im Internet über <http://dnb.ddb.de> abrufbar.

© 2. Auflage 2003 Börm Bruckmeier Verlag GmbH, Nördl. Münchner Str. 28, 82031 Grünwald, www.BoermBruckmeier.de ISBN 3-89862-710-1
Bilder/Innenteil: ©Seidl, Franz und Erika (S. 106), 93342 Saal an der Donau, www.fs-bachblueten.de Titelbild: © Erika Goyert-Johann, Remscheidt
Herstellung: Katrin Mayer (Dipl. Wirt. Ing.)

Vorwort

Fragen nach **Selbstverwirklichung**, Lebensqualität und Gesundheit und der Wunsch, seine Zeit sinnvoll zu verbringen, erhalten für viele Menschen einen immer höheren Stellenwert. Anders ausgedrückt: Ohne Gesundheit und Wohlbefinden wird alles andere oft als wertlos empfunden.
Hier gibt es vielfältige Möglichkeiten der Hilfestellungen. Ein ganzheitlicher Ansatz stellt den Menschen und die Natur in den Mittelpunkt, wohl wissend, dass Gesundheit letztlich nicht nur Abwesenheit von Symptomen bedeutet, sondern vielmehr durch Gefühle und Erfahrungen von Glück, Freude, Sinnhaftigkeit und Erfüllung gekennzeichnet ist. Letztendlich - und das erinnert durchaus an buddhistische Lehren - geht es ja grundsätzlich im Leben darum, schädigende und Leid bringende Verhaltensweisen und Muster positiv zu verändern, so dass mehr Glück und Lebensqualität entsteht. Und dies nicht nur für einen selbst, sondern auch für andere.
Die **Bach-Blütenessenzen** sind geeignet, auf diesem Weg eine Hilfestellung zu geben, indem sie 38 archetypische schwierige und negative Gefühle und Verhaltensweisen sanft überfluten und umwandeln und somit mehr Wohlbefinden und Gesundheit ermöglichen. Schädigende Muster und Situationen können meist verlassen werden. Oft hört man von Menschen, die Bach-Blüten einnehmen, dass sie häufiger ein glückliches Gefühl haben, dass es sei, als ob Lasten von ihren Schultern fallen und dass sie insgesamt die Dinge positiver sähen. Auch dass sie sich

besser entwickeln könnten, ihre Lebensaufgabe und der Sinn ihres Lebens klarer wäre, sie weniger Hass, Neid, Eifersucht, Groll und dergleichen empfänden.
Ich bin sehr dankbar, dass ich die Möglichkeit hatte, meine Zeit beim Schreiben dieses Buches mit Dingen zu verbringen, die mir Freude machen und die mir am Herzen liegen; und ich wünsche mir, dass das pocket Ihnen hilft, mehr Wohlbefinden, Gesundheit und Erfüllung zu finden.

München, im Februar 2003 — Brigitte Thelen

Weitere Titel zum Thema Gesundheit & Leben:

Bach-Blüten pocketcard *(ISBN 3-89862-004-2)*
Naturheilmittel pocket *(ISBN 3-929785-59-5)*
Homöopathie pocket *(ISBN 3-89862-703-9)*
Homöopathie für Kinder pocket *(ISBN 3-89862-702-0)*
Mondphasen pocket *(ISBN 3-89862-701-2)*
Meine Schwangerschaft pocket *(ISBN 3-89862-704-7)*
Pillen pocket *(ISBN 3-89862-700-4)*
Reflexzonen pocketcard *(ISBN 3-89862-000-X)*

Inhalt

Grundlagen 9

Bach-Blütenessenzen 51

Inhalt

Anhang

Grundlagen

Allgemeines

Wie einfach und gut **Bach-Blüten wirken**, fasziniert alle Anwender immer wieder aufs Neue. Ihre überschaubare Anzahl (38) ermöglicht es auch dem relativ Unerfahrenen oder medizinisch Unkundigen schon sehr schnell, die Essenzen sinnvoll einzusetzen und kreativ mit deren Heilwirkung umzugehen. Zugleich lässt sich der eigene Erfahrungsschatz durch die große Anzahl der möglichen Kombinationen ständig erweitern. Mit etwas Einfühlungsvermögen gelingt es bald, durch die Anwendung der entsprechenden Blüten verschüttete Potentiale wieder anzuregen. Bach-Blüten entfalten dann ihre sanfte und gleichzeitig ganzheitliche Wirkung und leiten den Heilungsprozess ein.

Edward Bach

Edward Bach wurde 1886 in der Nähe von Birmingham geboren. Nach einer Lehre im elterlichen Betrieb studierte er Humanmedizin. Er arbeitete zunächst in einer Unfallambulanz in London, dann in selbständiger Praxis und schließlich an einem bakteriologischen Institut. Dort entwickelte er, noch vor den Bach-Blüten, die so genannten **Bach-Nosoden**. Dies sind Substanzen, die aus dem Stuhl eines Kranken individuell für ihn hergestellt werden und nach Einnahme die Regeneration der Darmflora und damit die Genesung des Erkrankten bewirken.

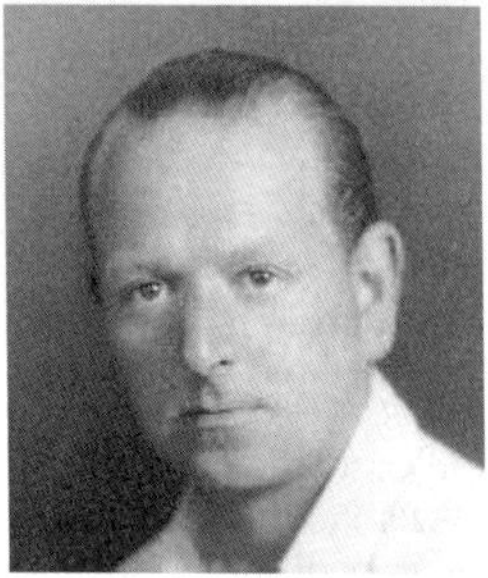

Edward Bach (1886 - 1936)

Nach einer schweren Krankheit wechselte Bach an das homöopathische Krankenhaus in London. Hier bereitete er seine Nosoden homöopathisch auf und wendete diese Zubereitungen wiederum erfolgreich an. In dieser Zeit überlegte er sich, die Nosoden durch Pflanzen mit besonderen Heilkräften zu ersetzen. So fand er in Wales die so genannten "Pflanzen höherer Ordnung". Dort ließ er sich schließlich auch nieder und vervollständigte sein **Heilsystem**. Dass er sein Wissen vor allem Nichtärzten zugänglich machte, wurde von seinen Kollegen missbilligt.

38 Tugenden

Für Bach liegen die eigentlichen Ursachen von Erkrankungen in uns selbst, in unseren negativen Einstellungen, Gedanken und Gefühlen. Eine rein schulmedizinische Behandlung beseitigt lediglich Symptome, nicht jedoch die tiefer liegenden

Ursachen. Durch den Umgang mit unseren Lebensumständen werden wir in bestimmter Form geprägt. Dabei entwickeln wir, nach seinen Überlegungen, auch negative Charaktereigenschaften wie Angst oder Egoismus. Bach nennt dies **negative Gemütszustände**. Diese führen unter Umständen auch zu so genannten negativen Gemütssymptomen, wie z.B. häufig auftretende Ängstlichkeit. Schlimmstenfalls kommt es sogar zum Ausbruch einer körperlichen Erkrankung.

Bach beobachtete insgesamt **38 Seelenzustände**, also 38 solcher verschiedener Stimmungen, Charaktereigenschaften und Gemütszustände. Diese können sowohl in positiver, gesunder als auch in negativer, krankhafter Form vorliegen. Bach nennt diese beiden gegensätzlichen Formen auch "Symptome im blockierten Zustand" und "Potential im transformierten Zustand". Im folgenden Kapitel "Bach-Blütenessenzen" wird der Einfachheit halber kurz von Schwächen und Stärken gesprochen.

Bach ging schließlich von **38 Tugenden** aus, also positiven Gemütszuständen, die, wenn sie denn vorhanden sind, den Menschen befähigen, sein inneres Potential auszuschöpfen und somit glücklich und gesund zu leben.

In der Abbildung auf der folgenden Seite sind die 38 Seelenzustände in sehr stark vereinfachter Form als Schwäche-Stärke-Paare dargestellt.

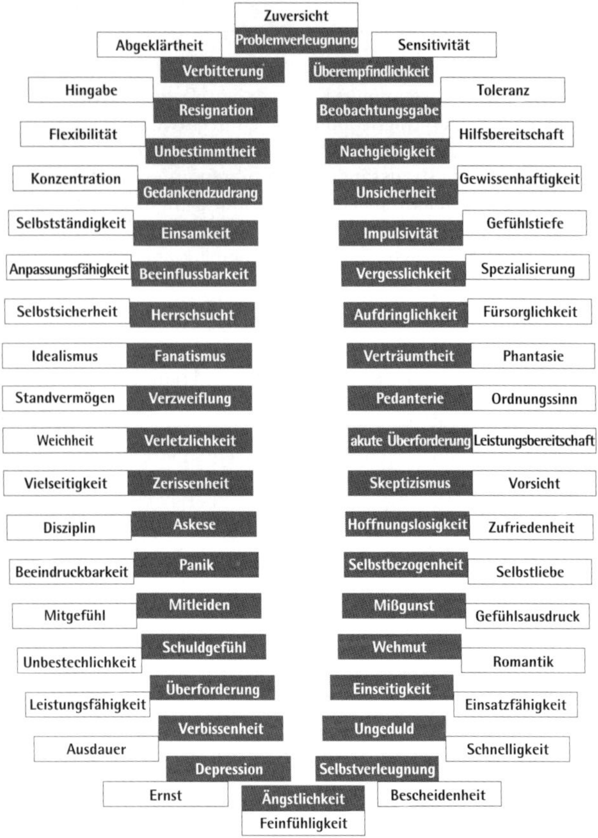

38 Seelenzustände nach Bach, schematisch dargestellt als Stärke-Schwäche-Paare

Agrimony	Problemverleugnung
Aspen	Überempfindlichkeit
Beech	Beobachtungsgabe
Centaury	Nachgiebigkeit
Cerato	Unsicherheit
Cherry Plum	Impulsivität
Chestnut Bud	Vergesslichkeit
Chicory	Aufdringlichkeit
Clematis	Verträumtheit
Crab Apple	Pedanterie
Elm	akute Überforderung
Gentian	Skeptizismus
Gorse	Hoffnungslosigkeit
Heather	Selbstbezogenheit
Holly	Mißgunst
Honeysuckle	Wehmut
Hornbeam	Einseitigkeit
Impatiens	Ungeduld
Larch	Selbstverleugnung
Mimulus	Ängstlichkeit
Mustard	Depression
Oak	Verbissenheit
Olive	Überforderung
Pine	Schuldgefühl
Red Chestnut	Mitleiden
Rock Rose	Panik
Rock Water	Askese
Scleranthus	Zerissenheit
Star of Bethlehem	Verletzlichkeit
Sweet Chestnut	Verzweiflung
Vervain	Fanatismus
Vine	Herrschsucht
Walnut	Beeinflussbarkeit
Water Violet	Einsamkeit
White Chestnut	Gedankenzudrang
Wild Oat	Unbestimmtheit
Wild Rose	Resignation
Willow	Verbitterung

38 Bach-Blüten und ihre Zuordnung zu negativen Gemütszuständen

38 Bach-Blüten

Bei seiner Suche nach einer möglichen Beeinflussung der oben genannten negativen Gemütszustände gelang es Bach, die von ihm entdeckten "Pflanzen höherer Ordnung" diesen zuzuordnen. 1929 fand er in Wales die ersten drei Blüten, mit denen er erfolgreich Patienten behandelte. Nach intensiver Suche konnte er schließlich allen von ihm beobachteten negativen Gemütszuständen jeweils eine Blüte zuweisen, die positiv auf diesen Gemütszustand wirkt. Dies sind die **38 Bach-Blüten**, genauer 37 Pflanzen plus Quellwasser (= Rock Water). In der Abbildung auf der vorherigen Seite sind diese 38 Blüten und die entsprechenden negativen Gemütszustände dargestellt.

Wirkung der Bach-Blüten

Die **Wirkung** der Bach-Blüten kann man sich wie eine hohe, heilende Schwingung vorstellen, welche die negativen Seelen- und Gemütszustände sanft überflutet und auflöst. Die entsprechende positive Seite kann sich so entfalten. Bach-Blüten können in akuten Situationen als Heilmittell eingesetzt werden, aber auch langfristig, um schon länger bestehende Fehlhaltungen positiv zu beeinflussen. Bei schweren, bedrohlichen oder unklaren Beschwerden sollte jedoch unbedingt ein erfahrener Therapeut oder der Hausarzt zu Rate gezogen werden.

System der Bach-Blüten

Bach empfand sein System als in sich abgeschlossen, da damit alle Abweichungen von den oben genannten 38 Tugenden geheilt werden konnten.

Die 12 Heiler

Als Erstes fand Bach die drei Pflanzen Mimulus, Impatiens und Clematis, mit denen er die drei Seelenzustände Angst, Ungeduld und Verträumtheit behandelte. Er ergänzte die Blüten später um neun weitere. Mit diesen 12 Essenzen, den so genannten **12 Heilern**, konnte Bach die elementaren Fehlhaltungen auflösen. Damit sind die grundlegenden archetypischen, negativen Grundstimmungen und Gefühle beeinflussbar, die allen Menschen gemeinsam sind.
Die 12 Heiler bilden die Grundlage für die Therapie der 24 anderen, oberflächlicheren Fehlhaltungen (s.a. →**25**).

Sieben Hauptgruppen

Zusätzlich teilte Bach seine Essenzen in die folgenden sieben **Hauptgruppen** ein (siehe die nachstehende Tabelle):

- Angst
- Unsicherheit
- Interesselosigkeit
- Einsamkeit
- Überempfindlichkeit
- Mutlosigkeit/Verzweiflung
- Sorge um das Wohl anderer.

Hauptgruppe	Bach-Blüte	Schwäche (Kurzfassung)
Angst	Aspen	ungerichtete Angst (vor Unerklärlichem)
	Cherry Plum	Angst vor Kontrollverlust
	Mimulus	gerichtete Angst (vor Bekanntem)
	Red Chestnut	Angst um andere
	Rock Rose	panikartige, überwältigende Ängste
Unsicherheit	Cerato	fragt andere um Rat, trotzdem unsicher
	Gentian	skeptisch und zweifelnd
	Gorse	verzweifelt, aber noch aktiv
	Hornbeam	täglichen Anforderungen nicht gewachsen
	Scleranthus	unentschlossen zwischen zwei Dingen
	Wild Oat	in allem völlig unentschlossen
Interesselosigkeit	Chestnut Bud	unfähig aus Fehlern zu lernen
	Clematis	lebt in Traumwelten
	Honeysuckle	lebt in der Vergangenheit
	Mustard	melancholisch und depressiv
	Olive	erschöpft
	White Chestnut	durch Gedanken von der Gegenwart abgelenkt
	Wild Rose	apathisch, resigniert, an nichts interessiert

Einsamkeit	Heather	verlangt zu viel Zuwendung
	Impatiens	ungeduldig anderen gegenüber
	Water Violet	zu distanziert, lässt keine Nähe zu
Über-empfind-lichkeit	Agrimony	meint, andere wollten nur die eigene fröhliche Seite sehen
	Centaury	von anderen zu stark beeinflusst
	Holly	eigenen negativen Gefühlen ausgeliefert
	Walnut	lässt sich von Entschlüssen abbringen
Mutlosig-keit, Ver-zweiflung	Crab Apple	genügt den eigenen Ansprüchen nicht
	Elm	überfordert durch zusätzliche Belastungen
	Larch	zu geringes Selbstwertgefühl
	Oak	macht nur noch aus Pflichtgefühl weiter
	Pine	fühlt sich schuldig
	Star of Bethlehem	traurig und voll Kummer
	Sweet Chestnut	zeigt seine extreme Verzweiflung nicht
	Willow	verbittert und grollend
Sorge um das Wohl anderer	Beech	überkritisch mit anderen
	Chicory	bemuttert andere zu sehr
	Rock Water	unterdrückt eigene Bedürfnisse
	Vervain	überredet andere gegen ihren Willen
	Vine	will andere unbedingt zu etwas zwingen

Herstellungsmethoden von Essenzen

Dr. Bach entwickelte zwei überaus einfache Verfahren zur Herstellung der Essenzen: die **Sonnenmethode** und die **Kochmethode**.

Zunächst werden die Blüten gepflückt. Dabei sollten die später verwendeten Blütenteile nicht verunreinigt und nicht mit den Fingern berührt werden. Deshalb nimmt man zunächst Blätter der jeweiligen Pflanze zwischen die Finger und pflückt damit dann die eigentlichen Blüten.

Bei der **Sonnenmethode** werden einige schöne Exemplare der Blüten in ein Schälchen mit Quellwasser gelegt. Dies wird in die Sonne gestellt. Nach etwa zwei Stunden werden die Blüten entfernt und das Quellwasser zur Konservierung mit Brandy (Weinbrand) versetzt. Aus dieser Essenz werden die so genannten **Stock bottles** (Vorratsflaschen) hergestellt. Bei der **Kochmethode** werden die Blüten einfach auf siedendes Wasser gelegt. Das weitere Vorgehen entspricht dem oben Beschriebenen.

Auch heute werden die **Bach-Blütenessenzen** immer noch nach **Bachs Anweisungen** zubereitet, allerdings gibt es mittlerweile je nach Hersteller Abweichungen. Julian und Martine Barnard folgen den Vorschriften Bachs am genauesten. Die von ihnen vertriebenen Essenzen sind als **Healing Herbs** bekannt. Verschiedene Anwender halten sie für besonders wirksam.

Die **Stock bottles** werden zur Herstellung von Mischungen verwendet. Man kann Stock bottles mittlerweile in fast jeder Apotheke kaufen. Dort kann man die persönliche Mischung herstellen lassen. Für den Eigenbedarf kann man sich sein Fläschchen aber auch selbst anmischen.

Die einzige Fertigmischung, die Bach selbst hergestellt hat, sind die **Notfalltropfen** (Rescue). Sie bestehen aus den fünf Essenzen Cherry Plum, Clematis, Impatiens, Rock Rose und Star of Bethlehem. Rescue Remedy ist ein "Erste-Hilfe-Mittel", das bei jedem Persönlichkeitstyp wirkt und inzwischen Bestandteil vieler Hausapotheken ist. Es kann bei den unterschiedlichsten akuten Situationen eingesetzt werden, auch als Erste Hilfe bei chronischen Beschwerden. Zusätzlich entwickelte Bach noch die **Notfallcreme**. Sie enthält die Essenzen der Notfalltropfen *plus* eine weitere, sechste Essenz: Crab Apple.

Notfalltropfen (Rescue)	Cherry Plum - Clematis - Impatiens - Rock Rose - Star of Bethlehem
Notfallcreme (Rescue-Cream)	Cherry Plum - Clematis - Impatiens - Rock Rose - Star of Bethlehem - Crab Apple

Weitere Blütenessenzen

Nach Bachs Tod im Jahre 1936 wurde die Suche nach weiteren Pflanzen, deren Essenzen Heilkraft besitzen, fortgesetzt. Seit den 1970er Jahren gibt es die **Kalifornischen Blütenessenzen**. Richard Kratz gründete 1979 die Flower

Essence Society, die er seit 1980 mit seiner Frau Patricia Kaminski leitet. Mittlerweile gibt es auch Blütenessenzen aus vielen anderen Gebieten, zum Beispiel aus Australien, Alaska oder Hawaii. Diese Systeme werden ständig um neu entdeckte Pflanzen mit Heilwirkung erweitert.

Bei der Vielfalt der Systeme tritt oft die Frage auf, **welches angewendet werden soll** oder ob **Essenzen verschiedener Systeme untereinander gemischt werden können.** Bach selbst empfand sein System als in sich abgeschlossen, da mit ihm - seiner Ansicht nach - alle Abweichungen von den oben genannten 38 Tugenden geheilt werden können. Wenn man sich eingehend mit Bach-Blüten befasst und Erfahrungen gesammelt hat, findet man für die meisten Beschwerden die passende Bach-Blüten-Mischung. Es ist dann meist nicht erforderlich, andere Systeme einzubeziehen. Sich auch mit Blütenessenzen anderer Regionen zu befassen, ist dann eher eine Frage des persönlichen Interesses.

Nach meiner Erfahrung können Essenzen verschiedener Systeme durchaus miteinander gemischt werden. Kennt man z.B. für ein bestehendes Symptom eine Essenz aus einem anderen System, die entsprechende Bach-Blüte oder Mischung hingegen nicht, so kann auch die bekannte Essenz des anderen Systems verwendet werden. Beispielsweise ist Garlic, eine Kalifornische Blütenessenz, hervorragend geeignet, um einer Bach-Blütenmischung bei Erkältungen, Abwehrschwäche und Infektionskrankheiten beigegeben zu werden.

Selbstbehandlung mit Bach-Blüten

Die Auswahl der in Frage kommenden Bach-Blüten ist durch die Einfachheit des Bach-Blüten-Systems und die klare Beschreibung der Blüten in der Regel unproblematisch. Bei **akuten Gemütsverstimmungen** ist es oft nicht schwer zu erkennen, um welchen Seelenzustand es sich handelt und welche Bach-Blüte anzuwenden ist. Bei der Behandlung von **Symptomen** ist der momentane psychische Zustand zu beachten, beispielsweise Schuldgefühle oder Sorgen. Neben der Selbstbeobachtung können zusätzlich Freunde befragt werden. Wie wirken Sie auf Ihre Bekannten, was fällt anderen besonders auf? Welche Verhaltensweisen und Charaktereigenschaften finden diese bemerkenswert? Bei **chronischen Leiden** ist die Ursachenfindung meist vielschichtig und kompliziert. Hier sollte in der Regel ein erfahrener Therapeut aufgesucht werden.

Klassische Bach-Blütentherapie

Die folgenden Themen "Klassische Bach-Blütentherapie" und "Weitere Therapieformen" richten sich eigentlich an Therapeuten. Sie können aber auch Nichttherapeuten helfen, die Bach-Blütentherapie besser zu verstehen und bei der Suche nach einer geeigneten Mischung fündig zu werden.

Neben der **klassischen Bach-Blütentherapie**, die im Folgenden beschrieben wird, gibt es zahlreiche **erweiterte Therapieformen** und die **astrologische Bach-Blütentherapie**. Sinnvollerweise sollte man sich die Methode aussuchen, die einen am meisten anspricht bzw. mit der man die besten Erfolge erzielt.

Bei der **klassischen Methode** erfolgt die Auswahl der Essenzen nach einem diagnostischen Gespräch. Der Patient wird gründlich befragt und beobachtet. Dies entspricht der **ursprünglichen Methode** von Dr. Bach.

Der erste Kontakt am Telefon kann schon Aufschlüsse über die benötigten Essenzen geben. Zeigt sich der Patient beispielsweise von Anfang an sehr skeptisch, kann dies auf die Essenz Gentian hindeuten. Im Verlauf des eigentlichen diagnostischen Gesprächs kann sich der erste Eindruck unter Umständen bestätigen.

Zu Beginn des Gesprächs lassen Sie sich die Beschwerden des Erkrankten schildern. Sie fragen nach, geben dem Patienten jedoch auch Raum zum Erzählen. Beobachten Sie den Gesprächsverlauf: Wie verhält sich ihr Gegenüber? Was für einen Eindruck gewinnen Sie von ihm? Wie nehmen Sie Ihr Gegenüber wahr?

Man sollte einerseits sich selbst und andererseits den Patienten fragen, welches Symptom im Moment im Vordergrund steht. Welches Problem wird am drückendsten empfunden? Wie häufig und wie schwerwiegend ist das Symptom? Gelegentlich auftretende Schuldgefühle oder Ungeduld z.B. machen noch nicht die Einnahme der entsprechenden Essenz erforderlich. Es kann sich auch nur um ein vorübergehendes Erleben handeln, das jeder Mensch kennt. Hier sind auch die Fragen entscheidend, wie häufig die negativen Zustände vorhanden sind oder wie störend sie - möglicherweise auch "nur" vom Partner oder der Familie - erlebt werden.

Bei der Befragung werden gleichzeitig Bewegung, Haltung, Kleidung, Sprache, Ausdruck etc. der Person beobachtet. Trägt der Patient nun schon beim dritten Termin schwarze Kleidung, könnte dies ein Hinweis auf "Willow" sein. Jemand, der wiederholt zu spät kommt und andere dafür verantwortlich macht, lässt an Beech (Kritik) denken.

Notieren Sie sich das Geschilderte und ihre Beobachtungen. Das erleichtert Ihnen später die Beurteilung des Behandlungsverlaufs und ist gleichzeitig eine wertvolle Grundlage für Ihre Entwicklung als Therapeut.

Fragebogen

Die Befragung des Patienten kann zusätzlich mittels **Fragebogen** erfolgen (siehe die **Umschlaginnenseiten** dieses Buches oder gratis download **www.boermbruckmeier.de**). Dieser kann eine gute Hilfestellung sein, wenn er vom Patienten beispielsweise vor dem diagnostischen Gespräch ausgefüllt wird. Ein persönliches Gespräch kann er nicht ersetzen.

Weitere Therapieformen

Es gibt zahlreiche weitere Therapieformen, bei denen die Bach-Blüten ebenfalls zum Einsatz kommen.

Äußere Blüten	Blüte	Akupunkturmeridian
	Star of Bethlehem	(1) Blase (6) Herz, (8) Dreifach-Erwärmer
	Aspen	(9) Leber (12) Dickdarm
	Elm	(4) Magen (11) Niere
	Gorse	(2) Milz, Pankreas (3) Galle
	Walnut	(5) Kreislauf, Sexus (7) Dünndarm (10) Lunge

Innere Blüten		Schienen		
Akupunkturmeridian		Kommunikation	Kompensation	Dekompens.
		untere Schicht (12 Heiler)	mittlere Schicht	obere Schicht
1	Blase	Centaury	Holly	Pine
2	Milz, Pankreas	Cerato	Vine	Wild Oat
3	Gallenblase	Scleranthus	Rock Water	Crab Apple
4	Magen	Gentian	Willow	Wild Rose
5	Kreislauf, Sexus	Water Violet	Chestnut Bud	Beech
6	Herz	Vervain	Hornbeam	White Chestnut
7	Dünndarm	Agrimony	Vervain	Sweet Chestnut
8	3fach-Erwärmer	Rock Rose	Agrimony	Cherry Plum
9	Leber	Impatiens	Olive	Oak
10	Lunge	Chicory	Red Chestnut	Honeysuckle
11	Niere	Mimulus	Heather	Mustard
12	Dickdarm	Clematis	Impatiens	Mustard
Basisblüte		Larch		

Tabelle modifiziert nach Krämer

Erweiterte Bach-Blütentherapie

Bei dieser Therapie wird zusätzlich mit Zuordnungen zu den so genannten "Schienen", zu Akupunkturmeridianen, Hautzonen (bestimmte Bereiche auf der Haut), Edelsteinen, ätherischen Ölen, Mondlinien oder Farben gearbeitet (s. Tabelle unten/links und →**436**). Die im Folgenden kurz erläuterten Therapieformen gehen v.a. auf die Heilpraktiker Dietmar Krämer und Helmut Wild (Hautzonen, Mondlinien) zurück.

12 Heiler	**Tageszeit** (Chines. Organuhr)	**Yin,Yang**	**Element**	**Farben** (Farbtest nach Krämer)
Centaury	15 - 17 h	Yang	Wasser	Tiefrot
Cerato	09 - 11 h	Yin	Erde	Dunkelrosa
Scleranthus	23 - 01 h	Yang	Holz	Grün
Gentian	07 - 09 h	Yang	Erde	Türkis
Water Violet	19 - 21 h	Yang	Feuer	Gelbgrün
Vervain	11 - 13 h	Yin	Feuer	Orangerot
Agrimony	13 - 15 h	Yang	Feuer	Tiefviolett
Rock Rose	21 - 23 h	Yin	Feuer	Hellrosa
Impatiens	01 - 03 h	Yin	Holz	Tiefblau
Chicory	03 - 05 h	Yin	Metall	Dunkelgelb
Mimulus	17 - 19 h	Yin	Wasser	Orange
Clematis	05 - 07 h	Yang	Metall	Helltürkis

Nach Krämer können die Bach-Blüten in Äußere Blüten, Innere Blüten und die Basisblüte Larch eingeteilt werden. Die **Äußeren Blüten** (Star of Bethlehem, Aspen, Elm, Gorse, Walnut) dienen der Behandlung von Gemütszuständen, die vor allem als Folge einer Fehlverarbeitung äußerer Einflüsse entstanden sind (z.B. Schock, Verletzung). Diese Seelenzustände müssen in jedem Fall behandelt werden. Die Therapie tiefer liegender Probleme ist erst dann möglich, wenn äußere Einflüsse wieder normal verarbeitet werden können.

Die **Inneren Blüten** werden 12 Gruppen zugeteilt, die eine Entsprechung in den Akupunkturmeridianen und damit auch der chinesischen Organuhr (→**33**) haben. Innerhalb der Gruppen, der so genannten **Schienen**, stehen jeweils drei Blüten in Beziehung zueinander. Einzelne Blüten kommen dabei zum Teil in mehreren Schienen vor. Krämer geht bei seiner Therapiemethode davon aus, dass seelische Probleme wie auf einer Schiene vom Kommunikations-Zustand (tiefe, untere Schicht) über den Kompensations-Zustand (mittlere Schicht) zum Dekompensations-Zustand (äußere Schicht) übergehen können. Diese Gemütszustände einer Schiene folgen einander bzw. entwickeln sich aus einem anderen Zustand derselben Schiene. Mit dem System der Schienen ist eine gezieltere und strukturiertere Behandlung sowie, insbesondere bei schwierigen Verläufen, eine Vereinfachung der Therapie möglich. Zunächst können Probleme im Dekompensations-Zustand behandelt werden (äußere Schicht), dann werden Probleme mit tieferen Ursachen angegangen. Die jeweils "unterste" Essenz (untere Schicht) entspricht einem der 12 Heiler.

Bei der **astrologischen Bach-Blütentherapie** wird das Horoskop zu Hilfe genommen, um Hinweise auf benötigte Essenzen zu bekommen (s. Tabelle →**30**). Bach selbst vermutete Zusammenhänge zwischen den Essenzen und astrologischen Konstellationen. Auch Mechthild Scheffer, die großen Anteil an der Verbreitung der Bach-Blütenessenzen im deutschsprachigen Raum hat, teilt diese Ansicht. Von Peter Damian liegt eine Veröffentlichung über die Zuordnung der 12 Heiler zu den **12 Tierkreiszeichen** vor. Problematische astrologische Konstellationen können zu persönlichen Schwierigkeiten führen. Essenzen werden hier eingesetzt, um diese in Potentiale zu verwandeln. Impatiens z.B. hilft, wenn die widdertypische Schnelligkeit in die negativen Gemütszustände Ungeduld und Stress umgeschlagen ist.

Auch **Transite**, d.h. aktuelle Stellungen von Planeten zu einer astrologischen Konstellation, können problematisch sein. Beispielsweise kann bei einem Saturntransit zur Sonne das Gefühl von Überlastung entstehen. Möglicherweise treten auch im Alltag zusätzliche äußere Anforderungen auf. Hilfreich kann es dann sein, die Essenz Oak einzunehmen. Fundierte astrologische Zuordnungen existieren nicht nur für die Bach-Blüten, sondern auch für die Kalifornischen Blüten. Bei weiterem Interesse bezüglich der Zuordnungen zu den gängigen astrologischen Konstellationen lohnt ein Blick auf die Hinweise im Literaturverzeichnis (→**439**).

Intuitiv ausgerichtete Verfahren sind für sensitive Menschen und Kinder eine gute Methode, um die passenden Essenzen zu finden. Man kann die Essenzen **auspendeln** oder **intuitiv spontan auswählen**, "ziehen" lassen. Hierbei greift man einige Fläschchen aus dem Satz heraus ohne zu schauen. Die betreffende Person "zieht" meist für sich selbst. Bei entsprechender Übung kann auch für einen anderen Menschen, auf den man sich konzentriert, spontan ausgewählt werden.

Bei der Bach-Blütentherapie unter Berücksichtigung von **Hautzonen**, die auf die Therapeuten Krämer und Wild zurückgeht, werden jeder Bach-Blüte und somit jedem der 38 Gemütszustände eine oder mehrere Hautzonen zugeordnet. Dies bedeutet, dass eine bestimmte seelische Störung zu einer energetischen Schwäche in einer bestimmten Hautzone führt, was sich z. B. als Hauterkrankung äußern kann. Dies wird diagnostisch ausgenutzt, da über die erkrankte Hautzone die seelische Krankheit direkt sichtbar wird. Wenn nun ein Symptom, z.B. ein Ausschlag in einer bestimmten Hautzone beginnt, etwa im Gesicht um den Mund herum, so wird die der Hautzone entsprechende Essenz, in diesem Fall Willow, ausgewählt. Über welche Bereiche sich das Symptom ausgebreitet hat, ist dabei weniger wichtig. Entscheidend ist, wo es begonnen hat. Die ausgewählte Essenz wird in die oral einzunehmende Bach-Blütenmischung gegeben. Sie kann aber auch zusätzlich oder alternativ auf der jeweiligen Hautzone lokal in Form eines Umschlags oder einer in der Apotheke gefertigten Salbe, Creme oder Lotion aufgetragen werden.

Sind Hände oder Füße betroffen, empfehlen sich Teilbäder und Waschungen.

Die Hautzonen werden therapeutisch nicht nur bei Hautbeschwerden genutzt. Da über diese Zonen direkter Einfluss auf die seelische Störung genommen werden kann, sind lokale Hautanwendungen (in Form von Umschlägen, Salben etc.) auch bei allen anderen Beschwerden empfehlenswert, selbst wenn an der betroffenen Stelle keine Beschwerde vorhanden ist. Dabei muss die der Hautzone entsprechende Bach-Blüte verwendet werden. Hautzonen sind nur für die Bach-Blütenessenzen bekannt, nicht jedoch für Essenzen anderer Systeme.

Die Bach-Blütentherapie unter Berücksichtigung von **Mondlinien** geht auf Krämer und Wild zurück. Hier werden spezielle Testungen durchgeführt, um herauszufinden, welche Blüten benötigt werden. Allerdings ist anzuraten, diese Tests im Rahmen eines Seminars zu erlernen. Über die Mondlinienpunkte kann auch therapiert werden. Mondlinien gibt es bisher nur für die Bach-Blüten.

Auch **Edelsteine** und **ätherische Öle** lassen sich den **Bach-Blütenessenzen** zuordnen (Tabelle →**31**). Das Tragen des Edelsteins verstärkt die Wirkung der korrespondierenden Essenz. Der Stein sollte allerdings nicht zu lange getragen werden, um Überreaktionen zu vermeiden. Diese Methode hat sich bewährt, wenn eine Bach-Blüte schlecht wirkt, obwohl sie angezeigt ist. Es intensiviert die Essenz zusätzlich, wenn man den Stein auf die der Bach-Blüte zugeordneten

Nr.	Bach-Blüte	Tierkreis - Aszendent	Mondstellung
1	Agrimony*	Waage, Skorpion, Schütze*	Waa., Schü.*, Fis.
2	Aspen	Fisch	
3	Beech	Jungfrau, Schütze, Steinbock	Jungfrau, Steinbock
4	Centaury*	Krebs, Jungfrau*, Waage, Fisch	Jun.*, Waa., Sko., Fis.
5	Cerato*	Zwillinge, Waage*	
6	Cherry Plum	Skorpion	
7	Chestnut Bud	Zwillinge, Wassermann	Wassermann
8	Chicory*	Stier, Krebs, Skorpion*	Krebs, Skorpion*
9	Clematis*	Krebs*, Fisch	
10	Crab Apple	Jungfrau	
11	Elm	Löwe, Schütze	
12	Gentian*	Stier*, Jungfrau, Steinbock	
13	Gorse	Jungfrau, Steinbock	Jun., Sko., Steinbock
14	Heather	Krebs, Löwe	Krebs, Löwe, Waage
15	Holly	Widder, Stier, Skorpion	Widder, Skorpion
16	Honeysuckle	Stier, Steinbock	Krebs, Steinbock
17	Hornbeam	Zwillinge	
18	Impatiens*	Widder*, Wassermann	
19	Larch	Steinbock, Fisch	
20	Mimulus*	Krebs, Jungfrau, Steinbock*, Fisch	Steinbock*, Fisch
21	Mustard	Krebs, Skorpion, Steinbock	Skorpion, Steinbock
22	Oak	Steinbock	
23	Olive	Steinbock	
24	Pine	Skorpion, Steinbock	
25	Red Chestnut	Stier, Krebs, Skorpion	Sti., Kre., Sko., Stei.
26	Rock Rose*	Fisch*	
27	Rock Water	Jungfrau, Skorpion, Steinbock	
28	Scleranthus*	Zwillinge, Krebs, Waage*, Wassermann	
29	Star of Bethlehem	Krebs, Fisch	Steinbock, Fisch
30	Sweet Chestnut	Schütze	
31	Vervain*	Löwe*, Schütze	
32	Vine	Widder, Löwe, Skorpion, Steinbock	Widder, Löwe
33	Walnut	Stier, Waage, Skorpion, Steinbock	Sti., Waa., Sko.
34	Water Violet*	Schütze, Steinbock, Wassermann*	Steinbock, Was.*
35	White Chestnut	Skorpion, Steinbock	
36	Wild Oat	Zwillinge, Waage, Wassermann, Fisch	
37	Wild Rose	Fisch	
38	Willow	Skorpion, Steinbock	

* = 12 Heiler und deren klassische Zuordnung zu Tierkreiszeichen nach P. Damian

Bach-Blüte	Ätherisches Öl	Edelstein	Ähnliche Blüte	Nr.
Agrimony	Sandelholz	Onyx	20, 31	1
Aspen	Rosenholz	Bergkristall	26, 20	2
Beech	Opoponax	Magnetit	10, 38	3
Centaury	Thymian	Rosenquarz	19, 20	4
Cerato	Vetiver	Rauchquarz	36	5
Cherry Plum	Meerkiefer	Saphir	1, 38	6
Chestnut Bud	Cascarilla	Epidot	1, 9	7
Chicory	Anis	Diamant	38, 32	8
Clematis	Eukalyptus	Pyrop	7, 9, 16, 25, 35	9
Crab Apple	Lavendel	Citrin	3	10
Elm	Zitrone	Chalcedon	17	11
Gentian	Lemongras	Jaspis, rot	13, 30	12
Gorse	Orange	Rhodochrosit	30, 37	13
Heather	Clementine	Malachit	1	14
Holly	Rose	Achat, braun	6, 38	15
Honeysuckle	Immortelle	Heliotrop	25, 33	16
Hornbeam	Birkenholz	Schneeflock.obsid.	23, 11	17
Impatiens	Zypresse	Sodalith	7, 28	18
Larch	Bayfrüchte	Moosachat	4, 12, 20	19
Mimulus	Cistrose	Jade, grün	2, 19, 26	20
Mustard	Muskatellersalbei	Honigcalcit	12, 13, 30, 37	21
Oak	Ingwer	Fluorit	27	22
Olive	Tabak	Milchquarz	37	23
Pine	Perubalsam	Lapislazuli	10, 27	24
Red Chestnut	Magnolie	Smaragd	8, 33	25
Rock Rose	Tulsi	Uwarowit	2, 20	26
Rock Water	Hyazinthe	Hämatit	3, 10, 22, 24	27
Scleranthus	Ravensara	Rhodonit	5, 33, 36	28
Star of Bethlehem	Patchouli	Karneol	26	29
Sweet Chestnut	Jasmin	Azurit	1, 13	30
Vervain	Styrax	Rubin	18, 32	31
Vine	Schafgarbe	Zirkon, braun	8, 31	32
Walnut	Narzisse	Türkis	16, 25	33
Water Violet	Vanille	Chrysokoll	3, 27	34
White Chestnut	Geranium	Kunzit	12, 16, 38	35
Wild Oat	Narde	Chrysopras	5, 28, 33	36
Wild Rose	Grapefruit	Sarder	21, 13	37
Willow	Galbanium	Topas, gelb	15, 3	38

Hautzone legt. Beispielsweise kann man bei Überlastung einen Fluorit, welcher der Essenz Oak zugeordnet ist, auf die Oakzone am oberen Ende des Brustbeins legen. Empfindungen wie Wärme oder Kribbeln können darauf hinweisen, dass Stein und Blüte richtig gewählt wurden. Edelsteine eignen sich also auch zur Auswahl von Essenzen. Diese Methode ist ebenfalls nur für die Bach-Blütentherapie bekannt.

Wenn Beschwerden darauf hindeuten, dass ein **Akupunkturmeridian** gestört ist, kann man die nach dem Schienen-Modell (s. oben) zugeordneten Bach-Blüten in Erwägung ziehen. Anfängern sei hier empfohlen, entweder nur die "oberste" Blüte zu geben oder die "oberste" und die "unterste" zusammen. Bei der Schiene, die dem Magenmeridian zugeordnet ist, wären das also entweder nur Wild Rose oder aber Wild Rose und Gentian. Alle drei Blüten zu geben, also Gentian, Willow und Wild Rose, würde noch weitere Essenzen erfordern und sollte ohne Kenntnis der Regeln vermieden werden, da es zu Überreaktionen kommen kann. Umgekehrt können über die Akupunkturmeridiane auch die passenden Essenzen gefunden werden. Stellt man nämlich fest, dass eine Beschwerde vor allem im Verlauf einesMeridians auftritt, ist das ein Hinweis, dass die Blüten, die diesem Meridian zugeordnet sind, angezeigt sein können. Dasselbe gilt für Hautveränderungen, z.B. Warzen. Zuordnungen zu Akupunkturmeridianen gibt es nur für Bach-Blüten.

Unsere Organe sind, abhängig von der **Tageszeit**, auf den 24-Stunden-Rhythmus der Sonne eingestellt. Jedes Organ hat eine aktive Phase (2 Stunden) und genau 12 Stunden später (auf der Uhr gegenüberliegend) eine Ruhephase (wieder 2 Stunden). Dieser Zyklus wird durch die **chinesische Organuhr** beschrieben. Das Auftreten eines Symptoms oder eines Problems während einer bestimmten Tageszeit kann auf bestimmte Blüten-Essenzen hinweisen. Hier kann in der chinesischen Organuhr nachgesehen werden, welches Organsystem betroffen ist und welche Essenzen zugeordnet sind. Diese Methode ist ebenfalls nur für die Bach-Blüten anwendbar.

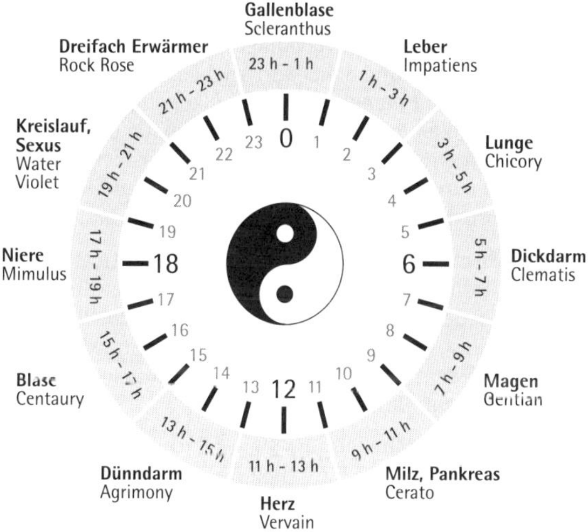

Chinesische Organuhr

Mit der **Elektroakupunktur nach Voll** (EAV) sind Tests möglich, um die benötigten Blüten zu ermitteln. Diese Methode kann man bei allen Essenzen anwenden.

Zubereitung

Es gibt für Blütenessenzen eine Reihe verschiedener Anwendungsformen. Am häufigsten wird eine **Verdünnung in einer Mischung** aus Alkohol und Wasser verwendet. Andere Zubereitungen werden eher selten eingesetzt.

Pipettenflaschen sind anwendungsfreundlicher als die gängigen Tropfflaschen und daher vorzuziehen. Sie werden mit 30-prozentigem Ethanol gefüllt. Bei Alkoholikern, Alkoholunverträglichkeit oder Kindern kann alternativ Obstessig verwendet werden. Eine Ethanol-Mischung ist jedoch haltbarer. Mischungen mit Obstessig sollten daher eher im Kühlschrank aufbewahrt werden.

Für die **Mischung** wird pro 10 ml Ethanol oder Obstessig jeweils 1 Tropfen aus der Stock bottle der ausgewählten Essenz zugegeben. Werden zwei oder mehr Bach-Blüten ausgewählt, so gibt man je 1 Tropfen aus der Stock bottle der jeweiligen Essenz auf insgesamt 10 ml Ethanol in ein entsprechend großes Fläschchen.

Beispiel: Werden Mimulus und Star of Bethlehem ausgewählt (eine Mischung, die bei Halsschmerzen gut hilft), so wird je ein Tropfen aus der Mimulus-Stock bottle und ein Tropfen aus der Star of Bethlehem-Stock bottle auf insgesamt 10 ml 30-prozentigen Ethanol in ein 10-ml-Fläschchen gegeben.

Eine Mischung sollte nicht geändert werden, solange sie gut hilft. Lässt die Wirkung allerdings nach oder treten deutlich neue oder weitere Symptome auf, ist sie zu überprüfen.

Anwendung, Einnahme

In der Regel werden Bach-Blüten nach der **Tropfenmethode** eingenommen. Man beginnt zunächst mit 4 x 1 Tropfen täglich und steigert individuell auf maximal 4 x 4 Tropfen pro Tag. Ein einschleichender Beginn der Dosierung, also die allmähliche Steigerung einer anfangs geringen Dosierung, ist fast immer vorteilhaft.

Es kann vorkommen, dass die Erhöhung auf 4 x 4 Tropfen nicht möglich ist, weil es dann zu unerwünschten Begleitreaktionen kommt. Hier sollte die Dosierung ausgewählt werden, die als hilfreich empfunden wird und die man mit "gutem Gefühl" einnehmen möchte. Möglicherweise beginnt man auch mit einem einzigen Tropfen täglich. Dieses Verfahren ist vor allem bei schweren chronischen Beschwerden angezeigt.

Meiner Erfahrung nach gibt es Fälle, in denen mehr als 4 x 4 Tropfen täglich eingenommen werden sollten. Letztlich muss sehr individuell entschieden werden, welche Dosierung die passende ist.

Bei der **Wasserglasmethode** gibt man einen oder mehrere Tropfen der ausgewählten Essenzen aus der Stock bottle in ein Glas stilles Wasser oder Leitungswasser. Diese Methode wendet man vor allem **bei akuten Beschwerden** an oder wenn die Essenzen unzureichend wirken, obwohl man sicher ist, die richtige Blütenmischung ausgewählt zu haben. Da die Dosierung höher ist, kann es hier eher als bei der Standardmethode zu einer Erstverschlimmerung (→**40**) kommen. Deshalb sollte man als Nichttherapeut bei chronischen Beschwerden von dieser Methode Abstand nehmen.

Relativ selten werden **Umschläge** angewendet. Man verdünnt einen oder mehrere Tropfen der benötigten Essenzen (Auswahl →**28**) in etwas Wasser oder einem Wasser-Alkohol-Gemisch, tränkt damit ein Tuch und legt den Umschlag auf die betroffene Stelle. Die Umschläge sollten mehrmals täglich für jeweils 10-15 Minuten aufgelegt werden. Bei offenen Wunden ist diese Methode ungeeignet, da Infektionsgefahr besteht und Alkohol außerdem brennende Schmerzen verursacht.

Auch die Anwendung als **Creme, Salbe oder Lotion** ist möglich. Man sollte eine neutrale Grundlage (Salbe, Creme, Lotion) wählen, in die die ausgewählten Blütenessenzen gegeben werden. Am besten überlässt man die Herstellung dem Apotheker, da der Alkohol, der der Konservierung dient, mit der verwendeten Salbe, Creme oder Lotion verträglich sein muss. Für Schleimhäute ist ein **Hydrogel** erforderlich.

Bei der äußeren Anwendung auf der Haut bietet es sich an, die Essenz zu verwenden, die dem Hautareal entspricht. Bei einem Ausschlag am Nabel beispielsweise sollte neben Crab Apple, der Hauptessenz bei Hauterkrankungen, auch die Essenz in Betracht gezogen werden, die dem Nabel zugeordnet ist, also Star of Betlehem (s. Krämersche Hautzonen →**28**). Die Creme, Salbe oder Lotion wird mehrmals täglich oder einfach nach Bedarf aufgetragen. Gerade bei Juckreiz und Schmerzen ist die Notfallcreme übrigens oft sehr hilfreich!

Die **Einnahme der unverdünnten Grundlösung aus der Stock bottle** ist selten und meist nur in akuten Fällen angezeigt. Notfalltropfen können allerdings in jedem Fall in einer solchen akuten Situation auch direkt aus der Stock bottle eingenommen werden.

Bach-Blüten wirken auch in Form von **Bädern**. Ein Bad wird man z.B. bei akuten Beschwerden, eventuell zusätzlich zur Einnahme von Tropfen, in Betracht ziehen. Natürlich können auch Teilbäder z.B. der Füße oder der Hände angewendet werden. Es ist dabei sinnvoll, darauf zu achten, dass man die Tropfen erst unmittelbar vor dem Bad oder bei Beginn des Badens zufügt. Auf weitere Zusätze, vor allem auf ätherische Öle, sollte verzichtet werden. Allenfalls ist - bei zur Austrocknung neigender Haut - die Zugabe von Milch, etwas Honig oder Joghurt erlaubt.

Eine weitere seltene Form der Anwendung ist das **Spray**. Zum Einsatz kommen Nasensprays, die am besten in der Apotheke hergestellt werden. Auch ein Raumspray kann hergestellt werden, z.B. zur Reinigung der Luft mit Crab Apple.

Die Herstellung von **Ohrentropfen** sollte man dem Apotheker überlassen. Alternativ kann man eine Creme, in der die benötigten Essenzen eingearbeitet sind, rund um das Ohr verstreichen. Außerdem kann die Notfallcreme in akuten Fällen, z.B. bei Hörsturz, erste Linderung bringen. Bei einem Hörsturz sollte jedoch möglichst sofort ein erfahrener Therapeut hinzugezogen werden!

Da die Schleimhaut der Scheide nicht mit öligen Stoffen in Berührung kommen sollte, ist bei einer **vaginalen Anwendung** ein Hydrogel (Apotheke) erforderlich. Dieses muss mit dem Alkohol, mit dem die Essenzen konserviert sind, verträglich sein. Man kann die Essenzen auch in etwas milchsäurehaltigen Joghurt geben und mit einem kleinen Klistier einführen. Diese Methode kann eine gute Ergänzung zur Einnahme von Tropfen sein.

Bei sehr sensiblen Menschen können Bach-Blüten energetisch angewendet werden: so kann man z.B. die **Stock bottle am Körper tragen** oder einfach nur **an der Stock bottle riechen**. Diese Methoden werden wegen der geringeren Wirkung und der Gefahr des Wirkverlusts der Stock bottle nur in Ausnahmefällen angewendet. Manche Menschen stellen sich die Stock bottles **während der Nacht neben das Bett**. Starke Elektroquellen in Bettnähe können dabei nicht nur den Schlaf stören, sondern auch die Wirkung der Essenzen abschwächen. Mir ist zudem der Fall eines Patienten bekannt, der eine Besserung seiner Symptome spürte, als er das **Bild der entsprechenden Blüte auf seinen Solarplexus** legte.

Mit ein oder zwei Essenzen in einer **Duftlampe** kann das Raumklima positiv beeinflusst werden. Crab Apple z.B. nimmt man zum Reinigen von Räumen, Elm bei zusätzlichen Anforderungen in einem Büroraum mit vielen Mitarbeitern.

Die Wirkung von Bach-Blüten kann durch **Farben** intensiviert werden. Man gibt dazu 1 Tropfen der Essenz in ein Glas mit Wasser, das man etwa 20 Minuten auf eine farbige **Chrystal Card** stellt. Die jeweilige Farbe der Karte sollte der Farbe der ausgewählten Essenz entsprechen.

Reaktionen

Die **Reaktionen**, die im Rahmen einer Bach-Blütentherapie auftreten können, zeigen in der Regel, dass die verwendeten Mittel wirken. Sie unterscheiden sich dabei grundsätzlich von den Wirkungen und Nebenwirkungen, die aus der Schulmedizin bekannt sind. Natürlich ist das Ziel der Behandlung immer eine Besserung oder Heilung. Der Weg kann allerdings manchmal über Umwege, z.B. eine Erstverschlimmerung, führen. In den **klassischen sechs Reaktionen** sind die grundlegenden Aspekte der Heilung zusammengefasst. Reaktionen können auch kombiniert auftreten, z.B. eine Erstverschlimmerung und eine Ausscheidungsreaktion gleichzeitig. Im Folgenden sind diese Reaktionen näher beschrieben.

Die klassischen sechs Reaktionen:

1. Besserung
2. Erstverschlimmerung
3. Ausscheidungsprozess
4. Symptomverschiebung
5. Wiederkehr alter Symptome
6. Rhythmus (auf und ab)

Bei der **Besserung** klingen die einzelnen Beschwerden ab, der Allgemeinzustand wird besser. Manche Patienten haben dabei das Gefühl, eine schwere Last werde ihnen von den Schultern genommen. Eine Besserung ist die Regel vor allem bei leichteren, akuten oder seit kurzem bestehenden Symptomen. Beschwerden, die schon länger bestehen, benötigen oft eine längere Heilungszeit.

In manchen Fällen werden **die bestehenden Beschwerden zunächst schlechter**, es tritt eine so genannte **Erstverschlimmerung** auf. Dieses Phänomen kommt in der Naturheilkunde oft vor und ist ein zwar lästiges, aber gutes Zeichen. Man sollte jetzt mit der Einnahme aussetzen und warten, bis die Erstverschlimmerung abklingt. Danach wartet man noch weiter ab, denn nun werden die Beschwerden in der Regel besser; solange dieser Zustand anhält, wird man nichts einnehmen. Erst wenn es zu einem Rückfall kommt, kann man erneut etwas von der Mischung in geringerer Dosierung zu sich nehmen. In Ausnahmefällen wirkt das verabreichte Mittel nicht oder das generelle Befinden verschlechtert sich nach Gabe diffus (keine Erstverschlimmerung! S. a. fehlende Wirkung →**46**). In der Schulmedizin (Allopathie) bedeutet - im Gegensatz zu den beschriebenen Vorgängen in der Naturheilkunde - eine Verschlimmerung, dass das Mittel entweder gar nicht wirkt oder die Dosis zu gering ist. Bei schulmedizinischer Therapie wäre dann gegebenenfalls eine Dosiserhöhung angezeigt; nicht so bei der Bach-Blütentherapie.

Mit einer vorsichtigen Dosierung zu Beginn der Behandlung lassen sich heftige Erstverschlimmerungen vermeiden. Beispielsweise nimmt man zunächst nur 4 x täglich 1 Tropfen ein und steigert die Dosis dann langsam (→**35**). Diese Vorgehensweise ist auf jeden Fall angezeigt, wenn durch eine Verschlimmerung der Beschwerden lebensbedrohliche Zustände ausgelöst werden könnten (z.B. bei einem schweren Herzleiden) und im Allgemeinen bei allen chronischen und bereits länger bestehenden Problemen.

Der **Ausscheidungsprozess** dient dem Entfernen von Giften und Schlacken aus dem Körper. Diese Schlacken können unter Umständen schon jahrelang angesammelt worden sein und belasten den Organismus. Bereits während der Ausscheidungsreaktion kommt es oft zu einer Besserung des Allgemeinbefindens. So kann nach Gabe der Essenzen das Wohlbefinden deutlich besser werden, obwohl erst jetzt ein Schnupfen oder Durchfall so richtig beginnt. Es ist ein hervorragendes Zeichen, wenn der Körper jetzt die Kraft hat, Gifte auszuscheiden. Ausscheidungen sind auf verschiedenen Ebenen möglich:

Ebene	Ausscheidungsprozess
Körperlich	z.B. Schnupfen, Durchfall, Nasenbluten, Akne oder Schuppen. Der Körper versucht, etwas loszuwerden, also von Innen nach außen zu bringen. Diesen Prozess sollte man nicht mit Akne- oder Durchfallmitteln u. ä. stören. Meistens kann man geduldig abwarten, bis die Reaktion wieder abklingt. Es gibt auch Mittel zur Unterstützung der Entgiftung, z.B. Heilerde bei leichtem Durchfall. Wird die Ausscheidung allerdings zu stark, sollte man sich an einen erfahrenen Behandler wenden.

Seelisch	Alte, bisher verdrängte Gefühle können wieder auftreten, man weint mehr, spürt mehr Liebe oder mehr Wut. Auch hier gilt: eher zulassen und unterstützen statt verdrängen! Gespräche mit Freunden oder einem Therapeuten können stützend wirken.
Geistig	Es treten ganz neue, ungewöhnliche Gedanken auf. Ereignisse aus der Vergangenheit fallen wieder ein.
Alltag	Es kann Altes losgelassen werden, z.B. wird der Kleiderschrank aussortiert und Überflüssiges weggegeben.

Insgesamt sollten die Ausscheidungsprozesse gefördert und in konstruktive Bahnen gelenkt werden, unterdrückende Maßnahmen sind generell unzuträglich.

Bei der Anwendung von Bach-Blüten kann es zu einer **Symptomverschiebung** kommen. Dabei verschwindet eine Krankheit oder ein Symptom und gleichzeitig treten neue Symptome oder Krankheiten auf, die weniger bedrohlich und weniger beeinträchtigend sind. Dies ist ein gutes Zeichen! Bekommt z.B. ein Asthmatiker einen Ausschlag an der Hand, so ist das günstig, da die Lunge wichtiger und zentraler ist als die Hand. Es sollte hier dann zunächst abgewartet werden. Erst wenn sich der Ausschlag nicht von selbst zurückbildet, ist ein therapeutisches naturheilkundliches Eingreifen angezeigt. Eine Verschiebung in Richtung zunehmender Krankheit, also eine Verschlechterung des Zustands des Erkrankten, wird Unterdrückung (→**46**) genannt.

Die Regeln, nach welchen Veränderungen als günstig und damit als Verschiebung anzusehen sind, werden in der Homöopathie **Heringsche Regeln** genannt. Verschiebungen von der geistigen Ebene (z.B. Denkstörungen, Wahn) auf die seelische Ebene (z.B. Angstzustände), und dann auf die körperliche Ebene (möglicherweise Beschwerden während der Periode) sind günstig. Ebenso gilt eine Verschiebung **von innen nach außen**, also z.B. von der Lunge in die Hand, als günstig. Weiterhin ist eine Verschiebung **von oben nach unten** günstig, beispielsweise vom Kopf in das Knie.

Schließlich ist es ein gutes Zeichen, wenn eine chronische Erkrankung wieder akut wird. Akute Stirnhöhlenerkrankungen im Rahmen einer chronischen Stirnhöhlensymptomatik sind sinnvoll, da die chronischen Beschwerden sich anschließend verbessern. Bereits Hippokrates hat auf derartige Zusammenhänge hingewiesen. So sah er in dem Auftreten von Hämorrhoiden bei Geisteskrankheit ein gutes Zeichen.

Die Reaktion der **Wiederkehr alter Symptome** steht der Symptomverschiebung nahe. Hier tauchen Beschwerden, die früher schon einmal vorhanden, aber in der Zwischenzeit verschwunden waren, wieder auf. Damit zeigt sich, dass sie nicht geheilt, sondern nur "weggedrückt" waren. Ihr Wiederauftreten gibt jetzt die Chance zur Heilung. Auch bei dieser Reaktionsform sollte man tendenziell an der Mischung festhalten. Ändern sollte man sie nur, wenn deutlich neue Themen sichtbar werden.

Beim **Auf und Ab** verläuft die Heilung rhythmisch. Mal bessern sich die Beschwerden, dann verschlechtern sie sich wieder. Wichtig ist, dass es nicht zu einer dauerhaften Verschlechterung wie vor der Einnahme der Essenzen kommt. Es sollte ein Aufwärtstrend erkennbar sein.

Die Veränderung unterschiedlicher, aber gleichzeitig bestehender Beschwerden kann bei der Behandlung unter Umständen auch ganz verschieden ausfallen: Einige Symptome verbessern sich, andere verschlechtern sich, andere bleiben unverändert. Man sollte dann den Gesamtzustand in die Beurteilung des Therapieerfolgs einbeziehen und sich nicht auf einzelne Beschwerden, die schlechter geworden sind, fixieren.

Oftmals habe ich festgestellt, dass zusätzliche Belastungen zu einer kurzfristigen Verschlechterung einzelner Beschwerden führen können. Man sollte sich dann nicht beirren lassen, die Mischung beibehalten und eventuell für einige Tage Notfalltropfen hinzugeben. Es kann sinnvoll sein, bei temporärer zusätzlicher Belastung für einige Tage außerdem die Bach-Blütenessenz Elm zu verabreichen.

Reaktionen bei fehlerhafter Anwendung

Reaktionen bei fehlerhafter Anwendung oder Behandlung unterscheiden sich natürlich von den beschriebenen klassischen sechs Reaktionen bei korrekt gewählten Mitteln. Man unterscheidet im Wesentlichen die Verschlechterung (= Unterdrückung) und die fehlende Reaktion.

Oft fällt es schwer, die Erstverschlimmerung (→**40**) von einer **Verschlechterung** zu unterscheiden. Bei der Erstverschlimmerung werden bestehende Beschwerden kurzfristig schlechter, bei der Verschlechterung wird der Allgemeinzustand schlechter. Möglicherweise treten völlig neue Beschwerden auf, die man nie hatte und die auch in der Familie ansonsten nicht vorkommen. Vor allem bei sensiblen Menschen kann eine Verschlechterung auftreten. Eine mögliche Ursache ist die Einnahme zu vieler Essenzen. Es gilt eben nicht "viel hilft viel".

Insgesamt habe ich beobachtet, dass mehr als 10 Essenzen in einer einzigen Mischung zu einer derartigen Reaktion führen können. Insofern sollte man sich als erfahrener Therapeut bei Auftreten schwerer Krankheiten auf maximal 10 Essenzen beschränken. Üblicherweise werden vier bis neun Essenzen verwendet. Auch meine Eigenexperimente aus Anfängerzeiten, die darauf abzielen sollten, mit einer Komplettmischung aus 38 Essenzen alle Probleme auf einen Schlag zu beseitigen, waren nicht von Erfolg gekrönt - sie hatten lediglich eine starke Überreizung zur Folge.

Grundsätzlich möchte ich deutlich darauf hinweisen, dass eine Verschlechterung niemals das Ziel einer Behandlung sein kann - auch wenn es Therapeuten gibt, die der Ansicht sind, man müsse Derartiges durchstehen. Im Gegenteil - eine Verschlechterung ist ein deutlicher Hinweis, dass etwas nicht stimmt. Grundregel ist immer, dass das Ziel eine möglichst baldige, tief greifende und dauerhafte Linderung oder Heilung ist. Möglicherweise ist auf dem Weg dorthin eine

Erstverschlimmerung in Kauf zu nehmen, aber auch diese sollte so sanft wie möglich gestaltet werden, indem man einschleichend dosiert (→**35**).

Unterdrückung bedeutet, dass leichtere Symptome verschwinden und stattdessen dauerhaft schwerere Symptome auftreten. Beispielsweise verschwindet ein Ausschlag an der Hand und es kommt zu Asthma. Bei der Anwendung von Blütenessenzen habe ich persönlich eine Unterdrückung, also eine dauerhafte Verschiebung von leichteren Symptomen zu schwereren Symptomen, selbst bei unsachgemäßer Anwendung der Essenzen noch nie erlebt.

Fehlende Wirkung

Natürlich kann es auch bei einer Bach-Blütentherapie vorkommen, dass keine Wirkung erzielt wird. Als Erstes sollte man dann die **Mischung überprüfen**. Möglicherweise muss nur eine einzige Essenz ausgetauscht werden. Es kann aber auch sein, dass die gesamte Mischung einfach nicht die eigentliche Problematik erfasst. Gerade Anfänger erwarten oft zu viel von sich selbst. Hier hilft nur ein erneuter Versuch. Vielleicht hat man auch die Möglichkeit, jemanden mit mehr Erfahrung zu fragen, oder sich mit anderen Bach-Blütenliebhabern auszutauschen.

Es kommt auch vor, dass zu viel in zu kurzer Zeit erwartet wird und **die Mischung nicht lange genug oder nicht richtig eingenommen** wurde. Außerdem kann es zu Reaktionen kommen, die der Betroffene gar nicht bemerkt hat. Diese nur scheinbar fehlende Reaktion ist gerade bei naturheilkundlicher Behandlung ein häufiges Phänomen. Die Beschwerden verschwinden so nachhaltig, dass der Betroffene vergisst, dass er sie überhaupt einmal hatte. So unglaublich das klingt: Jeder, der selbst einmal erlebt hat, wie Beschwerden innerhalb von kurzer Zeit völlig verschwinden können, wird dies bestätigen.

Während der Einnahme sollten **störende Einflüsse** vermieden werden. So können Wasseradern und dergleichen eine zusätzliche Belastung darstellen, die die Wirkung der Essenzen beeinträchtigen oder verzögern. Dasselbe gilt für alle krank machenden Einflüsse wie z.B. Wohngifte oder Schwermetalle aus Amalgamfüllungen der Zähne. Wie bereits erläutert, können auch schulmedizinische Mittel oder falsch gewählte homöopathische Mittel stören. Außerdem sollte man die **Bach-Blüten richtig aufbewahren**. Sie sollten nicht neben starken elektromagnetischen Quellen, wie z.B. Computer oder Fernseher, gelagert sein. Auch Röntgenkontrollen an Flughäfen können die Wirkung der Essenzen vermindern.

Es kann vorkommen, dass die **Heilung unbewusst abgewehrt** wird. Jeder möchte natürlich von seinen Beschwerden geheilt werden, möchte seine Probleme gelöst wissen. Allerdings gibt es unbewusst aus den verschiedensten Gründen oft Abwehr. Erst Unterstützung, z.B. eine psychotherapeutische Aufarbeitung oder (die richtigen) Bach-Blütenessenzen, kann helfen, diese unbewussten Zusammenhänge bewusst zu machen und damit die Voraussetzung für eine Heilung überhaupt erst zu schaffen.

Geht man zu einem Therapeuten, was bei manifesten und schwereren Krankheiten anzuraten ist, sollte man bei der Auswahl auf gegenseitige Sympathie und auf eine grundlegende Vertrauensbasis achten. Wenn sich **Patient und Therapeut nicht verstehen**, kann ein Therapieerfolg ausbleiben. Bei Nichtansprechen der Bach-Blütentherapie sollte man daran denken, dass "viele Wege nach Rom führen": Möglicherweise ist eine **andere Therapiemethode** angezeigt und besser geeignet.

Kombination mit anderen Verfahren

Schulmedizinische Medikamente können die Blütenessenzen in ihrer Wirkung beeinträchtigen. Sie verschleiern das Beschwerdebild meistens, so dass es schwierig sein kann, die richtigen Essenzen zu finden. Ein Vorteil einer kombinierten Therapie liegt allerdings darin, dass es oft gelingt, die Dosis des Medikaments zu reduzieren, während die sonst unerträglichen oder gefährlichen Symptome durch die Bach-Blüten ganzheitlich geheilt werden. Bei genügend Wissen und Erfahrung wird sich übrigens eine schulmedizinische Medikation bei den im vorigen Kapitel beschriebenen Reaktionen fast immer vermeiden lassen. Allerdings gilt es hier natürlich, Nutzen und Risiken abzuwägen. Die Behandlung bei gleichzeitiger Medikamenteneinnahme sollte also am besten durch einen erfahrenen Therapeuten erfolgen.

Blütenessenzen und **Psychotherapie** ergänzen sich sehr gut. **Röntgenbehandlungen** können die Wirkung der Essenzen dagegen beeinträchtigen. Hier kann die Dosis der Essenzen erhöht werden.

Die Blütenessenzen unterstützen in der Regel andere **naturheilkundliche Verfahren**. Allerdings können diese auch stören und die Wirkung der Essenzen beeinträchtigen, z.B. falsch gewählte homöopathische Mittel oder unsachgemäße Akupunktur. Wendet man zu viele verschiedene Verfahren gleichzeitig an, so tritt schließlich das Problem auf, dass nur noch mit sehr viel Erfahrung beurteilt werden kann, was denn eigentlich geholfen hat und was nicht. Ich empfehle, möglichst nur ein Verfahren anzuwenden. Sollen dennoch mehrere Verfahren zur Anwendung kommen, so sollten die Therapien zeitversetzt begonnen werden. Man kann also beispielsweise mit einer Mischung von Blütenessenzen die Behandlung beginnen und dann in Ruhe ein homöopathisches Mittel auswählen. Diese Methode hat sich vor allem dann bewährt, wenn der Ausgangszustand schlecht ist, z.B. bei Angstneurosen mit Panikattacken. Wählt man hier unter Druck ein ungeeignetes homöopathisches Mittel aus, so riskiert man eine Verschlechterung, die unter Umständen zum Abbruch der Therapie führt. Es ist übrigens sehr hilfreich, in solch einem Fall erst einmal einige Wochen die **Notfalltropfen**, eventuell mit ein oder zwei weiteren Essenzen, zu verabreichen, um dann ganz in Ruhe über die weitere Therapie zu entscheiden

Bach-Blütenessenzen

In diesem Kapitel finden Sie ausführliche Beschreibungen zu allen Bach-Blüten. Mit etwas Übung kann man die den Bach-Blüten zu Grunde liegenden Muster schon nach kurzer Zeit überall finden: Man erkennt etwa, dass der eilige Autofahrer **Impatiens** benötigt, ebenso wie der Tanzpartner, der schneller tanzt als der Takt. Der Freund, der gerade an Ihnen vorbeigelaufen ist, ohne Sie zu sehen, benötigt **Clematis**. Der cho-lerische Nachbar ist ein passendes Beispiel für **Holly**, die Freundin, die einen unbedingt zu einem Kinobesuch überreden will, wird als **Vervain** mit einem Schuss **Chicory** erkannt. Gibt man dabei ihrem Wunsch nach, ohne es eigentlich zu wollen, sollte man sich vielleicht etwas **Centaury** gönnen. Die Blume, die nach dem Umpflanzen die Blätter hängen lässt, benötigt **Walnut**. Dem Sohn der Bekannten, der jetzt die vierte Umschulung beginnt, könnte **Wild Oat** helfen. Den Freund, der immer meint, es gäbe demnächst einen Aktiencrash, deuten Sie vielleicht als **Gentiantyp**. Allerdings gilt auch: Nur wer die Bach-Blüten wirklich kennt, kann sie erfolgreich anwenden! Da in Literatur und allgemeinem Sprachgebrauch für ein und dieselbe Blüte oft unterschiedliche Begriffe verwendet werden, ist hier zunächst eine "Übersetzungsliste" aufgeführt. Aus dieser können die anderen ebenfalls verwendeten Begriffe und die Seite, auf der die Blüte erläutert wird, entnommen werden.

Suchbegriff	deutsch	englisch	lateinisch	s.S.
Aesculus carnea	Rote Kastanie	Red Chesnut	Aesculus carnea	118
Aesculus hippo-castanum	Knospe der Rosskastanie	Chestnut Bud	Aesculus hippo-castanum	76
Aesculus hippo-castanum	Rosskastanie	White Chestnut	Aesculus hippo-castanum	142
Agrimonia eupatoria	Odermennig	Agrimony	Agrimonia eupatoria	62
Agrimony	Odermennig	Agrimony	Agrimonia eupatoria	62
Aspen	Espe, Zitter-pappel	Aspen	Populus tremula	65
Beech	Rotbuche	Beech	Fagus sylvatica	68
Bleiwurz	Bleiwurz	Cerato	Ceratostigma willmottiana	72
Bromus ramosus	Waldtrespe	Wild Oat	Bromus ramosus	144
Calluna vulgaris	Schottisches Heidekraut	Heather	Calluna vulgaris	93
Carpinus betulus	Hainbuche, Weißbuche	Hornbeam	Carpinus betulus	100
Castanea sativa	Edelkastanie	Sweet Chestnut	Castanea sativa	128
Centaurium umbellatum	Tausend-güldenkraut	Centaury	Centaurium umbellatum	70
Centaury	Tausendgülden kraut	Centaury	Centaurium umbellatum	70

Suchbegriff	deutsch	englisch	lateinisch	s.S.
Cerato	Bleiwurz, Hornkraut	Cerato	Ceratostigma willmottiana	72
Ceratostigma willmottiana	Bleiwurz, Hornkraut	Cerato	Ceratostigma willmottiana	72
Cherry Plum	Kirschpflaume	Cherry Plum	Prunus cerasifera	74
Chestnut Bud	Knospe der Rosskastanie	Chestnut Bud	Aesculus hippocastanum	76
Chestnut, Sweet	Edelkastanie	Sweet Chestnut	Castanea sativa	128
Chestnut, White	Rosskastanie	White Chestnut	Aesculus hippocastanum	142
Chicory	Wegwarte	Chicory	Cichorium intybus	78
Cichorium intybus	Wegwarte	Chicory	Cichorium intybus	78
Clematis	Weiße Waldrebe	Clematis	Clematis vitalba	81
Clematis vitalba	Weiße Waldrebe	Clematis	Clematis vitalba	81
Crab Apple	Holzapfel	Crab Apple	Malus pumula	84
Doldiger Milchstern	Doldiger Milchstern	Star of Bethlehem	Ornithogalum umbellatum	126
Drüsen-tragendes Springkraut	Drüsen-tragendes Springkraut	Impatiens	Impatiens glandulifera	102
Edelkastanie	Edelkastanie	Sweet Chestnut	Castanea sativa	128
Eiche	Eiche	Oak	Quercus robur	111

Suchbegriff	deutsch	englisch	lateinisch	s.S.
Einjähriger Knäuel	Knäuel, einjähriger	Scleranthus	Scleranthus annuus	124
Eisenkraut	Eisenkraut	Vervain	Verbena officinalis	130
Elm	Ulme	Elm	Ulmus procera	87
Espe	Espe	Aspen	Populus tremula	65
Esskastanie	Edelkastanie	Sweet Chestnut	Castanea sativa	128
Fagus sylvatica	Rotbuche	Beech	Fagus sylvatica	68
Gauklerblume, gefleckte	Gefleckte Gauklerblume	Mimulus	Mimulus guttatus	106
Gefleckte Gauklerblume	Gefleckte Gauklerblume	Mimulus	Mimulus guttatus	106
Geißblatt	Geißblatt	Honeysuckle	Lonicera caprifolium	98
Gelbe Weide	Gelbe Weide	Willow	Salix vitellina	150
Gelbes Sonnenröschen	Gelbes Sonnenröschen	Rock Rose	Helianthemum nummularium	120
Gentian	Herbstenzian	Gentian	Gentiana amarella	89
Gentiana amarella	Herbstenzian	Gentian	Gentiana amarella	89
Gorse	Stechginster	Gorse		91

Suchbegriff	deutsch	englisch	lateinisch	s.S.
Hainbuche	Hainbuche	Hornbeam	Carpinus betulus	100
Heather	Schottisches Heidekraut	Heather	Calluna vulgaris	93
Heckenrose	Heckenrose	Wild Rose	Rosa canina	147
Heidekraut, schottisches	Schottisches Heidekraut	Heather	Calluna vulgaris	93
Helianthemum nummularium	Gelbes Sonnenröschen	Rock Rose	Helianthemum nummularium	120
Herbstenzian	Herbstenzian	Gentian	Gentiana amarella	89
Holly	Stechpalme	Holly	Ilex aquifolium	96
Holzapfel	Holzapfel	Crab Apple	Malus pumula	84
Honeysuckle	Geißblatt	Honeysuckle	Lonicera caprifolium	98
Hornbeam	Hainbuche, Weißbuche	Hornbeam	Carpinus betulus	100
Hornkraut	Hornkraut	Cerato	Ceratostigma willmottiana	72
Hottonia palustris	Sumpfwasserfeder	Water Violet	Hottonia palustris	139
Ilex aquifolium	Stechpalme	Holly	Ilex aquifolium	96
Impatiens	Drüsentragendes Springkraut	Impatiens	Impatiens glandulifera	102

Suchbegriff	deutsch	englisch	lateinisch	s.S.
Impatiens glandulifera	Drüsen-tragendes Springkraut	Impatiens	Impatiens glandulifera	102
Jelängerje-lieber	Jelängerje-lieber	Honeysuckle	Lonicera capri-folium	98
Juglans regia	Walnuss	Walnut	Juglans regia	136
Kastanie, rote	Rote Kastanie	Red Chestnut	Aesculus carnea	118
Kiefer, schot-tische	Schottische Kiefer	Pine	Pinus sylvestris	115
Kirsch-pflaume	Kirschpflaume	Cherry Plum	Prunus cerasifera	74
Knäuel, einjähriger	Knäuel, einjähriger	Scleranthus	Scleranthus annuus	124
Knospe der Rosskastanie	Knospe der Rosskastanie	Chestnut Bud	Aesculus hippocastanum	76
Larch	Lärche	Larch	Larix decidua	104
Lärche	Lärche	Larch	Larix decidua	104
Larix decidua	Lärche	Larch	Larix decidua	104
Lonicera caprifolium	Geißblatt	Honeysuckle	Lonicera capri-folium	98
Lonicera caprifolium	Jelängerje-lieber	Honeysuckle	Lonicera capri-folium	98
Malus pumula	Holzapfel	Crab Apple	Malus pumula	84
Milchstern, doldiger	Doldiger Milchstern	Star of Bethlehem	Ornithogalum umbellatum	126

Suchbegriff	deutsch	englisch	lateinisch	s.S.
Mimulus	Gefleckte Gauklerblume	Mimulus	Mimulus guttatus	106
Mimulus guttatus	Gefleckte Gauklerblume	Mimulus	Mimulus guttatus	106
Mustard	Wilder Senf	Mustard	Sinapis arvensis	109
Notfallcreme	Notfallcreme	Rescue Creme	-	155
Notfall-tropfen	Notfalltropfen	Rescue Remedy	-	153
Oak	Eiche	Oak	Quercus robur	111
Oat, wild	Waldtrespe	Wild Oat	Bromus ramosus	144
Odermennig	Odermennig	Agrimony	Agrimonia eupatoria	62
Olea euopoea	Olive	Olive	Olea euopoea	153
Olive	Olive	Olive	Olea euopoea	153
Ornithoga-lum umbel-latum	Doldiger Milchstern	Star of Bethlehem	Ornithogalum umbellatum	126
Pine	Schottische Kiefer	Pine	Pinus sylvestris	115
Pinus sylvestris	Schottische Kiefer	Pinc	Pinus sylvestris	115
Populus tremula	Espc	Aspen	Populus trcmula	65
Populus tremula	Zitterpappel	Aspen	Populus tremula	65

Suchbegriff	deutsch	englisch	lateinisch	s.S.
Prunus cerasifera	Kirschpflaume	Cherry Plum	Prunus cerasifera	74
Quercus robur	Eiche	Oak	Quercus robur	111
Red Chestnut	Rote Kastanie	Red Chestnut	Aesculus carnea	118
Rescue Cream	Notfallcreme	Rescue Cream	-	155
Rescue Remedy	Notfalltropfen	Rescue Remedy	-	153
Rock Rose	Gelbes Sonnen-röschen	Rock Rose	Helianthemum nummularium	120
Rock Water	Wasser aus heil-kräftigen Quellen	Rock Water	-	122
Rosa canina	Heckenrose	Wild Rose	Rosa canina	147
Rose, rock	Gelbes Sonnen-röschen	Rock Rose	Helianthemum nummularium	120
Rose, wild	Heckenrose	Wild Rose	Rosa canina	147
Rosskastanie	Rosskastanie	White Chestnut	Aesculus hippocastanum	142
Rosskastanie, Knospe der	Knospe der Rosskastanie	Chestnut Bud	Aesculus hippocastanum	76
Rotbuche	Rotbuche	Beech	Fagus sylvatica	68
Rote Kastanie	Rote Kastanie	Red Chestnut	Aesculus carnea	118

Suchbegriff	deutsch	englisch	lateinisch	s.S.
Salix vitellina	Gelbe Weide	Willow	Salix vitellina	150
Schottische Kiefer	Schottische Kiefer	Pine	Pinus sylvestris	115
Schottisches Heidekraut	Schottisches Heidekraut	Heather	Calluna vulgaris	93
Scleranthus	Knäuel, einjähriger	Scleranthus	Scleranthus annuus	124
Scleranthus annuus	Knäuel, einjähriger	Scleranthus	Scleranthus annuus	124
Senf, wilder	Wilder Senf	Mustard	Sinapis arvensis	109
Sinapis arvensis	Wilder Senf	Mustard	Sinapis arvensis	109
Sonnen-röschen, gelbes	Gelbes Sonnen-röschen	Rock Rose	Helianthemum nummularium	120
Springkraut, drüsen-tragendes	Drüsen-tragendes Springkraut	Impatiens	Impatiens glandulifera	102
Star of Bethlehem	Doldiger Milchstern	Star of Bethlehem	Ornithogalum umbellatum	126
Stechginster	Stechginster	Gorse		91
Stechpalme	Stechpalme	Holly	Ilex aquifolium	96
Sumpf-wasserfeder	Sumpf-wasserfeder	Water Violet	Hottonia palustris	139
Sweet Chestnut	Edelkastanie	Sweet Chestnut	Castanea sativa	128
Tausend-güldenkraut	Tausendgülden kraut	Centaury	Centaurium umbellatum	70

Suchbegriff	deutsch	englisch	lateinisch	s.S.
Ulme	Ulme	Elm	Ulmus procera	87
Ulmus procera	Ulme	Elm	Ulmus procera	87
Verbena officinalis	Eisenkraut	Vervain	Verbena officinalis	130
Vervain	Eisenkraut	Vervain	Verbena officinalis	130
Vine	Weinrebe	Vine	Vitis vinifera	133
Vitis vinifera	Weinrebe	Vine	Vitis vinifera	133
Waldrebe, weiße	Weiße Waldrebe	Clematis	Clematis vitalba	81
Waldtrespe	Waldtrespe	Wild Oat	Bromus ramosus	144
Walnuss	Walnuss	Walnut	Juglans regia	136
Walnut	Walnuss	Walnut	Juglans regia	136
Wasser aus heilkräftigen Quellen	Wasser aus heilkräftigen Quellen	Rock Water		122
Water Violet	Sumpfwasserfeder	Water Violet	Hottonia palustris	139
Wegwarte	Wegwarte	Chicory	Cichorium intybus	78
Weide, gelbe	Gelbe Weide	Willow	Salix vitellina	150
Weinrebe	Weinrebe	Vine	Vitis vinifera	133
Weißbuche	Weißbuche	Hornbeam	Carpinus betulus	100

Suchbegriff	deutsch	englisch	lateinisch	s.S.
Weiße Kastanie	Rosskastanie	White Chestnut	Aesculus hippocastanum	142
Weiße Waldrebe	Weiße Waldrebe	Clematis	Clematis vitalba	81
White Chestnut	Rosskastanie	White Chestnut	Aesculus hippocastanum	142
Wild Oat	Waldtrespe	Wild Oat	Bromus ramosus	144
Wild Rose	Heckenrose	Wild Rose	Rosa canina	147
Wilder Senf	Wilder Senf	Mustard	Sinapis arvensis	109
Willow	Gelbe Weide	Willow	Salix vitellina	150
Zitterpappel	Zitterpappel	Aspen	Populus tremula	65

1 Agrimony, Odermennig

Schwächen: Versucht Sorgen und Schmerz hinter oberflächlicher Fröhlichkeit zu verbergen	**Innere Blüte der Bach-Hauptgruppe:**
Stärken: Fähigkeit zur Konfrontation mit Mitmenschen und den eigenen Verhaltensmustern	Überempfindlichkeit

Schwächen

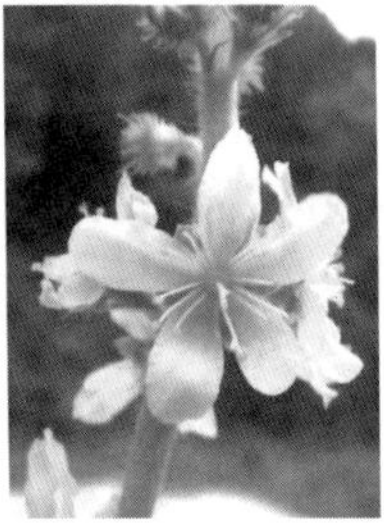
Odermennig

Hier besteht ein ausgeprägter Hang, allem Unangenehmen, Konflikten und Auseinandersetzungen aus dem Weg zu gehen und möglichst nicht zur Kenntnis zu nehmen. Die Folge ist ein ausgeprägtes Fluchtverhalten und eine starke Tendenz zu verdrängen. Das Leben gestaltet sich oberflächlich, auch soziale Kontakte haben wenig Innigkeit und Tiefgang. Ständig sind Gäste eingeladen, man ist selbst dauernd eingeladen. Wenn man dann einmal alleine ist, laufen Fernseher, Radio oder es wird telefoniert. Im Urlaub geht man in einen Club und kommt erschöpfter zurück als vor der Abreise. Probleme werden nicht angesprochen oder aber mit Witzen "entschärft". Auffallend ist auch, wie wenig sich die Betroffenen eingestehen, dass es ihnen auch einmal schlecht geht oder dass überhaupt ein Problem besteht. "Action, Fun und

Highlife", möglichst "trendy", so soll das Leben ablaufen. Klappt das einmal nicht, so heißt das Motto "keep smiling" und "be happy". Typisch ist, dass Betroffene die Ulknudel im Betrieb spielen, möglicherweise ein ganzes Zugabteil unterhalten. Die Odermennigessenz ist auch angezeigt, wenn man zu viel Süßes isst, notwendige Diäten nicht durchhält, Ticks hat oder Nägel kaut. Es können Schlafprobleme auftreten, vor allem, wenn es ruhig ist. Hört man die Partymusik vom Nachbarn, wird der Schlaf unter Umständen sogar besser. Auch Nägelkauen, Bettnässen, Nervosität und Hautprobleme, Probleme bei Vollmond und Schlafwandeln können Agrimony anzeigen. Es wird auch als **"das Tor zum Unbewussten"** bezeichnet.

Stärken

Lebenslust und Optimismus führen dazu, dass man sich nicht von jedem Problem den Tag verderben lässt und Schwierigkeiten beiseite schieben kann in dem Wissen, dass sich vieles auch von selbst erledigt. Allerdings wird man erkennen, wann es nötig ist, sich einem Konflikt zu stellen. Hier hat man die Gabe sich auf die Lösungsmöglichkeiten zu konzentrieren, Auseinandersetzungen konstruktiv zu führen und als Entwicklungsmöglichkeit zu begreifen, die eigenen Schwachstellen und (negativ besetzten) Gefühle anzunehmen und - wenn es angebracht ist - auch anderen zu offenbaren. Beruflich findet man hier Menschen in Führungspositionen, die die Fähigkeit haben zu entscheiden, welche Probleme sich von selbst lösen und welche angegangen werden sollten.

Kinder

Pausenkasper, Klassenclown, Ulknudel.

Veranlagung	Schatten	Agrimony gibt
Zuversicht	Problemblindheit	Konfliktfähigkeit

Akupunkturmeridian, Schiene	Tierkreiszeichen
(7) Dünndarm, (8) dreifacher Erwärmer	Waage, Skorpion, Schütze

Ähnliche Blüten

Mimulus, Vervain

Unterscheidungen

Agrimony benötigt, wer seine Probleme vor anderen verbergen will.
Water Violet benötigt, wer andere nicht mit seinen Problemen belasten will.

2 Aspen, Espe oder Zitterpappel

Schwächen: Unerklärliche Angst, Vorahnungen, ständige Furcht vor drohendem Unheil

Stärken: Urvertrauen, Abgrenzung gegen Feinstoffliches, Erdung

Äußere Blüte der Bach-Hauptgruppe: Angst

Schwächen

Das Thema dieser Essenz ist die Unfähigkeit, mit der eigenen Sensitivität umzugehen. Deshalb können entsprechende Wahrnehmungen nicht eingeordnet werden, man erlebt sie als unheimliche (Angst-) Gefühle, schreckliche Vorahnungen, Angst vor Hexen, Magie oder Okkultismus. Gleichzeitig fühlen sich die Betroffenen aber auch stark von diesen Phänomenen angezogen.

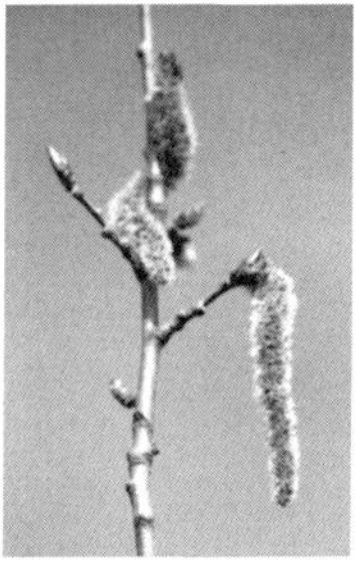

Espe

Ängste beziehen sich vor allem auf kollektive Themen, wie Angst vor schwarzer Magie, Spinnen, Vergewaltigung oder Folter. Typischerweise treten Albträume auf, deren Inhalte sich um diese Themen drehen. Nach dem Erwachen tritt dann oft ein unheimliches Angstgefühl auf. Vor allem im Dunkeln wird die Fantasie angeregt, hier hält man einen Schatten für einen Verfolger, jedes Knistern deutet auf Geister hin.

Aus psychologischer Sicht werden unbewusste, nicht verarbeitete traumatische Inhalte auf die Umwelt projiziert. Man sollte also auch daran denken, diese nicht bewussten Bereiche zu bearbeiten. Die Espe ist auch häufig hilfreich, wenn Misshandlungen oder Vergewaltigungen die Lebensgeschichte prägen. Allerdings sollten unmittelbar nach einem Trauma die Notfalltropfen bevorzugt werden. Es ist häufiger zu beobachten, dass Aspen Zwangsvorstellungen positiv beeinflussen kann.

Stärken

Die ausgeprägte sensitive und mediale Begabung wird eingesetzt, beispielsweise als Medium oder Heiler. Man ist ausreichend geerdet, um sich von Wahrnehmungen aus anderen Welten nicht überschwemmen zu lassen, sie können bei Bedarf eingesetzt, jedoch auch ausgeblendet werden.

Aus psychologischer Sicht kann man diese Wahrnehmungen den eigenen Bewusstseinsinhalten zuordnen. Man weiß also, dass die Wahrnehmung des Schattens eines Verfolgers eigentlich eigene unbewusste Aggressionen sind. Auslöser können Alltagssituationen sein, z. B. wenn man sich dem Kellner gegenüber nicht durchgesetzt hat. In Bezug auf das Berufliche ist diese Gabe unerlässlich für Geistheiler, Medien oder Wünschelrutengänger.

Kinder

"Kleine Magier", können nicht ohne Licht einschlafen, haben Albträume.

- **Veranlagung** Sensitivität
- **Schatten** Überempfindlichkeit
- **Aspen gibt** Erdung
- **Akupunkturmeridiane** (9) Leber, (12) Dickdarm
- **Tierkreiszeichen** Fisch
- **Ähnliche Blüten**
  Rock Rose, Mimulus
- **Unterscheidungen**
  Aspen benötigt, wer Angst vor Unbekanntem hat.
  Mimulus benötigt, wer unter Ängsten vor konkreten Dingen leidet.

3 Beech, Rotbuche

Schwächen: Intoleranz, Kritiksucht, Urteilssucht, Arroganz	**Innere Blüte aus der Bach-Hauptgruppe:** Sorge um das Wohl anderer
Stärken: Verständnis, Toleranz, Einfühlungsvermögen	

Schwächen

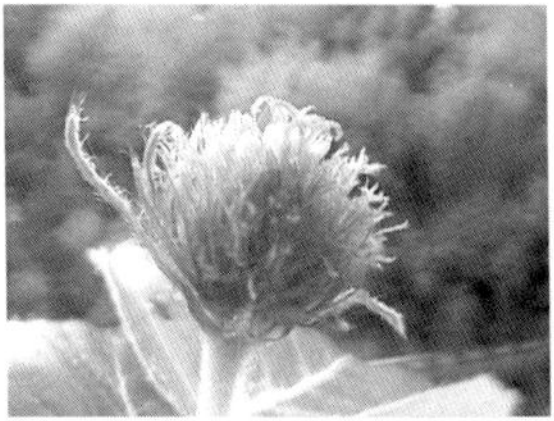
Rotbuche

Die Aufmerksamkeit ist ständig auf die Schwächen anderer ausgerichtet, dabei besteht eine ausgeprägte Intoleranz; nie ist jemand gut genug, etwa als Partner oder Mitarbeiter; was andere tun, wird ständig abgewertet. Die Betroffenen übersehen völlig, sich mit ihren eigenen Schwachpunkten zu befassen oder dem eigenen Anteil, wenn etwas nicht so läuft, wie sie es sich vorstellen. Hintergründig kann der "Vorteil" dieses Verhaltensmusters sein, dass es nie zu wirklicher Nähe kommt, da die anderen ja nie gut genug sind, um sich näher mit ihnen abzugeben. Auch nicht zugelassene negative oder positive Gefühle kanalisieren sich möglicherweise durch ständiges Kritisieren. Statt dem anderen zu sagen, dass man ihn mag oder dass er etwas gut gemacht hat, wird wieder eine Kleinigkeit angeführt, die noch besser sein könnte. Häufig indiziert eine Allergie die Rotbucheessenz, da auch hier Stoffe, die man eigentlich tolerieren müsste, vom Körper "kritisiert" bzw. abgewehrt werden.

Stärken

Die ausgeprägte Beobachtungsgabe wird positiv eingesetzt. Man sieht, was besser sein könnte und konstruktive Kritik kann anderen wichtige Hilfestellung geben. Auch Lob wirkt echt, da es die wirklichen Stärken trifft und nicht einfach nur so dahingesagt ist. Trotz der Gabe, Stärken und Schwächen bei anderen zu sehen, ist man tolerant, kann andere so lassen, wie sie nun mal sind. Schließlich kann man die Aufmerksamkeit von anderen abziehen, und sich mit sich selbst befassen. Im Idealfall kann diese Gabe auch beruflich genutzt werden. Hier finden wir den Trainer oder den Forscher. Auch der unbestechliche Freund zählt dazu.

Kinder

Geborene Nörgler, "der kleine Kritiker", Altklugheit

Veranlagung	**Schatten**	**Beech gibt**
Beobachtungsgabe	Kritiksucht	Toleranz

Akupunkturmeridian, Schiene	**Tierkreiszeichen**
(5) Kreislauf, Sexus	Jungfrau, Schütze, Steinbock

Ähnliche Blüten

Crab Apple, Willow

Unterscheidungen

Beech benötigt, wer intolerant mit anderen ist.
Rock Water benötigt, wer intolerant mit sich selbst ist.

4 Centaury, Tausendgüldenkraut

Schwächen: Willensschwach, leicht zu beeinflussen und auszunutzen, unterwürfig	**Innere Blüte aus der Bach-Hauptgruppe:** Überempfindlichkeit
Stärken: Selbstbestimmung, Nein sagen können, anderen Grenzen setzen	

Schwächen

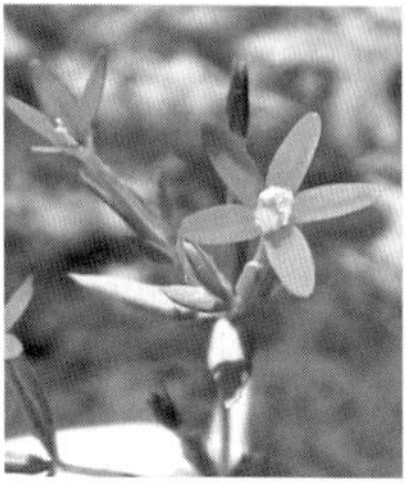
Tausendgüldenkraut

Ausgeprägte Hilfsbereitschaft führt dazu, dass man nicht Nein sagen kann. Zu unterscheiden, wann es angebracht ist zu helfen und wann man es lassen sollte, fällt sehr schwer. Was man selbst möchte, wird hintenangestellt. Andere, weniger hilfsbereite, willensstärkere und egoistischere Menschen können das ausnutzen. Selbstlos hilft man in Schwierigkeiten, sogar dann, wenn man eigentlich gar keine Zeit dafür hat, sich schlecht fühlt oder nur Undank erntet. Typisch ist z. B., sich zu einer Geldanlage überreden zu lassen und später festzustellen, dass das Geld missbräuchlich verwendet wurde. Centaury wird auch verwendet, wenn man vom Partner schlecht behandelt oder sogar geschlagen wird und sich trotzdem nicht wehrt oder trennt. Oft richten sich die Betroffenen zu sehr nach dem, was gesellschaftlich anerkannt ist, nach Gurus, Idolen und Kapazitäten. Centaury kann sehr hilfreich sein, wenn man zu willensschwach ist, um eine notwendige Diät durchzuhalten, ein Diabetiker dem Verlangen nach Süßem überhaupt nicht widerstehen kann oder eine Sucht vorliegt. Auch Erschöpfung und Abwehrschwäche zeigen Centaury an.

Stärken

Im positiven Zustand hilft man anderen selbstlos, wenn es angebracht ist. Man hat allerdings genug Kraft und Willensstärke, "Nein" zu sagen, wenn man z. B. ausgenutzt wird. Der Betroffene kann erkennen, dass es nicht sinnvoll ist immer nur nachzugeben, sondern dass es sehr wohl auch Situationen gibt, in denen es notwendig ist sich durchzusetzen. Eigene Wünsche und Bedürfnisse können in Auseinandersetzung mit der Umwelt durchgesetzt werden, ohne jedoch andere zu überrennen. Man lässt sich auch nicht zu Dingen überreden, die man nicht möchte.

Kinder

"Gutmütiger Trottel", zu lieb und pflegeleicht, wie Duckmäuser

Veranlagung	**Schatten**	**Centaury gibt**
Hilfsbereitschaft	Nachgiebigkeit	Willensstärke

Akupunkturmeridian, Schiene	**Tierkreiszeichen**
(1) Blase	Krebs, Jungfrau, Waage, Fisch

Ähnliche Blüten

Larch, Mimulus

Unterscheidungen

Centaury benötigt, wer sich von anderen unterdrücken lässt.
Rock Water benötigt, wer sich selbst unterdrückt.

5 Cerato, Bleiwurz oder Hornkraut

Schwächen: Zweifelt an sich selbst, folgt den (oft törichten) Ratschlägen anderer	**Innere Blüte aus der Bach-Hauptgruppe:** Unsicherheit
Stärken: Vertrauen in die eigene Intuition, Instinkt	

Schwächen

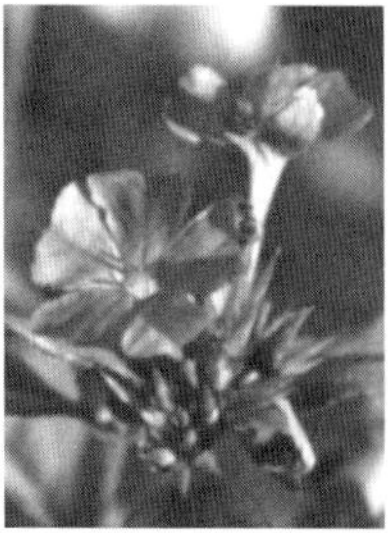
Bleiwurz

Die Intuition ist zu schwach ausgeprägt oder aber sie wird beiseite geschoben. Da einem aber letztlich nur die innere Stimme sagen kann, was das Richtige ist, benötigt man andere Kriterien, die jetzt im Außen und im Verstand gesucht werden. Also liest man viele Bücher, fragt Bekannte. Außerdem fällt eine Vorliebe auf für das, was Experten sagen. Informationen werden angehäuft und gesammelt, können aber nicht verwertet werden. Bezeichnend ist, dass man ständig weiterfragt, aber nicht zu einer Entscheidung kommt oder jede Entscheidung wieder in Frage stellt. Es besteht große Angst davor, etwas falsch zu machen, deshalb ändert man Dinge möglicherweise immer wieder, kommt dabei aber nicht weiter. Beispiele für diesen Zustand sind junge Menschen, die immer wieder eine neue Ausbildung anfangen, oder Politiker, die ständig nachbessern. Oder Personen, die dauernd Astrologen, Kartenleger und Medien um Rat fragen. Auch übertrieben oft durchgeführtes Pendeln deutet auf Bleiwurz hin.

Stärken

Menschen, die alle verfügbaren Informationen sammeln, dann aber auch ihren Instinkt und ihre innere Stimme hinzunehmen. Durch die gesammelten Informationen und Mei-nungen kann man Fehler vermeiden. Man lässt sich nicht mehr durch andere von seiner Meinung abbringen, kann aber deren Ansichten bei seinen Entscheidungen einbeziehen. Der positive Ceratozustand bedeutet auch, dass man selbst zum Experten oder zur Kapazität auf einem Gebiet werden kann. Der positive Zustand tritt auf bei Menschen, die vor extremen und lebensgefährlichen Situationen oder Expeditionen stehen und die möglichst viele Fehler ausschließen müssen, also sowohl exzellent vorbereitet sein sollten, als auch eine gute Intuition haben (müssen) um zu überleben.

Kinder

"Kleiner Frager", Entscheidungsprobleme, fragen andere um Rat.

Veranlagung	**Schatten**	**Cerato gibt**
Gewissenhaftigkeit	Unsicherheit	Instinkt

Akupunkturmeridian, Schiene	**Tierkreiszeichen**
(2) Milz/Pankreas	Zwillinge, Waage

Ähnliche Blüten

Wild Oat

Unterscheidungen

Cerato benötigt, wer andere mit Fragen nervt.
Heather benötigt, wer andere generell nervt.

6 Cherry Plum, Kirschpflaume

Schwächen: Verzweiflung, Angst, die Beherrschung zu verlieren, Hysterie	**Innere Blüte aus der Bach-Hauptgruppe:** Angst
Stärken: Gelassenheit, Entspannen- und Loslassenkönnen	

Schwächen

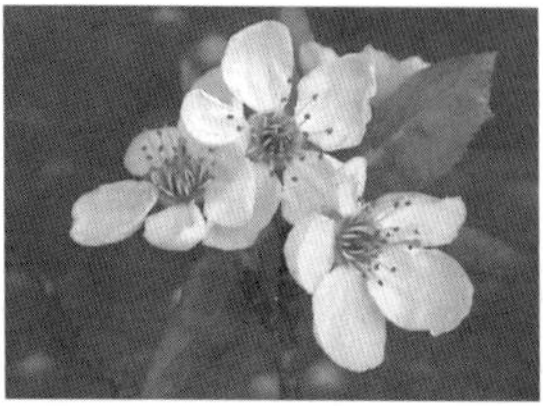

Kirschpflaume

Man hat sehr intensive und tiefe Gefühle, für die aber keine Ausdrucksmöglichkeit gefunden werden kann. Die Betroffenen versuchen dann, die Gefühle zu kontrollieren oder zu unterdrücken. Letztlich ist das aber nicht möglich und in der Folge glaubt man, den Verstand zu verlieren. Oder man meint, etwas Verrücktes oder Schreckliches tun zu müssen, obwohl man das gar nicht will. Es kann zu unkontrollierbaren Impulsen kommen wie Wutausbrüchen und Tobsuchtsanfällen. Ständig besteht das Gefühl unter Druck zu stehen und man kommt nie zur Ruhe. Die Betroffenen können aber auch sehr ruhig wirken, da sie ihre ganze Kraft aufwenden, um ihre Gefühle unter Kontrolle zu halten. Diesem Zustand können traumatische Erfahrungen zu Grunde liegen, die nicht verarbeitet wurden und an die Oberfläche drängen. Die nicht zugelassenen Gefühle können sich in Form von Nervenzusammenbrüchen, Ticks, Bluthochdruck, Druckgefühl Krämpfen oder Bettnässen äußern. Andere Erkrankungen, die mit dieser Essenz positiv beeinflusst werden können, sind Zwangsvorstellungen und Zwangshandlungen. Bei Selbstmordimpulsen, die ebenfalls Kirschpflaume indizieren, sollte man jedoch in jedem Fall die **Notfalltropfen** vorziehen, in denen Cherry Plum ohnehin enthalten ist.

Stärken

Gefühlstiefe kann zugelassen werden. Die intensiven Gefühle werden adäquat ausgedrückt und stauen sich deshalb nicht mehr an. Die Betroffenen haben die Gabe entwickelt, sich nicht von ihren Gefühlen dominieren zu lassen sondern danach zu handeln. Hierdurch wird die immense Energie konstruktiv eingesetzt, man wirkt lebendig und kraftvoll.

Kinder

"Kleines Pulverfass", Dauerkreischen.

Veranlagung	Schatten	Cherry Plum gibt
Gefühlstiefe	Impulsivität	Gelassenheit

Akupunkturmeridian, Schiene	Tierkreiszeichen
(8) Dreifacher Erwärmer	Skorpion

Ähnliche Blüten

Agrimony, Willow

Unterscheidungen

Cherry Plum benötigt, wer meint, den Verstand zu verlieren. **Clematis** benötigt, wer meint, den Boden unter den Füßen zu verlieren.

7 Chestnut Bud, Rosskastanienknospe

Schwächen: Schwierigkeiten, aus den eigenen Erfahrungen zu lernen, begeht immer wieder die gleichen Fehler	**Innere Blüte aus der Bach-Hauptgruppe:**
Stärken: Fehler werden zu wertvoller Erfahrung, Lernfähigkeit	Interesselosigkeit

Schwächen

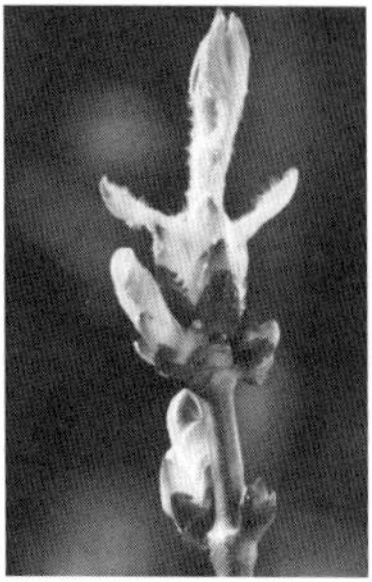

Rosskastanienknospe

Man befasst sich gedanklich nicht mit dem, was gerade ansteht und wichtig ist, und lässt sich auch keine Zeit, Erfahrungen zu verarbeiten und daraus zu lernen. Deshalb besteht eine ausgeprägte Neigung, immer die gleichen Fehler zu machen und so tritt man dann auf der Stelle. Chestnut Bud ist angezeigt, wenn man vergesslich ist. Man ist mit seinen Gedanken nicht in der Gegenwart, sondern bereits in der Zukunft - und weiß dann z. B. nicht, ob man die Tür abgeschlossen hat, ob das Licht gelöscht oder der Herd ausgeschaltet sind. Oft muss man nochmals zurückgehen, um dies zu überprüfen, im Extremfall mehrmals (Kontrollzwang). Weiter fällt auf, dass die Betroffenen Dinge immer wieder aufschieben, bis es gar nicht mehr geht, vor allem Unangenehmes wird erst in letzter Minute erledigt.

Krankheiten treten immer wieder auf, typisch sind auch Lernschwäche und Legasthenie. Bei verzögerter Entwicklung kann man einen Versuch mit der Essenz der Rosskastanienknospe machen. Auch Suchtverhalten ist typisch.

Stärken

Man kann sich mit dem befassen, was gerade anliegt. Mit Erfahrungen setzt man sich auseinander und lernt daraus. In der Folge macht man Fehler nicht mehrmals und kann Entwicklungsschritte gehen; wir finden hier Menschen, die sich entwickeln oder die etwas aufbauen, z. B. eine Firma. Sie können aus ihren Fehlern sofort die Konsequenzen ziehen und es besser machen. Sie können "vergessen", was gerade nicht wichtig ist und sich auf etwas spezialisieren.

Kinder

Vergesslich, extrem schusslig, "lange Leitung, schwaches Gedächtnis.

Veranlagung	Schatten	Chestnut Bud gibt
Spezialisierung	Vergesslichkeit	Lernfähigkeit

Akupunkturmeridian, Schiene	Tierkreiszeichen
(5) Herz-Kreislauf	Zwillinge, Wassermann

Ähnliche Blüten

Agrimony, Clematis

Unterscheidungen

Chestnud Bud benötigt, wer Unangenehmes durch Vergesslichkeit vermeidet.
Agrimony benötigt, wer Unangenehmes d. Aktivität vermeidet.

8 Chicory, Wegwarte

Schwächen: Egozentrik, Selbstmitleid, Übereifer, Herrschsucht, übertriebene Hilfsbereitschaft in Erwartung von Dankbarkeit und Zuwendung	**Innere Blüte aus der Bach-Hauptgruppe:**
Stärken: Liebe und Hingabe ohne Erwartung von Gegenleistung, angenehmer Abstand zu anderen	Sorge um das Wohl anderer

Schwächen

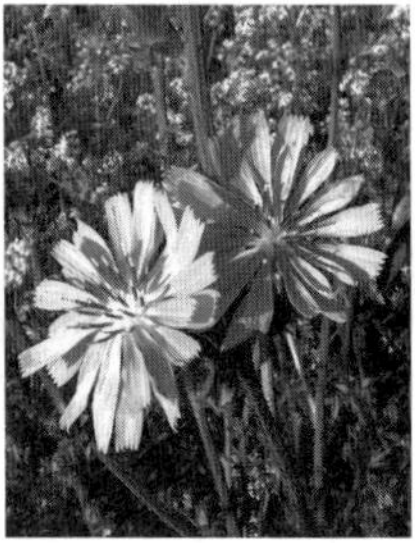
Wegwarte

Das Thema hier ist eine übertriebene Zuwendung anderen gegenüber. Man kann nicht erkennen, wann man genug für andere getan hat. Direkt oder indirekt erwartet man allerdings für seine übertriebene, oft ungefragte Aufopferung eine Gegenleistung. Da man mit sich selbst wenig anfangen kann, möchte man andere binden und abhängig machen. Gehen diese eigene Wege, so sieht man sich dem Gefühl von Einsamkeit und Leere ausgesetzt. Auch eine falsch verstandene christliche Nächstenliebe kann in diesen Zustand führen.

Da man so sehr mit anderen befasst ist, versäumt man es, sich um seine eigenen Bedürfnisse zu kümmern. Oft werden diese Bedürfnisse und Erwartungen an andere nicht direkt geäußert, sondern durch Manipulation zu erreichen versucht.

Typisch ist, dass es einem schlecht geht oder man krank wird, wenn nahe Menschen eigene Bedürfnisse verfolgen, wenn der Partner mal alleine in Urlaub fahren will oder die Kinder ausziehen.

Oft macht der Chicory-Betonte anderen auch Schuldgefühle. Typischerweise ist Wegwartenessenz angezeigt bei Herzbeschwerden, Atembeschwerden, Platzangst oder Klaustrophobie. Der Beiname der Wegwartenessenz ist auch **"die bedürftige Mutter"**.

Stärken

Die Fähigkeit dieser Menschen lieget darin, sich intensiv auf andere einzulassen und ihnen zu helfen. Die eigenen ausgeprägten Bedürfnisse nach Nähe und Zuwendung werden dadurch ebenfalls auf positive Weise befriedigt. Allerdings kann man andere Menschen auch loslassen bzw. eigene Wege gehen lassen.

Man hat die Fähigkeit, sich herauszuhalten, wenn dies angebracht ist. Es macht Freude, etwas zu geben, man drängt sich aber nicht auf und gibt auch nicht mehr, als man eigentlich zu geben hat. Anderen Menschen bringt man Liebe entgegen, die auch beinhaltet loszulassen und hierfür nicht Gegenliebe zur Bedingung zu machen.

- **Kinder**

  Übertriebene Anhänglichkeit, "kleine Glucke". Klammern an der Mutter. Die Mutter kann unter Umständen auch nicht gut loslassen.

Veranlagung	**Schatten**	**Chicory gibt**
Fürsorglichkeit	Aufdringlichkeit	Distanz

Akupunkturmeridian, Schiene	**Tierkreiszeichen**
(10) Lunge	Stier, Krebs, Skorpion

- **Ähnliche Blüten**

  Willow, Vine

- **Unterscheidungen**

  Chicory benötigt, wer zu viel gibt.
  Heather benötigt, wer zu viel nimmt.

9 Clematis, Weiße Waldrebe

Schwächen: Gleichgültigkeit, Verträumtheit, Mangel an Aufmerksamkeit, Bewusstlosigkeit, Zerstreutheit, Geistesabwesenheit, lebt mehr in der Fantasiewelt als in der Realität

Stärken: Realitätssinn, Ratio, Konzentration, mit Herz und Seele bei einer Aufgabe zu sein, kreatives Schaffen

Innere Blüte aus der Bach-Hauptgruppe:

Interesselosigkeit

Schwächen

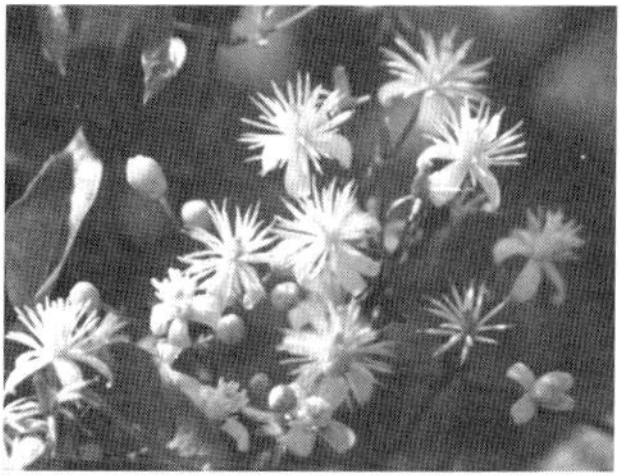
Weiße Waldrebe

Die Weiße Waldrebe ist hilfreich, wenn man seine ausgeprägte Fantasie und seinen Ideenreichtum nicht konstruktiv einsetzen kann. Statt Träume umzusetzen, werden sie eben nur geträumt. Diese Idealwelten werden dabei als wesentlich positiver erlebt als die Gegenwart, die öde und langweilig empfunden wird. In der Folge ist man zerstreut, müde und ausgelaugt.

Die Betroffenen machen sich viele Illusionen, verträumen den Tag und kommen mit der konkreten Welt nicht zurecht. Auffällig ist auch der ausgeprägte Bezug zu Geschichten

oder Filmen. Möglicherweise besteht eine zu starke Identifikation mit Schauspielern oder Märchenhelden. Hat man einen Film gesehen, hängt man der Geschichte tage- oder wochenlang nach. Auf andere machen die Betroffenen einen zerstreuten Eindruck, sie wirken verschlafen. Der Blick ist oft entrückt. Auffallend kann auch das blasse Gesicht sein und die mangelnde Lebendigkeit sowie großes Schlafbedürfnis. Man wird leicht ohnmächtig und schwindelig, rempelt an und übersieht Bekannte und Freunde, wenn man auf der Straße geht. Die Erdung ist sehr schlecht, Hände und Füße sind häufig kalt, es besteht die Neigung zu Erkältungen. Auch Störungen der Sinnesorgane kommen häufiger vor.
Es kann auf Clematis hinweisen, wenn jemand nach dem errechneten Geburtstermin geboren wurde.

Stärken

Die ausgeprägte Fantasie kann ausgelebt, die vielen Ideen können umgesetzt werden. Es besteht genug Erdung, um dieses Potenzial in der "konkreten Welt" zu verwirklichen.

Man kann erkennen, wie interessant und reich das Leben ist und dass es Wunder nicht nur in der Fantasie gibt, sondern auch im Alltag. Da die Clematis-Anlage einen positiven Ausdruck findet, ist man geistig wesentlich mehr anwesend. Beruflich findet man hier Erfinder, Komponisten, Künstler und Kreative.

- **Kinder**

  Traumtänzer, "Hans-guck-in-die-Luft", Schlafen im Unterricht, unkonzentriert

Veranlagung	**Schatten**	**Clematis gibt**
Fantasie	Verträumtheit	Gegenwärtigkeit

Akupunkturmeridian, Schiene	**Tierkreiszeichen**
(12) Dickdarm	Krebs, Fisch

- **Ähnliche Blüten**

  Chestnut Bud, Clematis, Honeysuckle, Red Chestnut, White Chestnut

- **Unterscheidungen**

  Clematis benötigt, wer geistesabwesend in Fantasiewelten lebt.
  Chestnut Bud benötigt, wer geistesabwesend ist, da er in Gedanken schon weiter ist.

10 Crab Apple, Holzapfel

Schwächen: Gefühl von Unreinheit, Ekel vor sich selbst, extreme Abscheu vor Unordnung, Schmutz, Insekten oder Bakterien, Verzerrung der Proportionen, Detailkrämer	**Innere Blüte aus der Bach-Hauptgruppe:**
Stärken: Reinigung von Geist, Seele und Körper	Mutlosigkeit, Verzweiflung

Schwächen

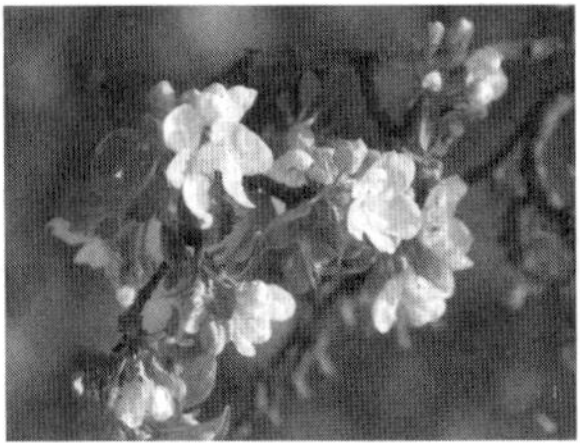

Holzapfel

Hier liegt das Problem darin, dass die Betroffenen nicht mit ihrem stark ausgeprägten Ordnungs- und Reinlichkeitssinn umgehen können. Sie sind sehr pingelig, übergenau und perfektionistisch. Oft treten auch Ekelgefühle auf, etwa auf fremden Toiletten oder wenn das Besteck nicht wirklich ganz sauber ist. Die Wohnung muss perfekt aufgeräumt und sauber, Kleidung absolut makellos sein. Hier wenden die Betroffenen unter Umständen sehr viel Zeit und Energie auf. Das kann so weit gehen, dass sie keine Ruhe finden, bis alles hundertprozentig ist. Auch körperliche Nähe und Sexualität können schwierig werden, weil man ständig Angst hat sich zu infizieren. Möglicherweise scheut man körperliche Nähe auch in der Meinung, selbst keinen perfekten Körper zu haben. Das perfektionistische Ideal eines makellosen Körpers kann schließlich zu Essstörungen führen. Weitere Symptome sind Waschzwang und Beschwerden, die darauf hindeuten, dass der Körper Giftstoffe ausscheiden will: also Durchfall, Schweiß, Steine oder Schnupfen. Auch bei Vergiftungen und Infektionen ist die Holzapfelessenz hilfreich.

Crab Apple wird auch als **"Reinigungsessenz"** bezeichnet.

Stärken

In positiver Ausprägung hat man die Gabe, Ordnung in ein Chaos zu bringen; weiter besteht ein gesunder Sinn für Sauberkeit und Hygiene. Dass dies tatsächlich wichtig ist, sieht man daran, dass Hygiene einen entscheidenden Beitrag leistet, um bestimmte Infektionskrankheiten zurückzudrängen. Die Betroffenen achten darauf, dass ihre Wohnung und ihre Kleidung sauber sind und dass ihr Äußeres ansprechend ist. Dabei wird jedoch nicht übertrieben. Man ist auch nicht mehr zu sehr auf Kleinigkeiten fixiert.

Kinder

"Kleiner Perfektionist", bei Kinderkrankheiten (Masern, Röteln, Windpocken), die mit Hautausschlägen verbunden sind und Allergien.

Veranlagung	**Schatten**	**Crab Apple gibt**
Ordnungssinn	Perfektionismus	Machbarkeitssinn

Akupunkturmeridian, Schiene	**Tierkreiszeichen**
(3) Galle	Jungfrau

- **Ähnliche Blüten**

  Beech

- **Unterscheidungen**

  Crab Apple benötigt, wer zu ordentlich ist.
  Wild Oat benötigt, wer zu verschusselt ist.

11 Elm, Ulme

Schwächen: Gefühl von Unzulänglichkeit und Mutlosigkeit angesichts großer Anforderungen und Verantwortung, Perfektio-
nismus

Stärken: Neuer Mut und Antrieb, wenn man sich einer Aufgabe kurzfristig nicht gewachsen sieht

Äußere Blüte aus der Bach-Hauptgruppe:

Mutlosigkeit, Verzweiflung

Schwächen

Die Ulme ist angezeigt, wenn man sich aus Freude an dem, was man tut, überarbeitet; oder aber, wenn von außen erhöhte Belastungen anstehen, z. B. Prüfungen.

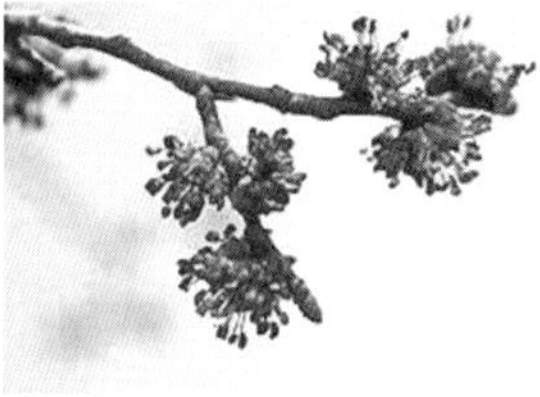

Ulme

Insgesamt ist diese Essenz vor allem bei kurzfristig auftretenden Problemen angezeigt. Die Betroffenen sind normalerweise leistungsfähig und motiviert. Sie erledigen ihre Aufgaben gut, haben aber die Tendenz, dabei phasenweise zu übertreiben.

Beschwerden, die auftreten können, sind durch Überlastung und akute Überforderung gekennzeichnet. Darunter fallen Tennisarm oder Sehnenscheidenentzündungen. Daneben können auch Schwächezustände und Müdigkeit als Reaktion auf die erhöhten Anforderungen auftreten. Auch Übermüdung der Augen durch zu viel Arbeiten am Computer oder Lesen spricht auf diese Essenz an.

Stärken

Die Betroffenen kennzeichnet große Leistungsfähigkeit und viel Freude an dem, was sie tun. Sie können aber auch erkennen, wann sie einmal Abstand von ihren Aufgaben nehmen sollten und eine Pause sinnvoll ist. Auch gesteigerte Anforderungen können entweder bewältigt werden oder aber man erkennt, wann man etwas lassen sollte, weil es zu viel wird.

Kinder

Kurzfristiges Gefühl der akute Überforderung, obwohl das Vermögen vorhanden ist, Versagensangst, Lampenfieber.

Veranlagung	Schatten	Elm gibt
Leistungsbereitschaft	akute Überforderung	Selbstbeschränkung

Akupunkturmeridiane	Tierkreiszeichen
(4) Magen, (11) Niere	Löwe, Schütze

Ähnliche Blüten

Hornbeam

Unterscheidungen

Elm benötigt, wer akut körperlich oder geistig überlastet ist.
Hornbeam benötigt, wer generell geistig überlastet ist.

12 Gentian, Herbstenzian

Schwächen: Zweifel, Bedrücktheit, Pessimismus, Niedergeschlagenheit, deren Ursache bekannt ist

Stärken: Zuversicht

Innere Blüte aus der Bach-Hauptgruppe: Unsicherheit

Schwächen

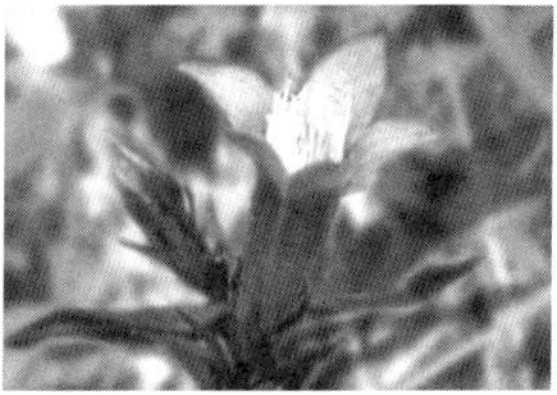

Herbstenzian

Der **Herbstenzian** übertreibt Skepsis bis hin zum Pessimismus. Man zweifelt an allem und glaubt nicht, dass auch einmal etwas gut gehen kann. Bezeichnend ist, dass man bei Rückschlägen gleich aufgibt und kein Standvermögen hat. Immer sieht man die Schwachstellen und Probleme, immer das "halbleere Glas". Deshalb bringt man nicht die geringste Risikofreude auf und versucht viele Dinge erst gar nicht. So bleiben die Betroffenen hinter ihren Möglichkeiten zurück. Hierdurch können Bedürfnisse unbefriedigt bleiben, was dann zu Depressionen führen kann.

Typisch ist, dass der Grund für die Depression bekannt ist. Die Betroffenen sehen zu schwarz, um die Dinge und Ihr Leben in die Hand zu nehmen und etwas zu änderen. Gentian ist auch angezeigt bei Magenbeschwerden.

Stärken

Im positiven Zustand hat man einen gesunden Skeptizismus. Man glaubt nicht gleich jedem alles, sondern prüft erst, ehe man Vertrauen schenkt. Hierdurch wird man vor manchen Fehlern bewahrt. Rückschläge können ebenfalls verkraftet werden, man gibt dann nicht gleich auf. Allerdings kann man genau hinschauen und bleibt deshalb auch nicht bei Dingen oder Menschen, die einem nicht passen. Die Beharrlichkeit hat insofern durchaus ihre Grenzen.

Kinder

"Kleiner Pessimist", Resignation bei den kleinsten Schwierigkeiten, Bettnässen verbunden mit Mutlosigkeit und Niedergeschlagenheit, Aufgeben, wenn etwas nicht auf Anhieb klappt

Veranlagung	Schatten	Gentian gibt
Vorsicht	Skeptizismus	Zutrauen

Akupunkturmeridian, Schiene	Tierkreiszeichen
(4) Magen	Stier, Jungfrau, Steinbock

Ähnliche Blüten

Gorse, Sweet Chestnut

Unterscheidungen

Gentian benötigt, wer generell zu vorsichtig ist.
Crab Apple benötigt, wer zu vorsichtig in Bezug auf Ansteckung ist.

13 Gorse, Stechginster

Schwächen: Gefühl der Hoffnungslosigkeit und Verzweif-lung, Resignation

Stärken: Mut, Zuversicht, Optimismus

Äußere Blüte aus der Bach-Hauptgruppe: Unsicherheit

Schwächen

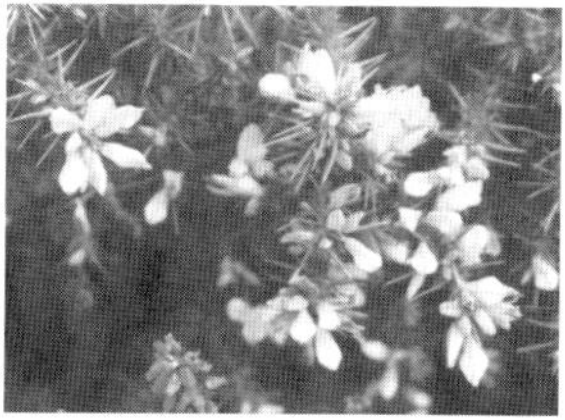
Stechginster

Gorse ist angezeigt, wenn man hoffnungslos ist. Hier können die Umstände sehr schwierig sein. Es kann aber auch vorkommen, dass die Situation - von außen betrachtet - gar nicht so schlecht aussieht. Oft finden sich Ereignisse bzw. Personen in der Lebensgeschichte der Betroffenen, bei denen keine Besserung möglich war: z. B. Verwandte, die an einer schweren, unheilbaren Krankheit gestorben sind, oder aber eine Mutter, die trotz untragbarer Verhältnisse beim Vater blieb. Trotz der Hoffnungslosigkeit unternimmt man Versuche, die Situation zu änderen, aber nur auf Anregung oder sogar Druck von außen.

Der Stechginster ist auch immer dann angezeigt, wenn Krankheiten chronisch sind oder immer wiederkehren. Weiterhin, wenn die Situation wirklich nicht zu ändern ist, also wenn man beispielsweise bei einem Unfall ein Bein verloren hat. In diesem Fall kann Gorse helfen, das Beste aus seiner Lage zu machen. Ein Hinweis auf Gorse können auch Schatten unter den Augen sein.

Stärken

Im Positiven haben die Betroffenen die Gabe, ohne große Erwartungen Ereignisse so zu nehmen, wie sie kommen und dabei auch in schwierigen Zeiten das Beste aus dem zu machen, was ist. Man ist mit dem zufrieden, was ist, und sieht das Gute, das vorhanden ist. Hierdurch wird der Teufelskreis durchbrochen, in dem chronische Beschwerden zu Hoffnungslosigkeit führen und die Hoffnungslosigkeit wieder in chronischen Beschwerden mündet.

Kinder

Resignation

Veranlagung	**Schatten**	**Gorse gibt**
Zufriedenheit	Hoffnungslosigkeit	Zuversicht

Akupunkturmeridiane	**Tierkreiszeichen**
(2) Milz/Pankreas, (3) Galle	Jungfrau, Steinbock

Ähnliche Blüten

Wild Rose, Sweet Chestnut

Unterscheidungen

Gorse benötigt, wer aufgegeben hat, aber noch etwas unternimmt.
Wild Rose benötigt, wer aufgegeben hat und nichts mehr unternimmt.

14 Heather, Schottisches Heidekraut

Schwächen: Ichbezogenheit, spricht nur von sich und sorgt sich nur um sich selbst, braucht ständig Publikum, Bedürftigkeit

Stärken: Verständnis und Einfühlungsvermögen in andere

Innere Blüte aus der Bach-Hauptgruppe:

Einsamkeit

Schwächen

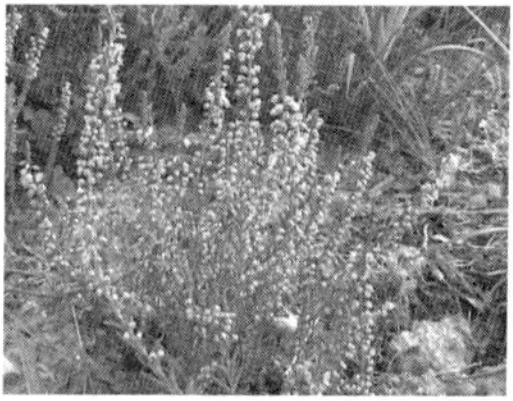

Schottisches Heidekraut

Diese Essenz ist hilfreich für Menschen, die sehr viel Aufmerksamkeit von anderen benötigen und fordern und sich selbst für den Mittelpunkt der Welt halten. Gefallsucht, Angeberei und Schwatzhaftigkeit sind hier zu finden. Dass der andere vielleicht auch Bedürfnisse oder Nöte hat, kommt dem Betroffenen nicht in den Sinn. Diese Menschen können nicht alleine sein, sie brauchen ständig andere um sich herum. Ist einmal niemand da, greift man zum Telefon.

Typisch ist auch, dass permanent der Fernseher, die Stereoanlage oder das Radio laufen, selbst wenn das Programm gar nicht verfolgt wird. Bekommt man einmal nicht die volle Aufmerksamkeit, so werden dramatische Auftritte inszeniert. Auch Jammern und Wehleidigkeit sind bezeichnend.

Hinter diesem Verhalten steht eine erhebliche Verlustangst. Diese ist auch verständlich, da die Umwelt vom Verhalten der Betroffenen so genervt ist, dass sie mit Ablehnung reagiert.

Passend ist hier das Bild von der Nachbarin, der man möglichst nicht begegnet, da man dann sicher eine halbe Stunde aufgehalten wird.

Beschwerden, die auftreten können, sind Hysterie und alle Krankheiten, die dazu geeignet sind Aufmerksamkeit zu erhalten. Der entsprechende Zustand des Schottischen Heidekrauts wird auch **"bedürftiges Kleinkind"** genannt.

- **Stärken**

Das Potenzial dieser Menschen besteht darin, dass sie sich selbst lieben, jedoch nicht mehr als die anderen. Man kann also für sich selbst sorgen, sich aber auch anderen widmen. Idealerweie entsteht hier ein lebendiger Austausch. Beispielhaft wäre ein Gespräch, in dem erst der eine erzählt und dann der andere.

Der Mensch findet den Halt in sich selbst, den er bisher in der Außenwelt suchte. Dadurch lässt das Klammern nach und in dem Maße, wie Unabhängigkeit von anderen Menschen entsteht, wenden sich diese auch wieder dem Betroffenen zu.

- **Kinder**

(Einzel-)Kinder, die immer im Mittelpunkt stehen wollen, "bedürftiges Kleinkind", brauchen viel Zuwendung, können schlecht alleine sein, Verlustängste.

Veranlagung	**Schatten**	**Heather gibt**
Selbstliebe	Selbstbezogenheit	"Dubezogenheit"

- **Akupunkturmeridian, Schiene** — (11) Niere
- **Tierkreiszeichen** — Krebs, Löwe
- **Ähnliche Blüten**
  Agrimony
- **Unterscheidungen**
  Heather benötigt, wer andere nervt, um Aufmerksamkeit zu erhalten.
  Vervain benötigt, wer andere nervt, um sie zu überzeugen.

15 Holly, Stechpalme

Schwächen: Hass, Neid, Eifersucht, Misstrauen, Schadenfreude	**Innere Blüte aus der Bach-Hauptgruppe:** Überempfindlichkeit
Stärken: positive Lebenseinstellung	

Schwächen

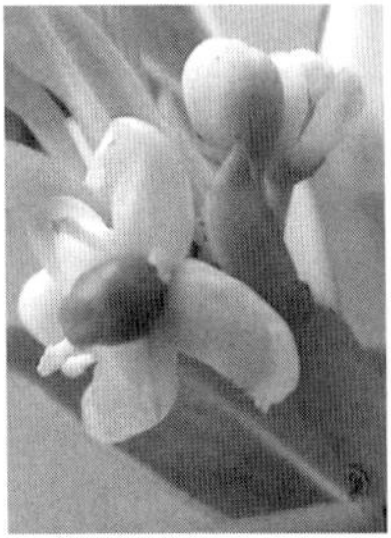

Stechpalme

Das Thema der Stechpalme sind lieblose Gefühle wie Hass, Wut, Neid, Ärger, Misstrauen, Eifersucht und Rachsucht. Man ist oft wütend und äußert das auch. Typisch sind cholerische Ausbrüche, unter denen die Umgebung zu leiden hat. Man gönnt anderen nichts, kann nicht verzeihen und vermutet hinter vielen Dingen eher etwas Schlechtes als etwas Gutes. Kleinigkeiten, die andere mühelos verwinden, führen sofort zu lieblosen Reaktionen. Wenn jemand öfter leise vor sich hin schimpft, kann das ebenfalls auf Holly hindeuten. Auch Menschen, die immer gleich aggressiv abwehrend reagieren, benötigen diese Essenz. Geht bei anderen einmal etwas schief, so kommt Schadenfreude auf statt Mitgefühl. Beschwerden sind typischerweise akut und hitzig, beispielsweise ist hier Fieber zu nennen. Auch Schlaflosigkeit durch Ärger oder andere negative Gefühle sind typisch.

Stärken

Man ist liebevoll und kann anderen ihr Glück gönnen. Man drückt seine negativen Gefühle spontan adäquat aus. Hierdurch wird verhindert, dass sich etwas aufstaut, Hindernisse werden also gleich beseitigt. Die Betroffenen können Dinge mit viel Energie vorwärts bringen, da die aufkommenden negativen Gefühle als Signal verstanden werden, dass es etwas zu klären gibt. Hass wird zu Liebe, Wut wird zu Durchsetzungsfähigkeit, Neid zu Anerkennung, Schadenfreude zu Mitgefühl, Misstrauen zu Vertrauen, Eifersucht zu Toleranz und Rachsucht zu Vergebung.

Kinder

"Rumpelstilzchen", während der Trotzphase, Eifersucht, z. B. auf (jüngere) Geschwister.

Veranlagung	**Schatten**	**Holly gibt**
Gefühlsausdruck	Missgunst	Liebe(sfähigkeit)

Akupunkturmeridian, Schiene	**Tierkreiszeichen**
(1) Blase	Widder, Stier, Skorpion

Ähnliche Blüten

Cherry Plum, Willow

Unterscheidungen

Holly ist angezeigt, wenn man anderen etwas missgönnt.
Willow ist angezeigt, wenn man anderen grollt.

16 Honeysuckle, Geißblatt

Schwächen: Leben in der Vergangenheit, Nostalgie, Heimweh	**Innere Blüte aus der Bach-Hauptgruppe:** Interesselosigkeit
Stärken: Wertschätzung der Erinnerung, Leben im Hier und Jetzt	

Schwächen

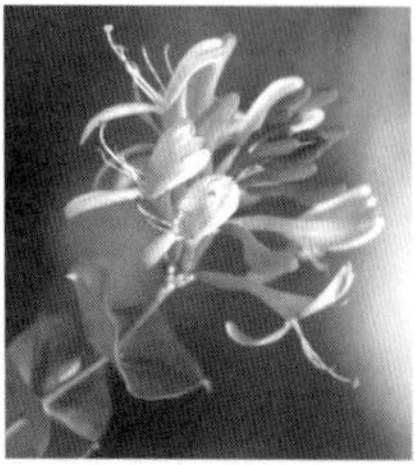
Geißblatt (auch Jelängerjelieber)

Hier besteht das Problem in der Unfähigkeit, sich auf die ständig verändernde Gegenwart einzustellen; stattdessen flüchtet man sich in die Vergangenheit, die verklärt wird. Man kann sich auch nur schwer von Dingen trennen, die man mittlerweile nicht mehr braucht. Versucht der Betroffene den Kleiderschrank auszumisten, so endet es darin, dass man mit den Kleidern in der Hand auf der Bettkante sitzt und in Erinnerungen schwelgt. Weggegeben wird (fast) nichts. Auch eine Vorliebe für Lieder aus "alten Zeiten" ist typisch. In der Wohnung kann auffallen, dass sie fast nur aus alten Möbeln oder Antiquitäten besteht. Es dauert auch extrem lange, bis die Betroffenen sich entscheiden können Geräte anzuschaffen, die in die Gegenwart gehören, also beispielsweise eine Waschmaschine. Macht man eine Reise, so wünscht man sich wieder zurück nach Hause. Auch Beschwerden, die auf Heimweh beruhen, sind hier zu finden. Es kann vorkommen, dass man den Urlaub vorzeitig abbricht, obwohl dafür objektiv gar keine Gründe zu finden sind. Auf der Krankheitsebene ist Jelängerjelieber angezeigt bei Melancholie. Entwicklungsschritte können verzögert sein. Auch treten Beschwerden v.a. dann auf, wenn man sich auf Neues einstellen muss.

Stärken

Im Positiven findet man hier Menschen, die eine romantische Seite und eine gutes Erinnerungsvermögen haben. Sie können die Vergangenheit bewältigen und loslassen ohne sie zu vergessen oder zu verdrängen. Die Anlage findet sich bei Verwaltern von Museen, bei Archäologen und allen, die versuchen, Vergangenes zu bewahren.

Kinder

Schwierigkeiten, sich in neuer Umgebung (Kindergarten, Schule) einzuleben, Heimweh, Schwierigkeiten beim Ablösungsprozess

Veranlagung	**Schatten**	**Honeysuckle gibt**
Romantik	Wehmut	Realitätssinn

Akupunkturmeridian, Schiene

(10) Lunge

Tierkreiszeichen

Stier, Steinbock

Ähnliche Blüten

Red Chestnut, Walnut

Unterscheidungen

Honeysuckle benötigt, wer wehmütig ist.
Mustard benötigt, wer schwermütig ist.

17 Hornbeam, Hain- oder Weißbuche

Schwächen: Müdigkeit, Schwäche, geistige und körperliche Erschöpfung

Stärken: klarer Kopf, kann körperlichen Ausgleich zu geistiger Arbeit schaffen

Innere Blüte aus der Bach-Hauptgruppe: Unsicherheit

Schwächen

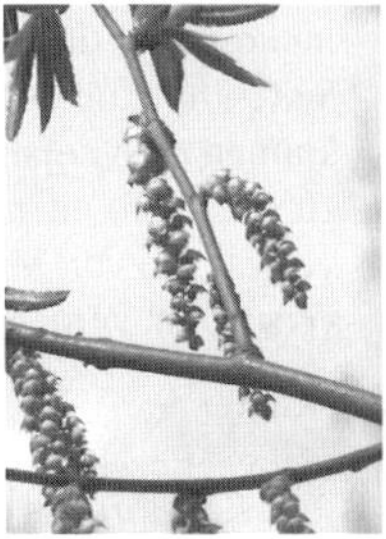
Weißbuche

Die Hainbuchenessenz ist bei Müdigkeit und Erschöpfung hilfreich. Ursache ist hier ein Überwiegen geistig ausgerichteter Tätigkeiten. Der körperliche Ausgleich kommt zu kurz. Oft erscheint der Alltag auch wenig interessant, weshalb man vor allem morgens nur schwer aufstehen kann. Ursachen können auch lange, vor dem Fernseher verbrachte Abende sein, ebenso Nächte, in denen man noch (geistig) gearbeitet hat. Wenn morgens der Wecker klingelt, stellt man ihn unter Umständen mehrmals weiter und es dauert eine Weile, bis man sich aufraffen kann, aufzustehen. Dann braucht man als Erstes einmal Kaffee.

Im Hornbeam-Zustand ist auffallend, dass Schwäche und Müdigkeit verschwinden, wenn man sich körperlich betätigt. Allerdings wird das eher gemieden, da geistige Bereiche bevorzugt werden. Auch wenn etwas Interessantes außer der

Reihe eintritt, ist die Müdigkeit auf einmal verschwunden. Beschwerden, die hier vorkommen, sind Schwächezustände, müde Augen, Schulkopfschmerzen oder Kopfschmerzen nach geistiger Anstrengung.

Stärken

Man kann auch einen längeren Zeitraum überwiegend geistig arbeiten ohne den körperlichen Ausgleich zu vergessen. Im Idealfall ist das der Student, der den ganzen Tag lernt, um eine Prüfung vorzubereiten, und trotzdem noch jeden Tag zum Sport geht. Auch während relativ monotoner Phasen versteht man Abwechslung in das Leben zu bringen.

Kinder

"Erschöpfter Geistesarbeiter", Müdigkeit, die sich nach sportlicher Betätigung oder Überraschungen bessert, Schwierigkeiten, morgens aufzustehen.

Veranlagung	Schatten	Hornbeam gibt
Einsatzfähigkeit	Einseitigkeit	Abwechslung

Akupunkturmeridian, Schiene	Tierkreiszeichen
(6) Herz	Zwillinge

Ähnliche Blüten

Olive, Elm

Unterscheidungen

Hornbeam benötigt, wer übermüdet ist, weil "der Kopf überanstrengt" ist.
Vervain benötigt, wer übermüdet ist, weil "das Herz überanstrengt" ist.

18 Impatiens, Springkraut

Schwächen: Ungeduld, leichte Reizbarkeit, starke innere Spannung	**Innere Blüte aus der Bach-Hauptgruppe:** Einsamkeit
Stärken: Geduld, Verständnis für andere, die langsamer sind	

Schwächen

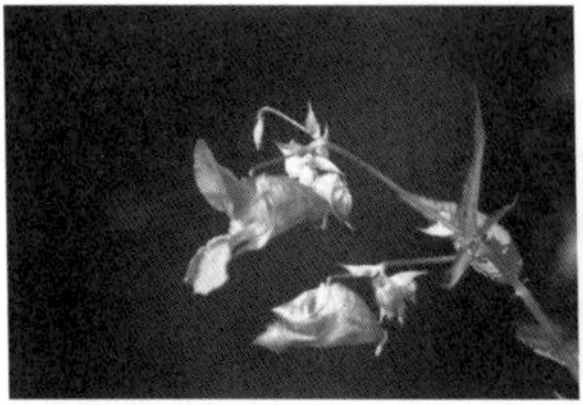
Springkraut

Die Betroffenen haben nicht genügend Geduld. Geht etwas nicht sofort und dann auch noch schnell, so werden sie unruhig und fangen an zu drängeln. Im Supermarkt in einer Schlange zu warten, ist eine Qual. Das kann so weit gehen, dass sie die Ware zurücklegen und woanders hingehen. Auch auf der Autobahn wollen sie die Schnellsten sein. Falls der Vordermann nicht sofort auf die rechte Spur wechselt, wird ausgiebig von der Lichthupe Gebrauch gemacht. Gegessen wird schnell, vielleicht sogar im Stehen oder im Gehen oder während man arbeitet. Fastfood-Liebhaber sind hier zu finden. Den Betroffenen ist es fast nicht möglich, mit anderen, langsameren Menschen zusammenzuarbeiten, da eben alles nicht schnell genug geht. Sie machen lieber alles gleich selbst.

Beschwerden sind vor allem akute, plötzlich auftretende und hitzige Erkrankungen und Krankheiten, die durch die Nervosität und Reizbarkeit hervorgerufen werden. Hyperaktivität ist eine typische Impatienskrankheit. Auch bei häufigen Un-fällen sollte man an die Essenz Springkraut denken, da die Schnelligkeit zu Unachtsamkeit führen kann. Es können außerdem verfrühte Ejakulationen auftreten.

Stärken

Man kann Dinge voranbringen und ist in allem schnell. Allerdings kann man erkennen, wann etwas einfach nicht schneller geht, und dann dem Möglichen anpassen. Die Betroffenen verfügen also über die Flexibilität, ihre Geschwindigkeit den Umständen anzupassen bzw., falls möglich, zu beschleunigen.

Kinder

Zappelphilipp, hyperaktive Kinder, macht Flüchtigkeitsfehler, Hektiker.

Veranlagung	Schatten	Impatiens gibt
Schnelligkeit	Ungeduld	Geduld

Akupunkturmeridian, Schiene	Tierkreiszeichen
(9) Leber, (12) Dickdarm	Widder, Wassermann

Ähnliche Blüten

Chestnut Bud, Scleranthus

Unterscheidungen

Impatiens benötigt, wer durch Langsamere genervt ist.
Beech benötigt, wer generell durch andere genervt ist.

19 Larch, Lärche

Schwächen: Mangel an Selbstvertrauen, Erwartung von Misserfolg, Mutlosigkeit	**Innere Blüte aus der Bach-Hauptgruppe:** Mutlosigkeit, Verzweiflung
Stärken: Selbstvertrauen, realistische Einschätzung der eigenen Fähigkeiten	

Schwächen

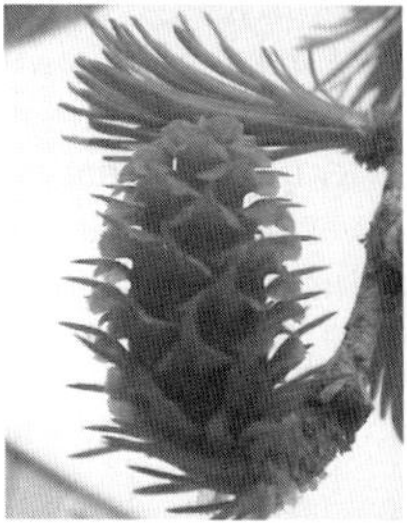
Lärche

Menschen, die Lärchenessenz benötigen, haben ein schlechtes Selbstwertgefühl. Dies führt dazu, dass sie sich gehemmt fühlen. Sie meinen nicht zu verdienen, dass es ihnen gut geht, dass sie ein gutes Gehalt bekommen, einen liebevollen Partner haben oder in einer schönen Wohnung leben. Oft nehmen sie Dinge erst gar nicht in Angriff, weil sie sich nichts zutrauen. Der Larch-Zustand kann sich auch versteckter äußern, wenn die Betroffenen sich zurückhaltend verhalten und ausgesprochen bescheiden wirken. Werden sie gelobt, wehren sie das Lob ab, statt sich darüber zu freuen. Kritik wird schlecht vertragen. Beschwerden betreffen häufiger den Rücken, vor allem, wenn die Haltung schlecht ist. Selbstwert drückt sich eben auch durch eine aufrechte

Haltung aus. Weiter sind Impotenz und sexuelle Versagensängste typisch.

Stärken

Man erkennt seinen Wert und kann auch für sich selbst einstehen. Dabei ist dieser gesunde Selbstwert gepaart mit natürlicher Bescheidenheit. Wie immer, ist Gesundheit auch dadurch gekennzeichnet, dass man über eine gewisse Flexibilität und Situationsbezogenheit verfügt. Man kann hier also je nach Lage der Dinge entscheiden, ob man eher zurückhaltend und bescheiden ist oder ob es notwendig ist sich (für sich selbst) einzusetzen. Die Bescheidenheit entspringt auch einem Bewusstsein dafür, was man wert ist - es ist keine Bescheidenheit, die dem Gefühl der Wertlosigkeit entspringt.

Kinder

Versager aus Angst vor Blamage, Kinder melden sich in der Schule nicht, obwohl sie etwas wissen.

Veranlagung	**Schatten**	**Larch gibt**
Bescheidenheit	Selbstverleugnung	Selbstwert

Akupunkturmeridian, Schiene

keine Zuordnung

Tierkreiszeichen

Steinbock, Fisch

Ähnliche Blüten

Mimulus, Gentian, Centaury

Unterscheidungen

Larch benötigt, wer aus Bescheidenheit zu zurückhaltend ist.
Mimulus benötigt, wer aus Ängstlichkeit zu zurückhaltend ist.
Water Violet benötigt, wer aus Überheblichkeit zu zurückhaltend ist.

20 Mimulus, Gefleckte Gauklerblume

Schwächen: Furcht oder Angst vor bestimmten Dingen (Krankheit, Armut, Unglück, Menschenansammlungen usw.), Nervosität, Schüchternheit	**Innere Blüte aus der Bach-Hauptgruppe:**
Stärken: Vertrauen, Mut	Angst

Schwächen

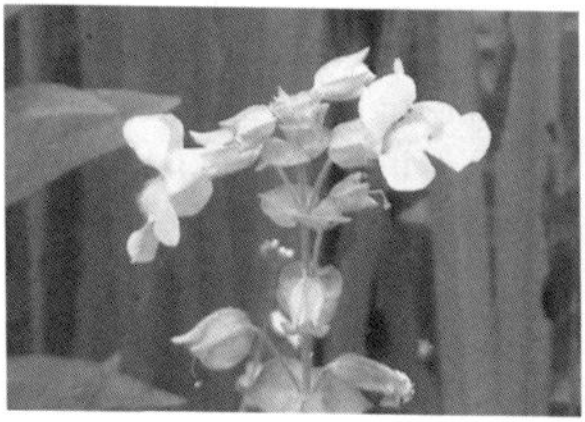

Gefleckte Gauklerblume

Die gefleckte Gauklerblume hilft Menschen, die ihre Feinfühligkeit vor allem negativ erleben. Sie sind schüchtern, ängstlich und empfindlich. Bei Licht können sie nicht schlafen, beim leisesten Geräusch wachen sie gleich auf, ist etwas Wolle in einem Kleidungsstück, juckt die Haut, (Meer-)Salz auf der Haut brennt und so geht es in einem fort. Deshalb haben sie auch vor allen möglichen Dingen Angst, vor allem vor konkreten Dingen, da sie wissen, wie schnell ihr Wohlbefinden beeinträchtigt ist.

Auch vor Krankheiten besteht Angst. Wenn etwas weh tut, denken sie sofort an Krebs. Entzündet sich der Finger ein wenig, haben sie gleich Angst vor Blutvergiftung. Hier findet man auch Menschen, die von einem Heilpraktiker oder Arzt zum nächsten gehen, weil sie immer Angst haben, hinter der (vergleichsweise harmlosen) Beschwerde könnte sich eine schwere Krankheit verbergen.

Da Mimulus über die Schienen einen Bezug zum Nierenmeridian hat, ist es auch bei allen Problemen mit den Knochen hilfreich, bei Halsschmerzen, Ohr- und Nierenproblemen.

Stärken

Trotz der ausgeprägten Feinfühligkeit kann man sich abgrenzen und Situationen ausweichen, die zu Verletzungen führen. Mit der Angst, die an sich ja zeigt, wo Gefahr droht, wird positiv umgegangen. Das bedeutet, man lässt sich nicht von ihr dominieren, sondern wertet sie als Hinweis. Feinfühligkeit paart sich mit dem Mut etwas zu unternehmen. Dadurch sinkt dann auch die Empfindlichkeit, die nicht zuletzt darauf beruht, dass eine verletzliche Person zu vielen (seelischen) Verletzungen ausgesetzt war. Sind viele Wunden vorhanden, schmerzt jede leichte Berührung des wunden Gewebes. Sind die Wunden aber verheilt, so kann man das Gewebe berühren, ohne dass es wehtut.

Kinder

Angsthase, fürchtet sich vor allem (Dunkelheit, Gewitter, Monster unterm Bett, Wasser, anderen Kindern etc.), Empfindlichkeit z. B. gegenüber Geräuschen, Schüchternheit, Menschenscheu, Hemmungen, Stottern, Erröten, nervöse Ticks.

Veranlagung	Schatten	Mimulus gibt
Feinfühligkeit	Ängstlichkeit	Mut

Akupunkturmeridian, Schiene	Tierkreiszeichen
(11) Niere	Krebs, Jungfrau, Steinbock, Fisch

- **Ähnliche Blüten**

  Aspen, Rock Rose, Larch

- **Unterscheidungen**

  Mimulus benötigt, wer generell empfindlich reagiert.
  Rock Rose benötigt, wer empfindlich auf plötzliche, belastende Situationen reagiert.

21 Mustard, Wilder Senf

Schwächen: periodische tiefe Niedergeschlagenheit, Melancholie, Depression ohne erkennbare Ursache

Stärken: Lebensfreude und Frohsinn auch an dunklen Tagen

Innere Blüte aus der Bach-Hauptgruppe:

Interesselosigkeit

Schwächen

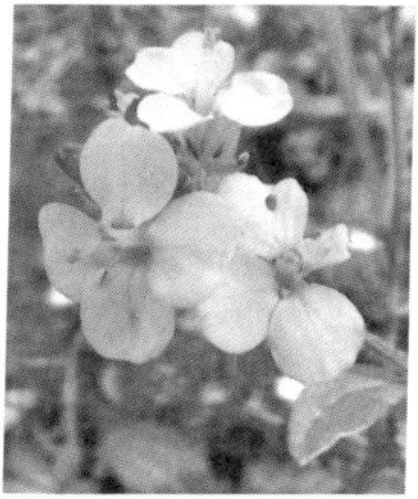

Wilder Senf

Mustard ist bei Depressionen angezeigt, für die es keine Ursache zu geben scheint. Es kann auch sein, dass die Betroffenen nicht depressiv, aber doch traurig, in sich gekehrt und zu ernst erscheinen. Spaß und Freude scheint es in ihrem Leben nicht zu geben. Sie ziehen sich in dieser düsteren Stimmung von der Welt zurück, nichts interessiert sie mehr wirklich. Das Innere kann fast abgestorben wirken.

Das Leben erscheint nicht mehr lebenswert. In dieser Verfassung kann man den Betroffenen auch nicht klarmachen, dass ihre Situation objektiv gesehen vielleicht sogar beneidenswert ist. Möglicherweise treten diese düsteren, depressiven Zustände auch nur phasenweise auf. Für die Betroffenen ist oft völlig unklar, worin der Auslöser liegt. Der wilde Senf kann auch bei endogenen Depressionen angewendet werden. Er ist auch bei Nierenproblemen hilfreich.

Stärken

Hier sind Menschen zu finden, die einerseits zuverlässig und ernst, andererseits aber auch heiter sind. Es gibt auch Tage, an denen die Stimmung ernster ist. Man gleitet jedoch nicht in die Depression ab, sondern erlebt diese Tage als natürliche Schwankungen. Die Freude am Leben ist eher still und innerlich als dass sie stark nach außen ausgedrückt würde.

Kinder

Depression ohne Ursache, auffallend ernste Kinder mit plötzlichen Anfällen von tiefer Melancholie, wenn keine Aggressionen gezeigt werden.

Veranlagung	Schatten	Mustard gibt
Ernst	Depression	Freude

Akupunkturmeridian, Schiene	Tierkreiszeichen
(11) Niere, (12) Dickdarm	Krebs, Skorpion, Steinbock

Ähnliche Blüten

Gentian, Gorse, Sweet Chestnut, Wild Rose

Unterscheidungen

Mustard benötigt, wer zu ernst ist.
Water Violet benötigt, wer zu hochmütig ist.

22 Oak, Eiche

Schwächen: Verzweiflung, Erschöpfung und Niedergeschlagenheit, gibt aber nicht auf, kämpft sich durch

Stärken: Ausdauer, Belastbarkeit verbunden mit Leichtigkeit und Flexibilität

Innere Blüte aus der Bach-Hauptgruppe: Mutlosigkeit, Verzweiflung

Schwächen

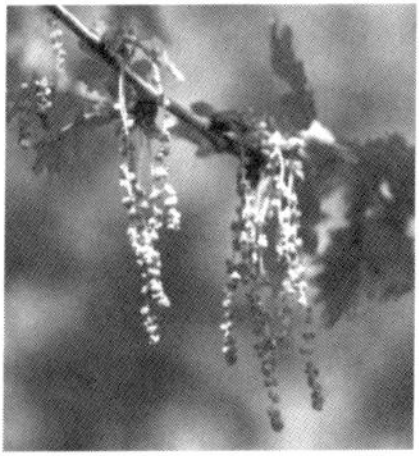
Eiche

Oak ist angezeigt bei übertriebenem Pflichtbewusstsein. Die Betroffenen übernehmen sehr viele Verpflichtungen, würden aber nie eingestehen, dass es eigentlich zu viel ist und auch gar keine Freude bereitet. Eiche ist eine wichtige Essenz bei Arbeitssucht und Stress. Typisch ist, dass die Betroffenen auf ihre Umwelt gar nicht so gestresst wirken. Im Gegenteil: Sie tragen die Last mit bewundernswertem Standvermögen und geben niemals auf, auch dann nicht, wenn sie selbst dabei zu Schaden kommen. Der Ehrgeiz kann immens sein. Typisch ist, dass man früh aufsteht, die Pflicht ruft ja; oder aber man arbeitet bis tief in die Nacht. Am Sonntag steht man dann vielleicht nicht um 5 Uhr auf wie unter der Woche, sondern erst um 7 Uhr. Natürlich wird man wenigstens einige Stunden arbeiten. Es fällt auch auf, dass Leichtigkeit, Flexibilität und Spaß oft fehlen. Eher gleicht der Mensch einem Lasttier, das unermüdlich arbeitet. Beschwerden treten bei Oak infolge Überarbeitung auf. Auch bei Leberbeschwerden kann Oak helfen.

Stärken

Die Gabe, auch in schwierigen Zeiten durchzuhalten und Verantwortung zu übernehmen, kann positiv eingesetzt werden. In solchen Phasen kann man seine übrigen Bedürfnisse zurückstellen. Allerdings weiß man, dass man dann wieder Erholung braucht und gönnt sich z. B. längeren Urlaub. Oder aber man richtet es bewusst so ein, dass man sich auch in Phasen, in denen man viel arbeiten muss, kleine Freiräume und Erholungsmöglichkeiten schafft. Aufgaben, die überfordern, werden nicht angenommen. Man verfügt über genügend Flexibilität um zu erkennen, wann man spontan eine Pause einlegen sollte. Auf oakbetonte Menschen kann man sich hundertprozentig verlassen.

Kinder

Pflichtbewusstsein, wenn sie sich übernommen haben oder alles als Last empfinden.

Veranlagung	**Schatten**	**Oak gibt**
Durchhaltevermögen	Verbissenheit	Leichtigkeit

Akupunkturmeridian, Schiene	**Tierkreiszeichen**
(9) Leber	Steinbock

Ähnliche Blüten

Rock Water

Unterscheidungen

Oak benötigt, wer aus Pflichtgefühl überarbeitet ist.
Vervain benötigt, wer aus Begeisterung überarbeitet ist.

23 Olive, Olive

Schwächen: totale Erschöpfung, extreme Müdigkeit, chronisches Leiden

Stärken: Regeneration, neue Energie für Körper und Geist, Kraft

Innere Blüte aus der Bach-Hauptgruppe: Interesselosigkeit

Schwächen

Menschen, die Olive benötigen, befinden sich meist in einer Situation, die viel Energie und Kraft kostet. Oder aber sie haben schwierige und vor allem anstrengende Zeiten hinter sich. Auch nach schweren Krankheiten, von denen man sich nur langsam wieder erholt, kann Olive hilfreich sein.

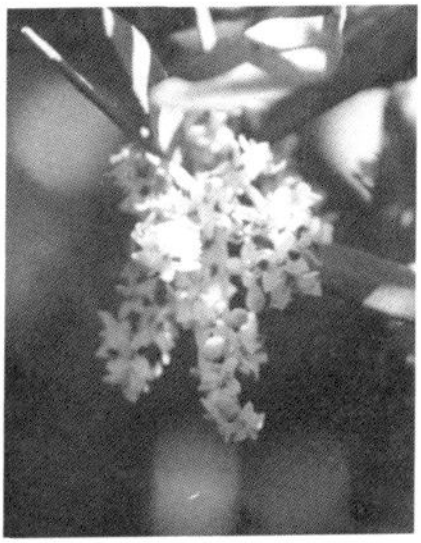

Olive

Hintergrund des Olive-Zustands ist, dass man nicht erkennen kann, wann man Pausen braucht oder dem Ruhebedürfnis nachgeben sollte. Hierbei ist zu beachten, dass jeder Mensch anders bzw. unterschiedlich belastbar ist.

Hilfreich ist Olive, wenn die Betroffenen nur noch schlafen wollen. Sogar jede Bewegung kann zu viel sein. In schwächerer Ausprägung findet man hier Menschen, die sehr oft müde und erschöpft sind und sich so durch den Tag schleppen. Möglicherweise hat man morgens noch Energie, wird dann aber im Laufe des Tages immer müder. Abends fällt man erschöpft ins Bett.

Stärken

Im Positiven findet man hier Menschen, die die Belastungen an ihr persönliches individuelles Energieniveau angleichen können. Statt also die Nacht durchzufeiern, weil alle anderen das auch tun, unterlässt man das, wenn man weiß, dass es einem nicht gut tut. Die Betroffenen haben ein Gefühl dafür, wann sie Ruhepausen brauchen, und legen diese auch ein.

Kinder

Der "Ausgelaugte", nach langer Krankheit, morgendliche Munterkeit nimmt im Verlauf des Tages ab, keine Lust zum Spielen (aus Müdigkeit).

Veranlagung	Schatten	Olive gibt
Leistungsfähigkeit	Überforderung	Kraft

Akupunkturmeridian, Schiene	Tierkreiszeichen
(9) Leber	Steinbock

Ähnliche Blüten

Wild Rose

Unterscheidungen

Olive benötigt, wer erschöpft ist.
Wild Rose benötigt, wer apathisch ist.

24 Pine, Schottische Kiefer

Schwächen: Selbstvorwürfe, Schuldgefühle, man gibt sich an allem die Schuld, Mutlosigkeit

Stärken: Erkennen und Annehmen eigener Grenzen, Schwächen und Fehler, Selbstvergebung

Innere Blüte aus der Bach-Hauptgruppe:

Mutlosigkeit, Verzweiflung

Schwächen

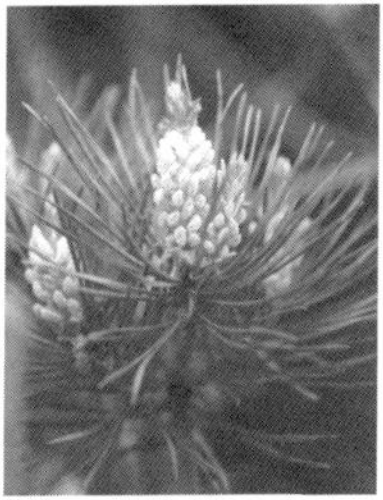
Schottische Kiefer

Pine ist bei Schuldgefühlen angezeigt. Man hat hohe, überzogene Ansprüche an sich selbst und tadelt sich, wenn man diese nicht erfüllt. Auch religiöse Konzepte können hier eine Rolle spielen.

Möglicherweise ist den Betroffenen gar nicht so ganz bewusst, wie viele Dinge sie sich versagen. Vor allem im Bereich der Sexualiät kann der Pine-Zustand häufiger auftreten. Lust und Freude sind mehr oder weniger verboten.

Typisch ist, dass man sehr schnell die Schuld bei sich selbst sucht, wenn etwas schief läuft. Vielleicht fühlt man sich sogar schuldig, wenn ein anderer etwas falsch gemacht hat, auch wenn man vom Verstand her weiß, dass man gar nichts damit zu tun hatte. Skrupel treten sehr oft auf, weshalb man viele Dinge unterlässt.

Die Schuldgefühle können auch Krankheiten aufrechterhalten. Typischerweise wird man krank oder es geht einem schlecht, wenn man einen schönen Tag hatte, in Urlaub ist oder etwas Schönes gegessen hat. Auch wenn man bei einer Diät "sündigt" und dann sofort Schuldgefühle hat, statt sich die Ausnahme zu gönnen, sollte man an die Schottische Kiefer denken.

Stärken

Die Betroffenen haben zwar einen hohen Anspruch an sich selbst und eine ganz natürliche Moral, lassen sich jedoch nicht von Schuldgefühlen plagen, wenn sie einmal gegen ihre eigenen Maßstäbe handeln. Vor allem lassen sie sich nicht von den gängigen sozialen oder religiösen Moralvorstellungen den Spaß und die Freude vergällen. Sie genießen das Leben und können sich darüber freuen.

Kinder

Der "Sündenbock", Kinder, die glauben, dass sie sich die Liebe der Eltern verdienen müssen und die daher keine Kritik vertragen, Duckmäuser.

Veranlagung	Schatten	Pine gibt
Unbestechlichkeit	Schuldgefühle	Selbstvergebung

Akupunkturmeridian, Schiene	Tierkreiszeichen
(1) Blase	Skorpion, Steinbock

- **Ähnliche Blüten**

  Rock Water, Crab Apple

- **Unterscheidungen**

  Pine benötigt, wer sich oft schuldig fühlt, und deshalb Dinge unterlässt.
  Larch benötigt, wer sich oft wertlos fühlt, und deshalb Dinge unterlässt.

25 Red Chestnut, Rote Kastanie

Schwächen: Übertriebene Sorge und Angst um andere	**Innere Blüte aus der Bach-Hauptgruppe:** Angst
Stärken: Vertrauen in die Eigenverantwortlichkeit anderer, Abgrenzungsfähigkeit	

Schwächen

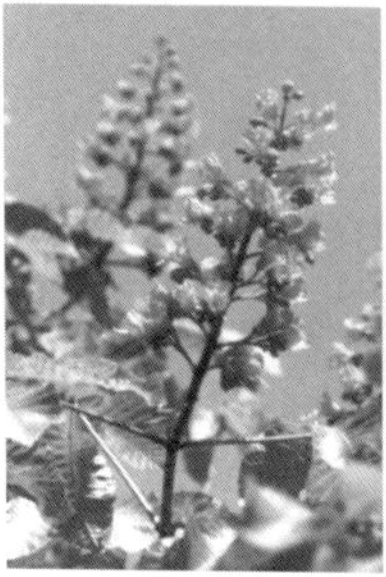
Rote Kastanie

Die rote Kastanie ist angezeigt bei übermäßiger Sorge um andere Menschen. Man meint immer gleich, dem anderen sei etwas passiert, wenn dieser einmal nicht ganz pünktlich ist. Die Betroffenen leiden sehr mit anderen mit und können sich hier nicht abgrenzen. Red Chestnut ist auch eine Essenz für symbiotische Beziehungen, in denen einer vom anderen auf ungute Weise abhängig ist; man steckt seine eigenen Bedürfnisse übermäßig zurück und lebt sein Leben durch den anderen. Menschen, die diese Essenz benötigen, können in ihrer übertriebenen Sorge um andere regelrecht lästig werden.

Hier ist die Mutter, die dem Kind zu viele Brote für die Klassenfahrt einpackt, fünfmal fragt, ob es auch genug gegessen hat und keine Ruhe findet, bis das Kind wieder unversehrt zurückgekommen ist. Red Chestnut kann auch bei Rauchsucht angewendet werden, da hier sowohl ein Bezug zur Sucht als auch zum Lungenmeridian besteht.

Stärken

Man kann mit anderen mitfühlen und sich gut in diese hineinversetzen. Allerdings leidet man nicht darunter. Weiter lassen sich diese Menschen auch bei Notfällen nicht in die Situation hineinziehen und können gerade deshalb am besten helfen. Sie sind gute Berater, weil sie die Lage des anderen Menschen gut erfassen. Zugleich wissen sie, wann es besser ist, sich aus den Schwierigkeiten anderer herauszuhalten und (vor allem) innerlich auf Abstand zu gehen.

Kinder

Halten kurze Trennung von der Mutter nicht aus, machen sich um andere (Bezugspersonen, Freunde, Haustiere) Sorgen, hängen an "Mutters Rockzipfel".

Veranlagung	Schatten	Red Chestnut gibt
Mitgefühl	Mitleiden	Abgrenzung

Akupunkturmeridian, Schiene	Tierkreiszeichen
(10) Lunge	Stier, Krebs, Skorpion

Ähnliche Blüten

Chicory, Walnut

Unterscheidungen

Red Chestnut benötigt, wer sich zu viel um andere sorgt.
Chicory benötigt, wer zu viel für andere sorgt.

26 Rock Rose, Gelbes Sonnenröschen

Schwächen: akute Angst, Panik, starke Furcht, Todesangst	**Innere Blüte aus der Bach-Hauptgruppe:** Angst
Stärken: Gottvertrauen, Gelassenheit, Reaktionsfähigkeit	

Schwächen

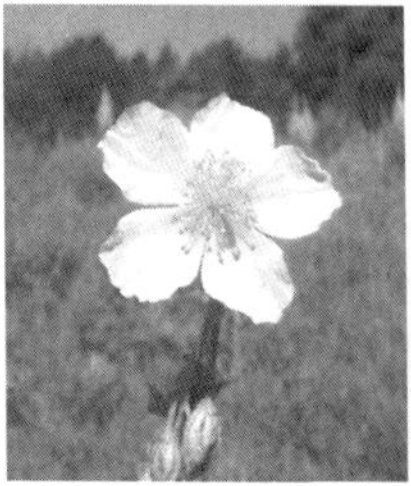
Gelbes Sonnenröschen

Das Thema des gelben Sonnenröschens ist das schwache Nervenkostüm. Man verkraftet plötzlich auftretende schwierige Situationen nur schlecht. Die große Beeindruckbarkeit führt dazu, dass man sich dann regelrecht überrollt fühlt und den Kopf verliert oder glaubt ihn zu verlieren. Man hat der Angst nichts mehr entgegenzusetzen und fühlt sich völlig ausgeliefert. Deshalb kann man auch nicht handeln. Ein Beispiel für eine derartige Reaktion ist ein Mensch, der im Schock neben einem Verletzten steht und nichts unternehmen kann, während dieser verblutet.

Beschwerden sind neben panischen Ängsten auch Panikattacken und Schock. Weiter kann Rock Rose helfen, wenn öfter Albträume auftreten. Auch Ängste in bestimmten Situationen, die rasch in Panik abkippen, kommen vor, also

Platzangst, die sich so steigert, dass man kopflos davonrennt. Symptome durch Schreck oder auch ausgesprochene Schreckhaftigkeit sind hier ebenfalls zu finden.

Stärken

Man kann auch schwierige Situationen verarbeiten und behält klaren Kopf. Angst und eventuelle Gefahr werden wahrgenommen, trotz der Angst kann man geistesgegenwärtig handeln. Man ist also geistig anwesend, spürt, was erforderlich ist, und reagiert, statt sich überrollen zu lassen. Die Sicherheit, was zu tun ist, kommt von innen.

Kinder

Albträume, Panikattacken bei tatsächlicher oder vermeintlicher existenzieller Bedrohung, Kind wird von der Angst beherrscht. Mögliche Reaktionen: das Kind hockt in einer Ecke und hält sich Augen und Ohren zu, klammert sich hysterisch an die Eltern. Es befindet sich in einem Schockzustand, auch bei Geburtstrauma.

Veranlagung	Schatten	Rock Rose gibt
Beeindruckbarkeit	Panik	Reaktionsfähigkeit

Akupunkturmeridian, Schiene	Tierkreiszeichen
(8) Dreifacher Erwärmer	Fisch

Ähnliche Blüten

Mimulus, Aspen, Notfalltropfen

Unterscheidungen

Rock Rose benötigt, wer akut traumatisiert ist.
Star of Bethlehem benötigt, wer chronisch traumatisiert ist.

27 Rock Water, Quellwasser

Schwächen: geistige Starrheit, Selbstverleugnung, hohe Idealvorstellungen, Perfektionismus	**Innere Blüte aus der Bach-Hauptgruppe:**
Stärken: Offenheit und Verständnis für neue Ideen und andere Meinungen, Toleranz sich selbst gegenüber, Flexibilität	Sorge um das Wohl anderer

Schwächen

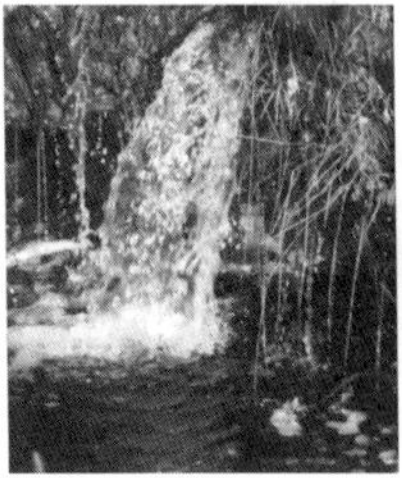
Quellwasser

Die Fähigkeit zur Disziplin artet in Askese aus. Die Betroffenen gönnen sich nur wenig. Oft werden strenge Pläne eingehalten, etwa Diäten oder Trainingspläne bei Sportlern. Entscheidend ist, dass die Lebensfreude verloren gegangen ist und es kaum noch Freiräume gibt. Viele Bedürfnisse werden unterdrückt oder blockiert. Auch kann es sein, dass man einem bestimmten Tagesablauf folgt und es schwer fällt sich einmal umzustellen. Vorlieben werden relativ starr eingehalten, man muss also unbedingt abends um 18 Uhr warm essen oder man isst nur einen bestimmten Apfelkuchen von einem bestimmten Konditor. Auch Ansichten können auch eine gewisse Ausschließlichkeit haben. Entscheidend für das Wasser aus heilkräftigen Quellen ist, dass diese Strenge oder auch Askese vor allem sich selbst abverlangt wird, nicht von anderen. Sexualität wird entweder gemieden oder ist eingeschränkt, weil auch hier das Spektrum begrenzt ist. Neues auszuprobieren oder sich spielerisch auf den anderen einzustellen, ist kaum möglich. Krankheiten, die Rock Water anzeigen, sind u.a. Essstörungen, Menstruations- und Gallenblasenbeschwerden.

Stärken

Hier findet man Menschen, die diszipliniert selbst über einen langen Zeitraum eine bestimmte Sache verfolgen können. Allerdings können sie auch die Annehmlichkeiten des Lebens genießen. Sie legen also genügend Flexibilität an den Tag, um sich jeweils den täglichen Gegebenheiten anzupassen, ohne ihr Ziel aus den Augen zu verlieren. Wenn sie einmal einen Tag lang eine erforderliche Diät nicht einhalten, so können sie am nächsten Tag doch wieder damit anfangen.

Kinder

"Kleiner Asket", versagt sich viel.

Veranlagung	**Schatten**	**Rock Water gibt**
Disziplin	Askese	Flexibilität

Akupunkturmeridian, Schiene	**Tierkreiszeichen**
(3) Gallenblase	Jungfrau, Skorpion, Steinbock

Ähnliche Blüten

Pine, Crab Apple, Beech, Oak

Unterscheidungen

Rock Water benötigt, wer sich selbst unterdrückt.
Vine benötigt, wer andere unterdrückt.

28 Scleranthus, Einjähriger Knäuel

Schwächen: unentschlossen, sprunghaft, unsicher, zögernd, unausgeglichen	**Innere Blüte aus der Bach-Hauptgruppe:** Unsicherheit
Stärken: inneres Gleichgewicht, Entscheidungsfähigkeit	

Schwächen

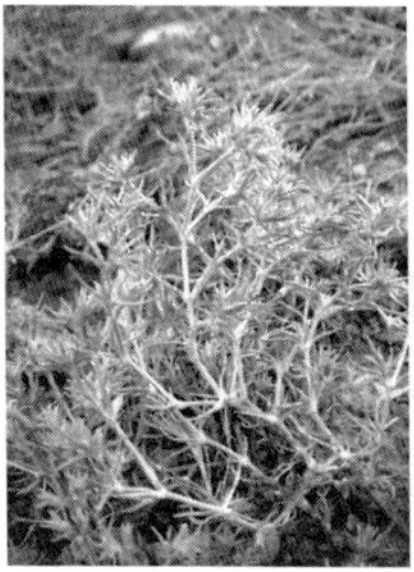
Einjähriger Knäuel

Durch die für den einjährigen Knäuel typische Vielseitigkeit kann es zu Entscheidungsproblemen kommen. Hier ist bezeichnend, dass sich die Betroffenen nicht zwischen zwei Dingen entscheiden können. Man kommt zu spät zur Arbeit, weil man zu lange gebraucht hat um zu entscheiden, welche Hose man anziehen will. Möglicherweise hatte man die blaue schon an, stand im Aufzug und ist dann wieder zurückgegangen, um doch die schwarze anzuziehen. Insgesamt verplempert man sehr viel Zeit mit dieser Unentschlossenheit, die zu Unruhe, Unausgeglichenheit und Zerrissenheit sowie Stimmungsschwankungen führt. Auch wirkt man auf seine Umwelt eher unzuverlässig, da man seine Entscheidungen ständig revidiert.

Immer wenn paarige Organe nicht gleich gut oder doch ähnlich gut arbeiten, sollte man Scleranthus in Betracht ziehen. Auch unterdrückte Linkshändigkeit, Gleichgewichtsstörungen, Jetlag oder Beschwerden, die kommen und gehen, sind hier zu finden. Schmerzen, die im Körper umherwan-dern, erfordern ebenfalls oft Scleranthus.

Stärken

Durch die Vielseitigkeit sieht man beim Treffen einer Entscheidung immer beide Seiten, kann hier also Vor- und Nachteile abwägen. Letztlich weiß man allerdings, dass etwas nie nur Vor- oder nur Nachteile bringt. Jede Entscheidung kann irgendwann oder auch in bestimmten Situationen nicht mehr stimmen und man kann diese dann ändern und eine neue Entscheidung treffen. Auch trifft man häufiger spontane Entscheidungen, da man fühlt, dass man richtig handelt.

Kinder

Entscheidungsschwierigkeiten bei Alltagsdingen, Schulprobleme durch Schusseligkeit, Unzuverlässigkeit, Unkonzentriertheit.

Veranlagung	Schatten	Scleranthus gibt
Vielseitigkeit	Zerrissenheit	Entschiedenheit

Akupunkturmeridian, Schiene	Tierkreiszeichen
(3) Gallenblase	Zwillinge, Krebs, Waage, Wasserm.

Ähnliche Blüten

Cerato, Wild Oat, Walnut

Unterscheidungen

Scleranthus benötigt, wer zwischen zwei Dingen hin- und hergerissen ist. **Walnut** benötigt, wer sich entschieden hat, dann aber unsicher wird.

29 Star of Bethlehem, Milchstern

Schwächen: Nachwirkungen von körperlichem und seelischem Schock (kann auch länger zurückliegen), der Handlungen blockiert	**Äußere Blüte aus der Bach-Hauptgruppe:**
Stärken: Verarbeitung von Schockerlebnissen, Abgrenzung gegen Traumatisches	Mutlosigkeit, Verzweiflung

Schwächen

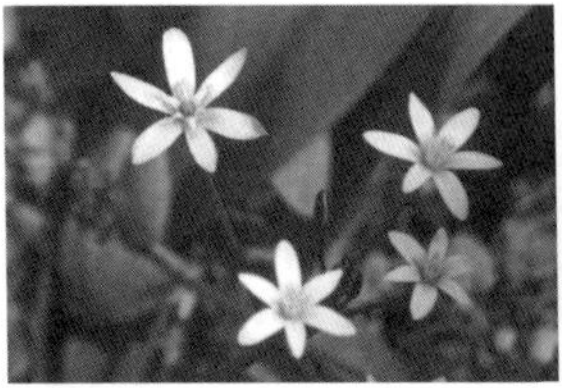

Milchstern

Menschen, die den doldigen Milchstern benötigen, sind verletzlich und offen und nehmen sich alles gleich zu Herzen. Sie können einmal erlittene Verletzungen nur schwer verarbeiten, sei es auf der körperlichen oder seelischen Ebene. Sie hängen vergangenen Erlebnissen lange nach, jedoch ohne bitter zu werden, sondern mit Traurigkeit. Die Betroffenen fühlen sich sehr schnell verletzt, wenn jemand etwa ein harsches Wort sagt, was vielleicht gar nicht so gemeint war. Es kann in der Lebensgeschichte einen Kummer geben, der nie verarbeitet werden konnte. Auch Todesfälle oder Trennungen können für Beschwerden auslösend sein. Liebeskummer, der nur schwer verwunden wird, ist ebenfalls Thema dieser Bach-Blütenessenz. Beschwerden können durch Verletzungen oder Operationen bedingt sein. Außerdem heilen Wunden schlecht. Auch wenn eine Frau seit dem Einlegen einer Spirale Probleme hat, sollte man an Star of Bethlehem denken. Daneben bei Beschwerden nach einem kummervollen, enttäuschenden Ereignis. Star of Bethlehem gehört zu den Essenzen, die über einen eigenen Namen charakterisiert werden, **"Seelentröster"**.

Stärken

Diese Menschen können auch Belastendes und Kummervolles verarbeiten. Sie lassen ihre Tränen, ihre schmerzvolle Wut, Verzweiflung und vor allem ihre Trauer zu und damit auch los. Hierbei können sie auch Trost und Hilfe annehmen. Nach einer angemessenen Zeit lässt der Schmerz nach. Verletzungen heilen, und man kann sich wieder dem Leben zuwenden.

Kinder

Der "Trauernde", in traumatischen Situationen oder bei deren Nachwirkungen, typische Symptome sind Rückzug, Appetitlosigkeit; wollen nicht spielen, nicht essen, nicht schlafen.

Veranlagung	Schatten	Star of B. gibt
Weichheit	Verletzlichkeit	Abgrenzung

Akupunkturmeridiane	Tierkreiszeichen
(1) Blase, (6) Herz, (8) Dreifacher Erwämer	Krebs, Fisch

Ähnliche Blüten

Rock Rose

Unterscheidungen

Star of Bethlehem benötigt, wer trauert.
Willow benötigt, wer grollt.

30 Sweet Chestnut, Edelkastanie

Schwächen: überwältigender innerer Schmerz, Verzweiflung, Ausweglosigkeit	**Innere Blüte aus der Bach-Hauptgruppe:** Mutlosigkeit, Verzweiflung
Stärken: neuer Mut für entscheidende Entwicklungsschritte, Erlösung finden	

Schwächen

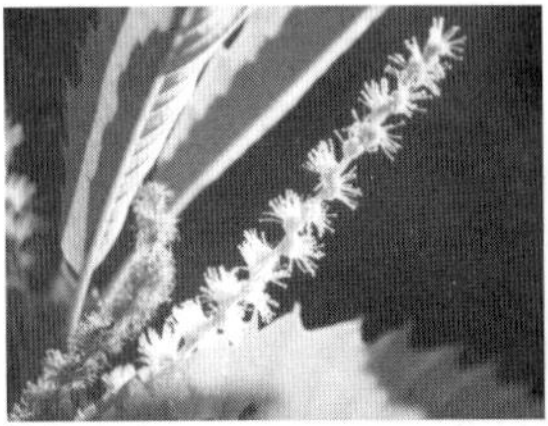
Edelkastanie

Die Edelkastanienessenz ist angezeigt, wenn man in einer völlig untragbaren Situation ausharrt oder ausharren muss und hierüber in Verzweiflung gerät. Man meint, es gehe nicht mehr weiter. Typischerweise macht man aber einen gefassten Eindruck nach außen. Möglicherweise bekommt die Umwelt gar nicht mit, wie ausweglos man seine Lage empfindet. Es geht auch nicht darum, ob die Situation tatsächlich objektiv so ausweglos ist. Entscheidend ist, wie sie von den Betroffenen wahrgenommen wird. Hier findet man etwa die Frau, die in einer entsetzlichen Ehe ausharrt, das Kind, das missbraucht und geschlagen wird, oder Menschen, die gefoltert wurden und mit dem Trauma nicht fertig werden. Allen gemeinsam ist, dass man die Schrecken nicht ohne weiteres bemerkt, sie haben "stummen Kummer". Allerdings denken die Betroffenen nicht an Selbstmord, trotz ihrer tiefen Verzweiflung. Beschwerden, die von Sweet Chestnut positiv beeinflusst werden können, sind u.a. Depressionen und Dünndarmerkrankungen.

Stärken

Man kann auch schwierige Situationen durchstehen, ohne zu zerbrechen oder die Hoffnung zu verlieren. Das kommt nicht zuletzt daher, dass man erkennen kann, wann es nötig ist, derartige Situationen zu verlassen, weil man sie nicht mehr verkraften kann. Die Stärke dieser Menschen besteht darin, dass sie Herausforderungen nicht scheuen, aber doch genügend Elastizität haben, um zu wissen, wann man (etwas) aufgibt. Daneben gibt die Essenz auch Hoffnung und Linderung in schwierigen Situationen, die man nicht verlassen kann.

Kinder

Akute Phase tiefster Verzweiflung (z. B. nach Tod des Haustiers), bei Misshandlung und Vernachlässigung. Hier schwer zu erkennen, da sie nach außen gefasst wirken.

Veranlagung	**Schatten**	**Sweet Chestnut gibt**
Standvermögen	Verzweiflung	Erlösung

Akupunkturmeridian, Schiene	**Tierkreiszeichen**
(7) Dünndarm	Schütze

Ähnliche Blüten

Agrimony, Gorse

Unterscheidungen

Sweet Chestnut benötigt, wer trotz Verzweiflung weitermacht.
Oak benötigt, wer trotz Überlastung weitermacht.

31 Vervain, Eisenkraut

Schwächen: Überanstrengung, Stress, innere Spannung, Überschwänglichkeit, Fanatismus, festgefahrene Prinzipien, überbegeistert und überdreht	**Innere Blüte aus der Bach-Hauptgruppe:** Sorge um das Wohl anderer
Stärken: Toleranz, Integration anderer Argumente und Meinungen, Loslassen des eigenen Fanatismus	

Schwächen

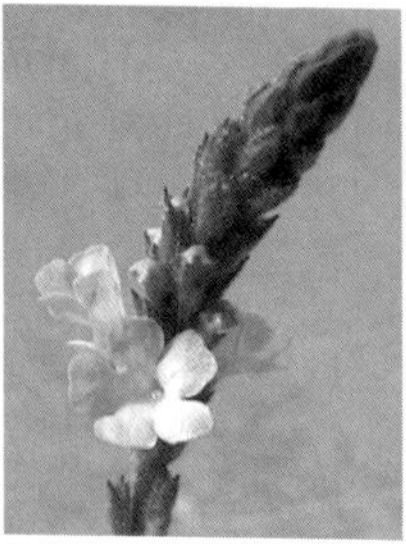
Eisenkraut

Eisenkraut ist hilfreich, wenn Begeisterungsfähigkeit in Fanatismus umschlägt. Man ist mit Begeisterung bei einer Sache, alles andere wird uninteressant. Typisch ist hier, dass die ganze Umwelt davon überzeugt werden muss, wie toll genau das ist, was einen jetzt interessiert. Die Begeisterung und der Drang, zu missionieren, kann dazu führen, dass die Betroffenen völlig überdreht sind.

Hier findet man den Vertreter, der - überzeugt und begeistert von seinen Produkten - andere beschwatzt und seine Artikel aufdrängt. Wenn vervainbetonte Menschen verliebt sind, so dreht sich alles um den Geliebten. Alle müssen wissen, wie toll er ist, sie rufen ihn zwanzigmal am Tag an. Auch

Selbständige, die mit Freude all ihre Energie in ihr Geschäft oder in ihre Firma investieren, benötigen vielleicht Vervain. Allerdings kann diese stark nach außen gerichtete Begeisterung, vor allem, wenn sie enttäuscht wird, zu gesundheitlichen Problemen führen. Beschwerden, für die die Eisenkrautessenz hilfreich ist, sind neben Manie, Hysterie und Schlafstörungen aus Überdrehtheit auch Herzprobleme, Selbstmordgedanken aus Liebeskummer, übermäßige Anspannung (z. B. Kopfschmerzen) und Hyperaktivität.

Vervain wird auch die **"Herzensblüte"** genannt.

Stärken

Hier finden sich Menschen, die sich voll für etwas einsetzen können und voller Idealismus und erfrischender Begeisterung mit Schwung eine Sache angehen. Sie können andere mitreißen. Daneben haben sie die Gabe nicht locker zu lassen, wenn sie etwas als richtig erkannt haben. Allerdings sind sie in der Lage die Grenzen zu wahren, und erkennen, dass nicht jeder "gerettet" werden will.

Kinder

"Kleine Fanatiker", versuchen andere für ihre Sache zu begeistern, Kinder mit einem für Erwachsene schwer erträglichen Tatendrang (hyperaktive Kinder), wollen abends nicht ins Bett.

Veranlagung	**Schatten**	**Vervain gibt**
Idealismus	Fanatismus	Toleranz

Akupunkturmeridian, Schiene	**Tierkreiszeichen**
(6) Herz, (7) Dünndarm	Löwe, Schütze

- **Ähnliche Blüten**

  Impatiens, Vine

- **Unterscheidungen**

  Vervain benötigt, wer andere überzeugen will.
  Chicory benötigt, wer andere manipulieren will.
  Vine benötigt, wer andere dominieren will.

32 Vine, Weinrebe

Schwächen: Herrschsucht, Unbeugsamkeit, Ehrgeiz, Machtgier, Sturheit, Egoismus

Stärken: Teamfähigkeit, Konstruktivität, Rücksichtnahme

Innere Blüte aus der Bach-Hauptgruppe: Sorge um das Wohl anderer

Schwächen

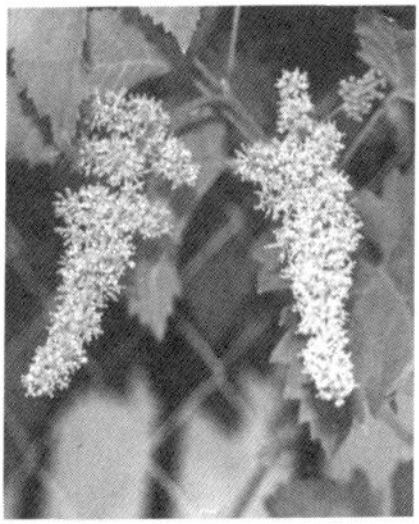

Weinrebe

Thema ist hier die Selbstsicherheit, die in Dominanz und Herrschsucht ausartet. Die Betroffenen sind egoistisch und versuchen, unter Umständen mit allen Mitteln, ihren Willen durchzusetzen. Sie kommandieren jeden herum und haben nicht das geringste Verständnis dafür, dass andere auch eigene Bedürfnisse oder eine eigene Meinung haben. Ist der andere schwächer und lässt es sich gefallen, so wird er unterdrückt. Wenn der andere gleich stark ist und sich darauf einlässt, kann es zu erbitterten (Macht-)Kämpfen kommen.

Hier finden wir den Trainer, der seine Schützlinge völlig überfordert, auch dann, wenn sie Verletzungen haben, oder den Tierhalter, der seinen Hund neben dem Auto herlaufen lässt, auch wenn dieser kaum noch kann. Möglicherweise äußert sich die Problematik nicht derart deutlich. Man sollte auch dann an Vine denken, wenn ein sehr starker Durchsetzungswille des Betroffenen auffällt. Das bekannte Motto: "§ 1 Ich habe immer Recht. § 2 Sollte ich einmal nicht Recht haben, tritt automatisch §1 in Kraft" könnte von einer Vine-Persönlichkeit stammen.

Beschwerden, bei denen die Weinrebe hilfreich ist, sind neben Versteifungen und starken Schmerzen auch Verspannungen, Verhärtungen, Bluthochdruck, Vaginismus, Zwänge sowie Erkrankungen von Milz und Bauchspeicheldrüse.

Stärken

Die Selbstsicherheit und natürliche Autorität wird positiv und liebevoll eingesetzt. Der Lehrer, der seine Schüler anleitet, der Trainer, der seine Schützlinge fordert, aber nicht überfordert, ist hier zu finden. Man kann trotz seiner Führungsqualitäten auch die Belange anderer miteinbeziehen, ihre Grenzen respektieren und ihnen weiterhelfen.

Kinder

"Kleiner Tyrann", lassen sich nichts sagen, ausgeprägter Widerspruchsgeist und Durchsetzungsvermögen ("auf Biegen und Brechen"), kommandieren andere Kinder (und die Eltern) herum, Trotzphase und Phasen der Pubertät.

Veranlagung	**Schatten**	**Vine gibt**
Selbstsicherheit	Herrschsucht	Rücksichtnahme

Akupunkturmeridian, Schiene	**Tierkreiszeichen**
(2) Milz/Pankreas	Widder, Löwe, Skorpion, Steinb.

- **Ähnliche Blüten**

  Chicory, Vervain

- **Unterscheidungen**

  Vine benötigt, wer andere unterdrückt.
  Beech benötigt, wer andere kritisiert.

33 Walnut, Walnuss

Schwächen: Verunsicherung, Beeinflussbarkeit, Wankelmut bei Neubeginn-Phasen	**Äußere Blüte aus der Bach-Hauptgruppe:** Überempfindlichkeit
Stärken: Durchbruch bei Veränderung der Lebenssituation, den eigenen Weg gehen und sich treu bleiben	

Schwächen

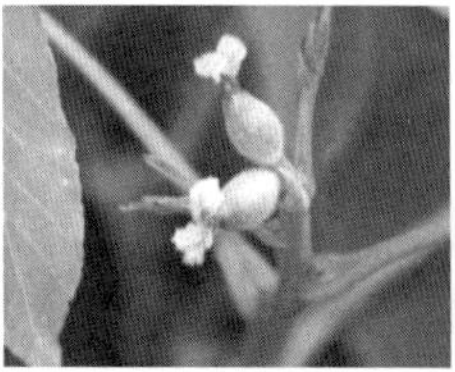

Walnuss

Die Walnussessenez kann helfen, wenn ein Neuanfang bevorsteht und man Probleme hat, hiermit zurechtzukommen. Man weiß, dass die Veränderung nötig ist, traut sich dann aber doch nicht sie auch anzugehen. Möglicherweise lässt man sich von anderen immer wieder überreden, doch alles beim Alten zu belassen. Oder der Neubeginn ist unumgänglich, z. B. wenn man in Rente geht. Man kommt dann mit der neuen Situation nur schwer zurecht. Deshalb kann Walnut auch bei allen Umbrüchen angezeigt sein, selbst dann, wenn es sich "nur" um einen Urlaub handelt. Hat man Schwierigkeiten, sich auf den neuen Ort einzustellen, so sollte man durchaus einmal an Walnut denken. Wenn man die Ernährung umstellen will, mit dem Rauchen aufhören möchte oder sich aus anderen Abhängigkeiten löst, kann Walnut hilfreich sein.

Beschwerden, die Walnut erfordern, sind neben allen Erkrankungen, die durch Veränderungen ausgelöst sind, auch die klassischen Kinderkrankheiten. Außerdem: Zahnung, Puber-tät, Amenorrhoe (Ausbleiben der Regel), Narben, die Proble-me bereiten, und wetterempfindliche Symptome sprechen auf die Walnussessenz an.

Stärken

Diese Menschen verfügen über viel Anpassungsfähigkeit. Sie können sich auf immer wieder verändernde Umstände einstellen und ihre Entscheidungen dann anpassen, wenn es erforderlich ist. Man kann aber trotz dieser Gabe bei etwas bleiben, solange man es für sinnvoll hält. Man lässt sich also nicht gleich vom ersten Argument von seinen Vorhaben abbringen. Hier paaren sich Wandlungsfähigkeit mit der Gabe, bei etwas zu bleiben, solange es als richtig erkannt wird.

Kinder

Als Hilfe beim Abstillen, für Kinder, die Zähne bekommen oder einen wichtigen Schritt zur Selbstständigkeit tun (Kindergartenbeginn, erster Schultag, Umzug, Pubertät, Wachstumsschübe), wenn das Kind in Mustern verharren will, die sich überlebt haben.

Veranlagung	Schatten	Walnut gibt
Anpassungsfähigkeit	Beeinflussbarkeit	Standfestigkeit

Akupunkturmeridiane	Tierkreiszeichen
(5) Kreislauf, Sexus, (7) Dünndarm, (10) Lunge	Stier, Waage, Skorpion, Steinbock

Ähnliche Blüten

Red Chestnut, Honeysuckle

Unterscheidungen

Walnut benötigt, wer sich entschieden hat, aber die Entscheidung nicht umsetzt.
Centaury benötigt, wer andere entscheiden lässt, und die Entscheidung dann umsetzt.
Cerato benötigt, wer andere entscheiden lässt, aber die Entscheidung nicht umsetzt.

34 Water Violet, Sumpfwasserfeder

Schwächen: Stolz, überheblich, reserviert, wünscht sich Ruhe und Einsamkeit, Einzelgänger

Stärken: Demut, Kontaktfähigkeit

Innere Blüte aus der Bach-Hauptgruppe: Einsamkeit

Schwächen

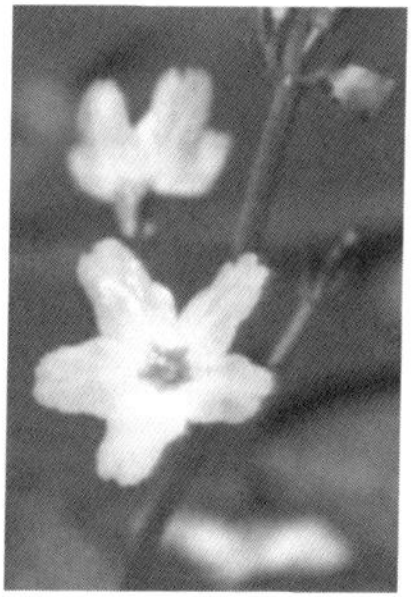

Sumpfwasserfeder

Die Essenz der Sumpfwasserfeder ist angezeigt, wenn die im Positiven vorhandene Selbständigkeit und Unabhängigkeit umschlägt in Einzelgängerei und Kontaktscheu. Da man viele Dinge gut selber kann, vielleicht besser als andere, kann es zu Stolz und Hochmut kommen, dem aber meist eine gewisse feine Zurückhaltung eigen ist. Diese Menschen scheuen vor heftigen Gefühlen oder Auseinandersetzungen zurück, lieber gehen sie auf Distanz.

Andere um Hilfe zu bitten oder Gefühle zu äußern, fällt ihnen schwer, weshalb sie auch gefühlskalt wirken können. Nähe wird gemieden; hier finden wir Menschen, die über Jahre eine Brieffreundschaft pflegen können, kommt der Brieffreund aber zu Besuch, wird das zu viel. Die Folge dieses Verhaltens kann quälende Einsamkeit sein. Dieser Zustand kann auch als Schutz dienen, wenn in der Vorgeschichte seelische Verletzungen vorgekommen sind. Ein weiteres typisches Verhalten für Water-Violet-Persönlichkeiten ist, dass sie sich abweisend gegenüber jemanden verhalten, in den sie eigentlich verliebt sind. Zumindest lassen sie es sich nicht anmerken, wie sehr sie jemanden mögen. Ein Verhaltensmuster, auf das der Stolz schon hinweist, ist die Unfähigkeit sich anderen zu beugen, selbst wenn es angebracht ist. Es fehlt also auch an Demut.

Beschwerden, bei denen die Essenz der Sumpfwasserfeder helfen kann, sind Depressionen, Steifigkeit, steifer Rücken, Knieprobleme (kann sein Knie nicht beugen!), trockene oder schuppende Haut, aber auch bei Selbstmordgedanken ("sich einsam in die Tiefe stürzen").

Stärken

Die Gabe liegt hier darin unabhängig zu sein, dabei aber mit anderen Kontakt halten zu können. Auch wenn man vieles alleine kann und vielleicht sogar besser als andere, wird man erkennen, wo die eigenen Grenzen sind und wo man andere um Hilfe bitten sollte. Auch kann man seine Gefühle ausdrücken, vielleicht nicht leidenschaftlich und heftig, aber subtil und in kleinen Gesten, mit Blicken oder Berührungen. Hier paart sich Selbständigkeit mit der Fähigkeit auf andere zuzugehen. Man kann zwar stolz sein, wenn man etwas gut gemacht hat. Das wird aber nicht zu Überheblichkeit führen. Stattdessen verfügt man über natürliche Bescheidenheit und

Demut. Auch würden sich die Betroffenen nie anderen aufdrängen, dazu sind sie viel zu feinfühlig.

- **Kinder**

  "Einsamer Wolf", Streber, werden von anderen Kindern für hochmütig gehalten, Einzelgänger, sind viel alleine.

Veranlagung	**Schatten**	**Water Violet gibt**
Selbstständigkeit	Einsamkeit	Kontaktfähigkeit

Akupunkturmeridian, Schiene	**Tierkreiszeichen**
(5) Kreislauf, Sexus	Schütze, Steinbock, Wassermann

- **Ähnliche Blüten**

  Beech, Rock Water

- **Unterscheidungen**

  Water Violet benötigt, wer sich nicht beugen kann.
  Centaury benötigt, wer sich zu leicht beugt.

35 White Chestnut, Rosskastanie

Schwächen: Ständiger innerer Dialog, zwanghafte und quälende Gedanken, kann nicht abschalten	**Innere Blüte aus der Bach-Hauptgruppe:** Interesselosigkeit
Stärken: Ausgeglichenheit, Geistesruhe	

Schwächen

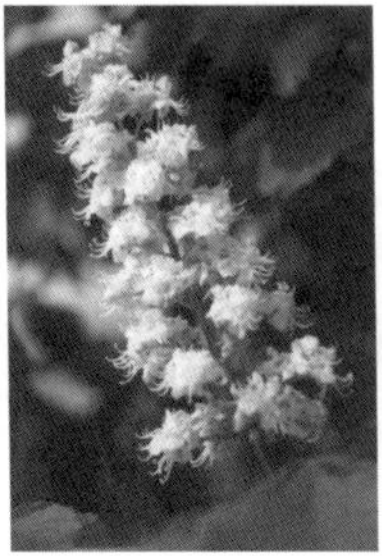
Rosskastanie

Die Rosskastanienessenz kann helfen, wenn das ausgesprochen gute Konzentrationsvermögen in Gedankenzudrang umschlägt. Man kann einfach nicht abschalten, ständig dreht sich das Gedankenkarussell.

Typisch ist, dass man immer an dieselben Dinge denkt, obwohl man es gar nicht will, sondern abschalten möchte. Vor allem abends kann dieser Zustand quälend werden, wenn man nicht einschläft, weil einem immer wieder Gedanken durch den Kopf gehen. Oft sind sie eher unangenehm. Sie haben also mit Sorgen und Ängsten zu tun. Diese Gedanken können geradezu zwanghaften Charakter annehmen, selbst dann, wenn man sich bewusst ist, wie unsinnig sie sind. Beschwerden sind neben Wahnideen, Zwangsgedanken, fixen Ideen auch (Ein-) Schlaf- und Essstörungen, Zähneknirschen, Kopfschmerzen und Spannungszustände.

Stärken

Man verfügt über die Fähigkeit, sich auch über eine längere Zeitspanne konzentrieren und ausschließlich mit etwas beschäftigen zu können, ohne sich ablenken zu lassen. Das Denken kann sehr klar, strukturiert und intensiv sein. Hierdurch kann man sich bereits in kurzer Zeit Themen erschließen, für die andere viel länger bräuchten. Allerdings lässt man sich nicht von seinen Gedanken dominieren. Man kann auch dann abschalten, seine Gedanken loslassen und sich erholen. Hier findet man den Forscher, der sich intensiv mit einem Problem befassen kann.

Kinder

Bleiben an bestimmten Gedanken hängen, können nicht einschlafen, weil sie z. B. an die anstehende Klassenarbeit denken.

Veranlagung	**Schatten**	**Water Violet gibt**
Konzentration	Gedankenzudrang	Geistesruhe

Akupunkturmeridian, Schiene	**Tierkreiszeichen**
(6) Herz	Skorpion, Steinbock

Ähnliche Blüten

Gentian, Willow, Honeysuckle

Unterscheidungen

White Chestnut benötigt, wer generell nicht von seinen Gedanken loskommt.
Gentian benötigt, wer nicht von seinen skeptischen Gedanken loskommt.
Willow benötigt, wer nicht von seinen grollenden Gedanken loskommt.

36 Wild Oat, Waldtrespe

Schwächen: Ungewissheit, Schwierigkeit, die Lebensaufgabe zu finden, Unzufriedenheit, unklare Zielvorstellung	**Innere Blüte aus der Bach-Hauptgruppe:**
Stärken: sein Potenzial erkennen und nutzen, klare Zielvorstellung, Selbstverwirklichung	Unsicherheit

Schwächen

Die Essenz der Waldtrespe ist angezeigt, wenn die ausgesprochene Flexibilität umschlägt in Unbestimmtheit und Orientierungslosigkeit. Man weiß gar nicht mehr, was man aus der Fülle an Möglichkeiten, die sich bieten, auswählen soll oder möchte. Würde man wählen, müsste man auf alles andere verzichten, und so entscheidet man gar nichts. Am liebsten lässt man alles offen.

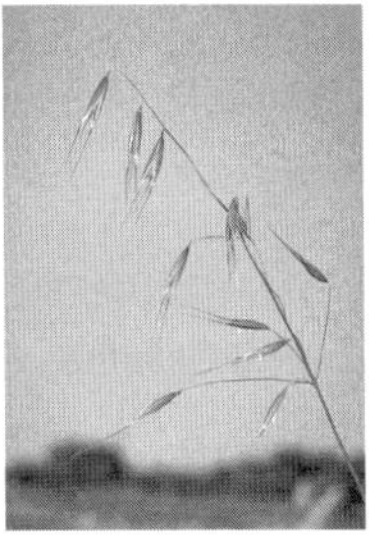

Waldtrespe

Die Gefahr besteht hier darin, dass man stehen bleibt und sich nicht weiterentwickelt. Statt sich also für einen Beruf zu entscheiden, ergreift man gar keinen und jobbt. Hier kommen die Talente, die man hat, meist nicht zur Entfaltung. Oder aber man beginnt eine Ausbildung und bricht dann ab, oft auch erst kurz vor dem Abschluss, um dann die nächste

Ausbildung zu beginnnen. Es kann auch schwierig sein, mit dem Betroffenen eine Verabredung zu treffen, da er sich damit festlegen müsste. Deshalb lässt er sich auch hier noch ein Hintertürchen offen, indem er einen Vorbehalt bringt, z. B. vorausgesetzt, das Wetter sei gut. Auch wenn jemand schon Jahrzehnte mit einem Partner zusammenlebt und sich mit Händen und Füßen dagegen wehrt, zu heiraten, obwohl der andere Partner das gerne möchte, sollte man das als Hinweis für Wild Oat in Betracht ziehen.

Beschwerden sind unklar oder zeigen sich nicht richtig. Erkältungen oder Hautausschläge, die nicht richtig herauskommen, sich dafür aber lange hinziehen, können gut auf Wild Oat ansprechen.

Stärken

Die Fähigkeit dieser Menschen liegt darin, dass sie flexibel sind und sich auf veränderte Situationen leicht einstellen können. Sie können etwas loslassen, wenn es sich überlebt hat, und haben genug Vertrauen in das Leben, um zu wissen, dass auch das Neue sinnvoll ist. Allerdings können sie trotz dieser Flexibilität eigene Ziele verfolgen, sich festlegen und bei etwas bleiben, da sie ja wissen, dass sie auch hier wieder etwas ändern können, wenn es nicht mehr passt. Man kann in eine Situation hineingehen, weil man weiß, dass man sie auch wieder verlassen kann.

Kinder

"Ewige Zauderer", wollen sich nicht festlegen (Schwierigkeiten, Termine auszumachen), Orientierungsprobleme, z. B. Jugendliche, die nach dem Schulabschluss nicht wissen, welchen Beruf sie ergreifen sollen.

Veranlagung	Schatten	Wild Oat gibt
Flexibilität	Unbestimmtheit	Perspektive

Akupunkturmeridian, Schiene	Tierkreiszeichen
(2) Milz, Pankreas	Zwillinge, Waage, Wassermann, Fisch

Ähnliche Blüten

Cerato, Scleranthus, Walnut

Unterscheidungen

Wild Oat benötigt, wer viele Dinge unternimmt, um sich nicht festzulegen; wer sich nicht entscheiden kann, weil er so viele Möglichkeiten sieht.
Agrimony benötigt, wer viele Dinge unternimmt, um sich nicht auseinanderzusetzen.
Scleranthus benötigt, wer sich nicht zwischen zwei Dingen entscheiden kann.

37 Wild Rose, Heckenrose

Schwächen: Resignation, Teilnahmslosigkeit, Gleichgültigkeit, Desinteresse an einer Veränderung der Umstände, Verlust der Lebensfreude

Stärken: Interesse, Lebensfreude, Motivation, inneres Glücksgefühl

Innere Blüte aus der Bach-Hauptgruppe:

Interesselosigkeit

Schwächen

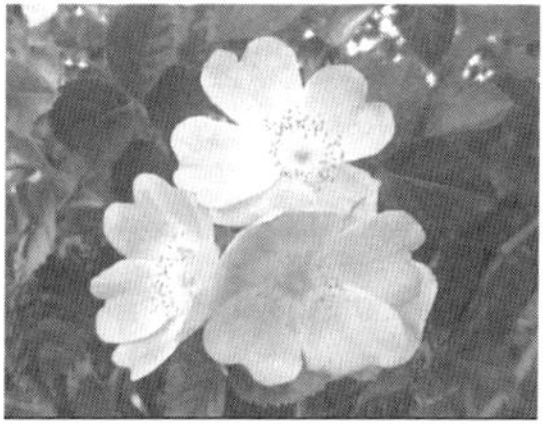
Heckenrose

Die Heckenrosenessenz hilft, wenn die Fähigkeit zur Hingabe in den Schatten fällt und daraus Fatalismus und Selbstaufgabe werden. Diese Menschen wirken apathisch, und verbreiten eine triste Hoffnungslosigkeit. Viele alte Menschen, die in den Altersheimen nur noch auf den Tod warten, befinden sich in diesem Zustand.

Wenn man Wild Rose braucht, hat man aufgegeben und siecht nur noch dahin. Die Lebenskraft ist gering, man kann sich zu nichts mehr aufraffen, weil einen nichts interessiert. Möglicherweise hängt man nur noch lustlos vor dem Fernseher herum. Für die Umwelt kann diese Lethargie unverständlich sein, weil die Umstände oft gar nicht so schlecht sind. Es kann allerdings auch zu diesem Zustand kommen, wenn die Situation wirklich aussichtslos ist, also wenn man sehr schwer krank ist und die Ärzte meinen, dass man nicht mehr lange zu leben hat.

Beschwerden, die Wild Rose anzeigen, sind chronische Krankheiten, die ja meist mit Resignation zu tun haben, Bettlägerigkeit, Schwächezustände, Magenbeschwerden.

Auch Selbstmordgedanken aus Resignation sind möglich.

Stärken

Die Hingabefähigkeit führt dazu, dass man die Wechselfälle des Lebens gut übersteht. Man kann sich dem Leben anvertrauen und auch in schwierigen Situationen Schönes entdecken und Freude empfinden.

Durch diese Hingabe wird man aber auch viel Leid entgehen, da man die Dinge einfach so nimmt, wie sie kommen. Man setzt wenig Widerstand entgegen, der ja oft leiderzeugend sind. Andererseits wird man sich aber auch einsetzen können um zu verändern, was dieser Lebensfreude abträglich ist.

Kinder

Der "Fatalist"; wirken apathisch und energielos, sitzen viel vor dem Fernseher, haben an nichts Freude.

Veranlagung	**Schatten**	**Wild Rose gibt**
Hingabe	Resignation	Lebensfreude

Akupunkturmeridian, Schiene	**Tierkreiszeichen**
(4) Magen	Fisch

- **Ähnliche Blüten**
  Mustard, Gorse
- **Unterscheidungen**
  Wild Rose benötigt man, wenn man dem Leben gegenüber aufgibt.
  Centaury benötigt man, wenn man einem anderen Menschen gegenüber aufgibt.

38 Willow, Gelbe Weide

Schwächen: Einsamkeit, Bitterkeit, Zorn, nachtragend, man gibt anderen die Schuld an einem harten Schicksal	**Innere Blüte aus der Bach-Hauptgruppe:**
Stärken: Optimismus, positive Lebenseinstellung, Meistern des Schicksals in Selbstverantwortung	Mutlosigkeit, Verzweiflung

Schwächen

Die Essenz der gelben Weide ist hilfreich, wenn der ausgeprägte Gerechtigkeitssinn umschlägt in Verbitterung über die vermeintlichen oder tatsächlichen Ungerechtigkeiten dieser Welt.

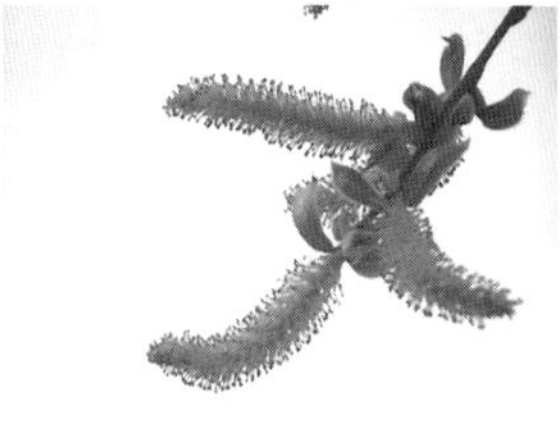

Gelbe Weide

Man kann das Schicksal nicht annehmen. Man erkennt nicht, dass sich auf lange Sicht gesehen alles ausgleicht und dass Dinge, die heute schlecht erscheinen, sich morgen als Glück erweisen können. Hier besteht vielmehr eine Fixierung auf eine einseitige negative Sichtweise. Vor allem meinen die Betroffenen, selbst besonders schlecht weggekommen zu sein, und grollen darüber. Dieser Groll ist oft eher versteckt.

Es können verbitterte, verhärmte Gesichtszüge auffallen. Wut wird in der Regel nicht gleich ausgedrückt und damit bereinigt. Sie wird hineingefressen und gärt dann. Deshalb trägt man Dinge lange nach und kann auch nur schwer verzeihen angesichts dessen, was einem die anderen angetan haben. Der Groll kann sich in jahrzehntelangen Rechtsstreitigkeiten äußern, die unerbittlich bis in die letzte Instanz geführt werden.

Beschwerden, die man hier findet, sind autoaggressiver Natur, beispielsweise Allergien, Rheuma, Gelenkerkrankungen, Magenbeschwerden oder Herpes. Auch bei Husten hat sich Willow gut bewährt.

Stärken

Die Gabe im positiven Zustand besteht darin, dass man auch schwerere Schicksalsschläge annehmen kann. Man ist abgeklärt genug um zu erkennen, dass das, was heute als schlecht empfunden wird, morgen vielleicht als glückliche Fügung betrachtet wird. Man kann anderen verzeihen und sehen, dass ein Mensch vielleicht gar nicht anders handeln konnte; dass letztlich jeder das zurückbekommt, was er mit anderen macht. Hier wird man für andere, die einem schaden, eher Mitgefühl entwickeln, denn der Preis wird in jedem Fall zu zahlen sein. Trotzdem kann man aber seinen Groll ausdrücken und sich für seine Belange einsetzen, sich also auch zur Wehr setzen, wenn es denn nicht anders geht.

- **Kinder**

  Beklagen sich ständig über andere Kinder, glauben, dass sie selbst immer zu kurz kommen, sind nachtragend und verbittert; frisst Wut in sich hinein, nörgelt oder stichelt, verdirbt anderen den Spass; Vorliebe für schwarze Kleidung und Gegenstände.

Veranlagung	Schatten	Willow gibt
Gerechtigkeitssinn	Verbitterung	Abgeklärtheit

Akupunkturmeridian, Schiene	Tierkreiszeichen
(4) Magen	Skorpion, Steinbock

- **Ähnliche Blüten**

  Holly, Beech

- **Unterscheidungen**

  Willow benötigt man, wenn man grollt.
  Holly benötigt man, wenn man wütend ist.

39 Notfalltropfen, Rescue Remedy

Dies ist eine Fertigmischung aus Cherry Plum, Clematis, Impatiens, Rock Rose und Star of Bethlehem zum Einsatz in Notfällen und akuten Situationen.

Schwächen

Eine akut auftretende Situation oder der akute Schub einer chronischen Krankheit wird nur schlecht verkraftet. Das Spektrum der Notfalltropfen ist sehr weit, sie sind ein "naturheilkundlicher Hansdampf in allen Gassen". Sie sollten in keiner Hausapotheke fehlen und können ein Segen für die kleinen und großen Probleme des täglichen Lebens sein. Sei es, dass sich eine Erkältung ankündigt, dass eine Krankheit beginnt, dass ein Kind nachts mit Albträumen aufwacht und nicht mehr einschlafen kann. Oder dass man im Flugzeug Angst bekommt, dass man beginnende Kopfschmerzen hat, weil man am Vortag zu viel getrunken hat: Immer können die Notfalltropfen eingesetzt werden.

Stärken

Man kann die Situation jetzt verarbeiten, Beschwerden verschwinden. Man fühlt sich besser, kann aber auch möglicherweise eine Situation verlassen, die einem nicht gut tut und die überhaupt erst zu der Beschwerde oder den Problemen geführt hat. Oft hat man auch das Gefühl der deutlichen

Erleichterung oder man fühlt sich sanft durchströmt und erfährt Linderung.

Veranlagung	Schatten	Notfalltropfen geben
siehe bei den einzelnen Essenzen →74, →81, →102, →120, →126		Verarbeitungsfähigkeit

Unterscheidungen

Notfalltropfen benötigt, wer akut verletzt ist.
Star of Bethlehem benötigt, wer chronisch verletzt ist.

40 Notfallcreme

Dies ist eine Fertigmischung aus Cherry Plum, Clematis, Crab Apple, Impatiens, Rock Rose und Star of Bethlehem zur äußeren Anwendung bei akuten Beschwerden.

Schwächen

Hier kann eine akut auftretende Situation oder aber der akute Schub einer chronischen Krankheit nur schlecht oder gar nicht verarbeitet werden. Man kann die Notfallcreme bei allen Beschwerden einsetzen, die örtlich beeinflusst werden können, also nicht nur - klassischerweise - bei Hautbeschwerden, sondern auch, wenn man an einer bestimmten Stelle im Körper Schmerzen hat oder bei Verletzungen. Sehr gut hilft die Notfallcreme auch bei Juckreiz. Eine weitere Einsatzmöglichkeit sind Beschwerden, bei denen die Notfalltropfen nicht eingenommen werden können: Bei Übelkeit kann man sie auf das Gesicht, Puls und den Solarplexus geben. Ist der Betroffene ohnmächtig, kann man - nachdem Erste-Hilfe-Maßnahmen eingeleitet sind - etwas auf Gesicht, Puls und Solarplexus verreiben. Deshalb sollte auch die Notfallcreme in jeder Hausapotheke vorhanden sein. Weitere Anwendungen sind z. B. der akute Hörsturz (Achtung: Arzt!), akute Schmerzen (abklären lassen!), Stirnhöhlen- und Ohrenentzündung.

Stärken

Jetzt kann die Schwierigkeit verarbeitet werden, örtliche Beschwerden verschwinden. Insgesamt fühlt man sich besser, die Beschwerden lassen nach oder verschwinden ganz. Auch tiefer liegende, aber örtlich begrenzte Symptome bessern sich. Außerdem kommt es vor, dass Ohnmächtige wieder aufwachen und sich eigentlich ganz gut fühlen.

Veranlagung	Schatten	Notfallcreme gibt
siehe bei den einzelnen Essenzen →74, →81, →84, →102, →120, →126		Verarbeitungsfähigkeit

Unterscheidungen

Notfallcreme benötigt, wer örtlich begrenzte Probleme hat.
Notfalltropfen benötigt, wer generalisierte Probleme hat.

Anwendungsgebiete

In diesem Kapitel finden Sie zunächst eine Liste der gängigen negativen Gemütszustände, gefolgt von einer Zusammenstellung von über 100 Krankheiten und sonstigen Problemen. Diesen Anwendungsgebieten wurden die jeweils angezeigten Bach-Blüten zugeordnet, zusätzlich sind sie mit einigen Anmerkungen versehen. Den Krankheiten wurde außerdem eine Erläuterung der Problematik vorangestellt.

Verschiedene Formen oder Ausprägungen einer Krankheit erfordern möglicherweise unterschiedliche Essenzen. Da es auch wichtig ist abzugrenzen, wann man als medizinisch Nicht-Ausgebildeter allein Blüten-Essenzen anwenden kann und in welchen Fällen ein erfahrener Behandler hinzugezogen werden sollte, wurden entsprechende Hinweise eingefügt.

Die jeweils aufgeführten Essenzen sind als Vorschläge zu sehen, bei denen es sich in der Praxis gezeigt hat, dass sie besonders hilfreich sind und dem zu Grunde liegenden Gemüts- und Geisteszustand am ehesten entsprechen. Natürlich können auch andere Essenzen verwendet werden. Hier möchte ich Sie ermutigen, eigene Überlegungen anzustellen und eigene Erfahrungen zu sammeln. Bei unklaren, schweren chronischen, beunruhigenden oder sogar bedrohlichen

Zuständen sollte jedoch stets ein Arzt oder ein Heilpraktiker hinzugezogen werden.

Grundsätzlich ist es sinnvoll, krank machende Einflüsse wie Wasseradern, Amalgamfüllungen und eine übersäuernde Ernährung auszuschalten. Hier verweise ich auf die entsprechende Literatur.

Gemütszustände und Verhaltensweisen

Abergläubisch

Aspen	glaubt u.a. an Magie, überirdische Beeinflussung

Ablehnen, kann nichts

Agrimony	aus Harmoniebedürfnis
Centaury	kann generell nicht Nein sagen
Mimulus	zu schüchtern, um Nein zu sagen
Pine	weil man sonst Schuldgefühle bekäme

Ablehnend, sich selbst gegenüber

Crab Apple	findet sich schmutzig und hässlich
Larch	empfindet sich nicht als wertvoll
Rock Water	lehnt Teile von sich rigoros ab, z. B. in Bezug auf den Körper

Abgelenkt, leicht, siehe Konzentration, schlechte →**174**

Abschalten, nicht können

Holly	kann Gefühle und Gedanken an Wut und Hass nicht loslassen
Vervain	da völlig überbegeistert und überdreht
White Chestnut	da man Gedanken nicht loslassen kann

Willow	kann Gefühle und Gedanken an Groll nicht loslassen

Abscheu

Crab Apple	ekelt sich schnell; Abscheu, wenn nicht alles sauber ist
Notfalltrpf. ggf. mit Gorse, Wild Oat	Abscheu vor dem Leben

Ärger, siehe Ärger, chronischer →**190**

Aggressiv

Holly	schnell wütend, gereizt und aggressiv

Ahnungsvoll

Aspen	meint, es würde etwas passieren
Red Chestnut	meint, einem lieben Menschen würde etwas passieren

Akzeptieren

Beech	kann andere nicht akzeptieren, wie sie sind
Crab Apple	perfektionistisch, v. a. in Bezug auf Sauberkeit und Ordnung
Larch	akzeptiert sich selbst nicht
Vine	überfordert andere, kann sie nicht akzeptieren, wie sie sind
Willow	kann das eigene Schicksal nicht akzeptieren

Alleinsein

Agrimony	damit andere nicht die eigenen Schwachstellen entdecken können
Beech	da andere nie gut genug sind
Crab Apple	da man sich schnell ekelt, auch vor körperlicher Berührung
Heather	geht anderen auf die Nerven, wird deshalb gemieden und leidet darunter
Impatiens	da einem andere zu langsam sind
Mimulus	da man zu schüchtern ist, um auf andere zuzugehen
Rock Water	da man zu wenig flexibel ist, um sich an andere anzupassen
Sweet Chestnut	man fühlt sich mit seinem Kummer alleine
Water Violet	da man sich überlegen fühlt; wichtige Essenz!

Anerkennung, möchte

Chicory	empfindet andere schnell als undankbar
Heather	braucht viel Aufmerksamkeit
Larch	da schlechter Selbstwert

Anführer, will immer sein

Vine	kann sich nicht unterordnen, will immer den Ton angeben

Angespannt

Cherry Plum	bei unterdrückten Gefühlen
Impatiens	da ungeduldig und alles nicht schnell genug geht
Rock Water	da zu starr und unbeweglich
Vervain	da überbegeistert und überdreht
Vine	da man andere unter seiner Fuchtel halten will

Angepasst

Agrimony	aus Angst vor Konflikten
Centaury	da man nicht Nein sagen kann
Larch	da man sich für wertlos hält
Mimulus	da man zu schüchtern ist, um sich durchzusetzen

Antriebslos, siehe Müdigkeit →**325**

Apathisch, siehe Müdigkeit →**325**

Arbeitet zu viel

Agrimony	um einem Konflikt auszuweichen, stürzt man sich in Arbeit
Centaury	da man nicht Nein sagen kann
Elm	zeitweise überarbeitet
Hornbeam	man arbeitet geistig zu viel und hat keinen Ausgleich
Impatiens	da man ungeduldig ist, dass etwas fertig wird
Oak	aus Pflichtbewusstsein

Olive	völlig ausgelaugt, weil man zu viel gearbeitet hat
Vervain	aus Überbegeisterung
White Chestnut	man denkt ein Problem immer weiter durch und kann nicht loslassen

Arbeitet zu wenig

Agrimony	empfindet Arbeiten als unangenehm und weicht dann aus
Chestnut Bud	fängt immer im letzten Moment an und hat dann noch was vergessen
Clematis	verträumt die Zeit statt zu arbeiten
Hornbeam	weil man morgens nicht aus dem Bett kommt
Gentian	meint, man erreiche ohnehin nichts, gibt vorher schon auf
Larch	traut sich eine Arbeit nicht zu
Mimulus	zu schüchtern, um eine Arbeit anzugehen
Olive	zu erschöpft
Scleranthus	zu sprunghaft, um etwas anzufangen oder zu Ende zu bringen
Mustard	zu depressiv, um zu arbeiten
Wild Oat	lässt am liebsten alles offen, auch was/wann man arbeiten soll
Wild Rose	zu apathisch, um zu arbeiten

Arrogant, siehe Hochmütig →**173**

Aufbrausend

Holly	geht schnell hoch aus Ärger
Impatiens	aufbrausend aus Ungeduld

Aufdringlich

Chicory	überfürsorglich mit anderen
Heather	geht anderen mit den eigenen Problemen auf die Nerven
Vervain	versucht, andere zu etwas zu überreden, ob sie wollen oder nicht
Vine	unterjocht andere

Ausgenutzt, fühlt sich

Centaury	man lässt sich selbst schnell ausnutzen
Chicory	man meint schnell, andere würden einen ausnutzen

Autoritär

Vine	unterdrückt andere

Bagatellisiert

Agrimony	bagatellisiert die eigenen Probleme
Larch	da zu bescheiden
Mimulus	aus Schüchternheit

Beeinflusst andere

Chicory	versucht, andere subtil zu beeinflussen
Vervain	will andere unbedingt überzeugen
Vine	will, dass andere tun, was man selbst will

Beeinflusst von anderen

Agrimony	lässt sich leicht ablenken, vor allem, wenn Unangenehmes bevorsteht
Aspen	von feinstofflichen Einflüssen
Centaury	da man nicht Nein sagen kann
Cerato	von der Meinung anderer
Mimulus	durch Umwelteinflüsse leicht irritierbar
Scleranthus	da man sich sowieso nicht zwischen zwei Dingen entscheiden kann
Rock Rose	bei akuten traumatischen Situationen
Walnut	wenn man vor einem Neubeginn steht
Wild Oat	da man überhaupt nicht weiß, was man will

Beleidigt, leicht

Chicory	da man immer Dank erwartet
Willow	grollt schnell

Benachteiligt, fühlt sich

Chicory	wegen der zu hohen Erwartung Dank zu erhalten
Willow	da man sich immer schnell zurückgesetzt fühlt

Beschmutzt, fühlt sich

Crab Apple	fühlt sich schnell schmutzig

Besitzergreifend

Heather	nimmt andere mit den eigenen Problemen in Beschlag
Chicory	wichtigste Essenz in diesem Zusammenhang

Besorgt

Crab Apple	wegen Hygiene und Sauberkeit
Gentian	grundsätzlich besorgt und skeptisch
Heather	wegen eigener Probleme
Red Chestnut	um andere
Sweet Chestnut	stummer Kummer, redet nicht über das, worüber man besorgt ist

Bevormundend

Chicory	manipuliert andere eher subtil
Vine	versucht, anderen klar vorzuschreiben, was sie tun sollen

Bösartig

Cherry Plum	unkontrollierte Impulse, nachher tut es einem Leid
Holly	will nicht bösartig sein, es tut ihm aber nicht Leid
Vine	genießt es fast, bösartig zu sein

Dreht durch

Cherry Plum	Gefühl durchzudrehen, akut besser **Notfalltropfen**
Notfalltropfen	akut, enthalten **Cherry Plum**

Durchsetzen fällt schwer

Agrimony	will die Harmonie nicht gefährden
Centaury	kann nicht Nein sagen
Gentian	generell eher pessimistisch
Larch	wegen schlechtem Selbstwert
Wild Oat	man weiß gar nicht, was man durchsetzen will

Durchhaltevermögen, zu wenig

Centaury	lässt sich von anderen abbringen
Gentian	gibt schnell auf
Impatiens	gibt aus Ungeduld auf
Scleranthus	zu sprunghaft, um bei etwas zu bleiben
Wild Oat	fängt immer wieder etwas Neues an

Durchhaltevermögen, zu viel

Oak	macht aus Pflichtbewusstsein weiter
Rock Water	man bleibt bei etwas, wenn man einmal angefangen hat, da wenig flexibel
Vine	will Dinge gegen alle Widerstände durchsetzen

Egoistisch

Chicory	subtiler Egoismus
Heather	denkt nur an sich selbst und seine Probleme

Eifersüchtig

Holly	eifersüchtig

Eigensinnig

Oak	gewisser Eigensinn aus Pflichtgefühl
Rock Water	da unflexibel
Vine	will sich unbedingt durchsetzen

Eingebildet, siehe Hochmütig →**173**

Einsam, siehe Alleinsein →**161**

Ekel

Crab Apple	ekelt sich schnell

Empfindlich

Aspen	gegen feinstoffliche Einflüsse
Crab Apple	gegen Unsauberkeit
Larch	wegen schlechtem Selbstwert empfindlich gegen Kritik
Mimulus	schüchtern, deshalb empfindlich gegen Kritik
Star of Bethlehem	empfindlich gegen Kummer

Rock Rose	empfindlich gegen traumatische akute Situationen
Walnut	in einer Umbruchsituation

Entmutigt

Gentian	gibt schnell auf
Gorse	in Bezug auf eine chronische Situation
Sweet Chestnut	verzweifelt, zeigt es aber nicht
Wild Rose	hat resigniert

Entscheidungsschwach

Cerato	fragt andere und ändert Entscheidungen deshalb immer wieder
Scleranthus	kann sich nicht zwischen zwei Dingen entscheiden
Walnut	hat eigentlich entschieden, setzt es aber nicht um
Wild Oat	man weiß nicht, was man will, will alles offen lassen

Entsetzt

Rock Rose	schnell entsetzt

Entspannt

Agrimony	auf der Flucht vor Problemen, deshalb wenig Entspannung

Cherry Plum	kann nicht loslassen
Impatiens	zu ungeduldig, um zu entspannen
Oak	arbeitet zu viel aus Pflichtbewusstsein, wenig Entspannung
Scleranthus	innerlich zerrissen, deshalb wenig Entspannung
Rock Water	wenig flexibel, deshalb angespannt
Vervain	überreizt und überdreht
Vine	meint, immer kämpfen zu müssen

Enttäuscht

Chicory	hat mehr Dankbarkeit von anderen erwartet
Willow	meint, man sei vom Leben etc. ungerecht behandelt worden

Errötet leicht

Mimulus	errötet leicht

Fanatisch

Rock Water	eher kopfbetonter Fanatismus
Vervain	eher herzbetonter Fanatismus

Gehässig

Holly	gehässig

Gehemmt

Larch	empfindet sich selbst nicht als wertvoll
Mimulus	schüchtern

Geistesabwesend, siehe Konzentration →**174**

Gereizt

Holly	aus Wut
Impatiens	aus Ungeduld
Scleranthus	aus Zerrissenheit
Vervain	aus Überbegeisterung

Gewissen, schlechtes

Pine	Schuldgefühle

Gewissenhaft

Crab Apple	genau und gewissenhaft

Gleichgültig

Gorse	hat resigniert, versucht aber, noch etwas zu ändern
Wild Rose	hat aufgegeben

Grausam, siehe Bösartig →**166**

Harmoniebedürftig

Agrimony	will Harmonie

Hassgefühle

Holly	offener Hass
Willow	grollt, frisst Hass in sich hinein

Hässlich, findet sich

Crab Apple	findet sich nicht perfekt genug
Larch	da wenig Selbstwert
Rock Water	da fixe Vorstellung, wie man sein sollte

Hässlich, findet andere

Beech	findet immer etwas an anderen, was kritikwürdig ist
Crab Apple	zu perfektionistisch

Herrschsüchtig

Chicory	eher versteckt
Vine	offene Herrschsucht

Hilfsbereit, zu

Centaury	generell oft zu hilfsbereit
Chicory	gibt viel, will aber viel zurückhaben
Oak	hilfsbereit aus Pflichtbewusstsein

Hilflos

Centaury	da man immer nachgibt
Cerato	man fragt andere, was man tun soll
Larch	da schlechter Selbstwert
Mimulus	da schüchtern
Wild Oat	da man gar nicht weiß, was man will

Hochmütig

Beech	als Kritik, da man sich für besser als andere hält
Water Violet	als Zurückhaltung, weil man tatsächlich vieles besser kann als andere oder aber verletzt ist. Hauptessenz!
Vine	als starke Dominanz mit hochmütigen Tendenzen

Intolerant

Beech	intolerant mit anderen
Crab Apple	intolerant in Bezug auf Sauberkeit
Impatiens	intolerant mit Langsameren
Rock Water	intolerant mit sich selbst
Vine	intolerant mit Schwächeren

Irritierbar, leicht

Aspen	in Bezug auf feinstoffliche Einflüsse
Mimulus	in Bezug auf Umwelteinflüsse
Rock Rose	in Bezug auf traumatische Situationen

Isoliert, siehe Alleinsein →**161**

Jähzornig

Cherry Plum	kann innere Impulse nicht mehr zurückhalten
Holly	aus Wut

Konfliktscheu, siehe Harmoniebedürftig →**171**

Kontaktschwierigkeiten, siehe Alleinsein →**161**

Konzentration, schlechte

Chestnut Bud	hat Konzentrationsprobleme und ist vergesslich
Clematis	lebt in Traumwelt, daher unkonzentriert
Impatiens	unruhig
Star of B.	bei zu Grunde liegendem Trauma
Vervain	unruhig

Kritik

Chicory	wertet sie als Undankbarkeit
Larch	da schlechtes Selbstwertgefühl
Pine	fühlt sich dann sofort betroffen und schuldig

Kummer

Agrimony	versteckter Kummer bei oberflächlicher Fröhli-chkeit
Heather	belastet gesamte Umgebung, obwohl eher geringer Kummer
Star of B.	hat viel Kummer, fühlt sich verletzt

Liebeskummer, siehe Kummer →**174**

Tagträumerei

Clematis	tagträumt zu viel

Machtliebend

Chicory	eher versteckt
Vine	offen machtliebend

Midlife-Crisis

Honeysuckle	Wehmut in Bezug auf Vergangenheit und Jugend
Walnut	Durchbruch in eine neue Lebenssituation

Minderwertigkeitsgefühle

Larch	klassische Essenz

Missioniert

Vervain	will andere überzeugen

Misstrauisch

Gentian	erwartet eher Negatives
Holly	misstrauisch
Willow	man glaubt sowieso, man sei benachteiligt

Mittelpunkt, man will sein

Heather	will alle Aufmerksamkeit für sich/seine Belange

Müde, siehe Müdigkeit →**325**

Mutlos, siehe Entmutigt →**169**

Nachtragend

Willow	kann nicht vergeben und vergessen, grollt lange

Neidisch

Holly	missgönnt anderen etwas, eher offen
Willow	meint, sei zu schlecht weggekommen, eher versteckt

Nervenzusammenbruch

Notfalltropfen	akut erste Wahl

Nervös

Agrimony	aus Flucht vor Problemen
Impatiens	aus Ungeduld
Scleranthus	aus innerer Zerrissenheit
Vervain	aus Überdrehtheit

Orientierungslos

Cerato	fragt andere zu viel, weil man nicht weiß, was man tun will
Wild Oat	man weiß gar nicht, was man tun möchte

Pech, hat viel

Gentian	man erwartet nichts Gutes
Willow	man meint, man habe immer Pech

Pedantisch

Beech	überkritisch mit anderen
Crab Apple	überkritisch mit Kleinigkeiten und in Bezug auf Sauberkeit

Rock Water	überkritisch mit sich selbst

Pessimistisch

Gentian	erwartet immer Negatives
Gorse	erwartet nichts Positives mehr

Prüde, zu

Crab Apple	da gestört durch Kleinigkeiten
Rock Water	zu prüde

Rachsüchtig

Holly	eher kurzfristig rachsüchtig
Willow	kann nicht vergeben, auch längerfristig nicht

Rechthaberisch

Vine	meint immer und unbedingt Recht zu haben

Reden, Probleme zu

Agrimony	will nicht über Probleme reden
Larch	aus Minderwertigkeit
Mimulus	aus Schüchternheit
Notfalltropfen	wenn man sehr aufgeregt ist, vor öffentlichen Reden
Sweet Chestnut	Schwierigkeiten, darüber zu reden, was einem am Herzen liegt

Reizbar, siehe Gereizt sein →**171**

Ruhelos

Agrimony	um Problemen zu entfliehen
Impatiens	aus Ungeduld
Scleranthus	aus innerer Zerrissenheit
Vervain	aus Überbegeisterung

Schlafstörungen, siehe →**360**

Schuldgefühle, siehe Gewissen, schlechtes →**171**

Schüchtern

Mimulus	schüchtern

Schwunglos, siehe Müdigkeit →**325**

Selbstgerecht

Rock Water	da unflexibel
Vine	da man meint, man habe immer Recht

Selbstmitleid

Chicory	da man meint, andere wären undankbar
Heather	**Hauptessenz**
Willow	da man meint, man sei ein Opfer

Selbstvertrauen, zu wenig,
siehe Minderwertigkeitsgefühle →**175**

Sensibel, siehe Empfindlich →**168**

Skeptisch

Gentian	immer skeptisch

Sorgt sich

Gentian	macht sich generell sehr viel Sorgen
Red Chestnut	macht sich vor allem Sorgen um andere

Sprunghaft

Scleranthus	sprunghaft

Starr

Beech	in seiner überkritischen Haltung anderen gegenüber
Crab Apple	starre Ansichten über Sauberkeit
Rock Water	in Bezug auf seine eigenen Belange
Oak	in Bezug auf Pflichterfüllung
Vine	in Bezug auf das, was andere zu tun haben

Stolz, zu

Water Violet	generell zu stolz, auch zu stolz, um Hilfe anzunehmen

Streng

Beech	zu streng in seiner Kritik
Rock Water	zu streng mit sich selbst
Vine	mit anderen zu streng

Teilnahmslos, siehe Müdigkeit →**325**

Trotzig

Holly	trotzig

Überempfindlich, siehe empfindlich →**168**

Übergangen, fühlt sich schnell

Chicory	man meint schnell die anderen seien undankbar
Willow	fühlt sich schnell übergangen und grollt dann

Übersensibel, siehe Empfindlich →**168**

Unattraktiv, siehe Hässlich →**172**

Unausgeschlafen, siehe Schlafstörungen →**360**

Unausstehlich, findet andere

Beech	da überkritisch mit anderen
Crab Apple	in Bezug auf Sauberkeit

Unberechenbar

Scleranthus	da innerlich zerrissen und sprunghaft

Unbeständig

Scleranthus	zerrissen
Wild Oat	man weiß überhaupt nicht, was man will und lässt alles offen

Unbeweglich, siehe Starr →**179**

Unentschlossen, siehe Entscheidungsschwäche →**169**

Unflexibel, siehe Starr →**179**

Ungeduldig

Impatiens	klassische Essenz

Ungerecht, fühlt sich behandelt

Chicory	in Bezug auf mangelnde Dankbarkeit
Willow	meint immer, man sei das Opfer

Unkonzentriert, siehe Konzentration →**174**

Unnahbar

Water Violet	distanziert, lässt niemanden in seine Nähe

Unnatürlich

Agrimony	macht sich und anderen viel vor

Unpraktisch

Clematis	da geistig oft abgetreten, ungeschickt
Scleranthus	da man zu zerrissen und sprunghaft ist, um eine Sache systematisch anzugehen und das zu tun, was am Praktischsten ist („Daniel Düsentrieb")
Wild Oat	da zu verschusselt und unentschlossen, um etwas praktisch anzugehen

Anwendungsgebiete

Unruhig

Agrimony	da verdrängte Bereiche hervordrängen
Impatiens	da ungeduldig
Scleranthus	auf Grund innerer Zerrissenheit
Vervain	weil man überdreht ist

Unsicher

Centaury	bei den eigenen Bedürfnissen, vorausgesetzt, man nimmt sie überhaupt noch wahr
Cerato	was man tun soll
Chestnut Bud	ob man nicht doch etwas vergessen hat
Gentian	ob auch alles gut geht
Larch	ob man etwas wert ist, ob man eine Aufgabe, einen Partner, eine Wohnung, das Geld etc. überhaupt verdient
Mimulus	ob man sich etwas zutrauen soll
Red Chestnud	ob einem anderen nicht doch etwas passiert ist
Scleranthus	welches von zwei Dingen man wählen soll
Walnut	ob man den Neubeginn auch schafft
Wild Oat	was man überhaupt will oder tun soll

Unterlegen, fühlt sich

Larch	da schlechter Selbstwert
Mimulus	weil man zu schüchtern ist
Pine	da man sich sehr oft schuldig fühlt

Unverstanden, fühlt sich

Chicory	fühlt sich unverstanden und meint, andere seien undankbar
Heather	braucht generell zu viel Verständnis, da sehr fordernd
Willow	fühlt sich als unverstandenes Opfer

Unzuverlässig

Scleranthus	da man immer hin- und hergerissen ist

Verantwortlich

Oak	man übernimmt sehr schnell Verantwortung
Pine	man fühlt sich sehr schnell verantwortlich

Verbittert

Willow	fühlt sich als unschuldiges Opfer

Verdrängt

Agrimony	indem man immer aktiv ist
Cherry Plum	indem man Negatives unterdrückt
Chestnut Bud	indem man vergisst

Vergesslich, siehe Konzentration →**174**

Verletzt, fühlt sich schnell

Chicory	wegen Undankbarkeit
Larch	da der Selbstwert so schlecht ist

Mimulus	da so empfindsam
Rock Rose	akutes Trauma, auch seelischer Natur
Star of Bethlehem	leidet lange unter (seelischen) Verletzungen

Verlust

Honeysuckle	kann den Verlust nicht verkraften
Red Chestnut	wenn sich der Verlust auf einen Menschen bezieht
Star of Bethlehem	wenn man durch einen Verlust aus Kummer krank wird
Walnut	um sich an die neue Situation zu gewöhnen

Verrückt werden, siehe Durchdrehen →**167**

Versagensängste

Elm	man fühlt sich zeitweise überfordert
Gentian	schätzt sich eher zu schlecht ein
Larch	da man ein schlechtes Selbstwertgefühl hat
Mimulus	da man zu schüchtern ist
Notfalltropfen	akut, in einer entsprechenden Situation oder kurz davor

Verunreinigt

Crab Apple	fühlt sich unrein

Vollmond, Beschwerden bei

Agrimony	Beschwerden während Vollmond

Vorwürfe, macht anderen

Beech	zu kritisch mit anderen, u.U. auch nur in Gedanken
Chicory	wirft anderen vor, sie seien undankbar
Impatiens	macht anderen Vorwürfe, wenn sie zu langsam sind
Willow	grollt vor sich hin, äußert die Vorwürfe eher nicht

Weinerlich

Chicory	um andere zu erpressen und zu manipulieren
Heather	generell weinerlich
Notfalltropfen	wenn man akut weinen muss

Wütend, siehe Ärger →**160**

Zerstreut, siehe Konzentration →**174**

Zögerlich, siehe Schüchtern →**178**

Zornig, siehe Ärger, chronischer →**190**

Zuhören, kann nicht

Agrimony	da dann Probleme aufkommen könnten
Heather	immer nur mit sich selbst befasst

Vervain	redet selbst ziemlich viel, will lieber den anderen überzeugen
Vine	gesteht anderen nicht zu, zu reden

Zurückhaltend, zu, siehe Schüchtern →**178**

Zutrauen, zu wenig, siehe Schüchtern →**178**

Zweifel

Cerato	was man tun soll
Gentian	generell zweifelnd
Gorse	ob man jemals wieder gesund wird
Larch	was den eigenen Selbstwert angeht
Scleranthus	was von zwei Dingen man tun oder nehmen soll
Walnut	wenn man vor einem Neubeginn steht
Wild Oat	was man denn überhaupt tun soll

Abstillen, Beschwerden beim

- **Beschreibung:** Wenn das Baby von Muttermilch auf andere Kost umgestellt wird. Die Umstellung sollte allmählich erfolgen, da es sonst zu Problemen kommen kann.

Chicory	hilft der **Mutter**, wenn sie einen anderen Menschen braucht, um der inneren Leere zu entfliehen. Diese Leere muss nicht bewusst sein. Sie tritt vielleicht erst dann auf, wenn man alleine ist. Beim **Baby** fällt auf, dass immer dann Probleme auftreten, wenn es allein gelassen wird od. die Mutter etwas anderes tun will.
Honey-suckle	kann helfen, wenn sich die **Mutter** zurücksehnt nach der Zeit, in der noch die ganz innige Beziehung zu ihrem Baby bestand, die das Stillen mit sich brachte. Beim **Baby** ist dieser Zustand weniger offensichtlich, hier sollte man es auf einen Versuch mit dieser Essenz ankommen lassen.
Red Chestnut	wenn die **Mutter** in Bezug auf nahe liebe Menschen zu ängstlich ist. Ihr Verhalten ist dadurch geprägt, dass sie meint, die Kostumstellung tue dem Baby nicht gut. Beim **Baby** wird auch dieser Zustand schwer zu erkennen sein. Auffallen kann, dass es selbst für ein Baby sehr stark an der Mutter hängt.
Walnut	**Mutter/Baby:** kann hilfreich sein, wenn anstehende Entwicklungsschritte schwerfallen. Da es sich beim Abstillen sowohl bei der Mutter als auch beim Kind um eine Entwicklungsstufe handelt, ist Walnut eine wichtige Essenz, wenn hier Probleme auftreten.

Abwehrschwäche

- **Beschreibung:** Eine Abwehrschwäche liegt vor, wenn Körperfremdes nicht in ausreichendem Maße abgewehrt werden kann. Eine Abwehrschwäche kann eine eigenständige Krankheit sein oder als Folge anderer Krankheiten auftreten. Auch die Gabe von bestimmten Medikamenten kann den Körper schwächen. Hier sind beispielsweise Glukokortikoide ("Kortison") zu nennen.

  Die Betroffenen leiden an **wiederkehrenden Infektionen**, die tendenziell lange benötigen, bis sie abheilen. Außerdem treten Fieber und Zustände von Mattigkeit auf.

Centaury	wenn man sich nicht abgrenzen kann, also Dinge, die einem nicht entsprechen oder einem schaden, nicht abwehren kann. Das gilt natürlich auch für Erreger.
Clematis	wenn zu wenig Kontakt zum eigenen Körper besteht, hierdurch ist die Anfälligkeit erhöht.
Crab Apple	unterstützt generell die Reinigung von allem, was den Körper belastet, also auch von Erregern. Hilft weiter, wenn Ausscheidungen, wie Auswurf, Durchfall, Schweiß, im Vordergrund der Beschwerden stehen.
Gorse	ist grundsätzlich angezeigt, wenn eine Krankheit immer wieder kommt oder chronisch geworden ist, da das eine Form von Resignation ist.

Mimulus ist vor allem hilfreich, wenn Mandelentzündungen (→**272**) im Vordergrund stehen. Diese Essenz kann aber auch grundsätzlich angezeigt sein, wenn man sich zu wenig durchsetzt, was dann zur Abwehrschwäche führt.

Olive grundsätzlich bei Schwächezuständen.

Wild Rose kann ebenfalls angezeigt sein, wenn Schwäche, Lustlosigkeit und Resignation im Vordergrund stehen.

Ärger, chronischer

- **Beschreibung:** Sich manchmal zu ärgern, ist normal. Nimmt der Ärger aber ein beeinträchtigendes Ausmaß an, sollte man sich damit auseinander setzen.

  Ärger deutet in der Regel auf nicht gelebte Bedürfnisse hin und darauf, dass man sich nicht durchsetzen kann. Außerdem ist typisch, dass die Betroffenen in Situationen bleiben, die den Ärger hervorrufen, statt diese zu verlassen.

Holly	wenn man sich schnell ärgert und den Ärger auch ausdrückt. Schimpft viel und hat cholerische Anfälle.
Notfall-tropfen	wenn der Ärger akut ist und man nicht weiß, wie man sich wieder beruhigen soll. Eventuell zusammen mit Holly.
Willow	wenn man den Ärger in sich hineinfrisst. Ärgert sich unter Umständen noch nach Jahren über etwas. Hat eine besondere Vorliebe für Rechtsstreitigkeiten und geht bis in die letzte Instanz, selbst bei vergleichsweise geringem Anlass.

Acne vulgaris

- **Beschreibung:** Diese Hautkrankheit ist gekennzeichnet durch eine **Verstopfung der Haarbälge**. Der Talg kann dann nicht mehr abfließen. Es kommt zu Krankheitserscheinungen verschiedener Schweregrade. Der Beginn fällt fast immer mit der Pubertät zusammen. Oft lassen die Beschwerden dann im Alter von 20-30 Jahren deutlich nach oder verschwinden. Narben bleiben allerdings.

  Bei leichten Formen der Akne treten vor allem Mitesser (→**322**) auf, es kann aber auch zu entzündlichen Prozessen kommen, zu Pusteln bis hin zu Abszessen, Knoten und Narbenbildung.

- **Ursache:** Fettreiche und übersäuernde Nahrungsmittel können die Akne verstärken. Überhaupt kann die Ernährung den Schweregrad der Erkrankung beeinflussen. Es ist von einem Zusammenspiel mehrerer Faktoren auszugehen, etwa Veranlagung und auch hormonelle Einflüsse.

Crab Apple gilt als Reinigungsblüte schlechthin. Sie ist vor allem angezeigt, wenn Mitesser, Abszesse und Zysten im Vordergrund stehen, da der Körper hier versucht etwas auszuscheiden.

Cherry Plum Rock Rose	nach den Schienen, wenn hormonelle Einflüsse im Vordergrund stehen. Hilft, ein eventuell vorhandenes hormonelles Ungleichgewicht zu regulieren. Kann auch helfen, wenn man sich entstellt fühlt und das traumatisch wirkt (dann gegebenenfalls **Star of Bethlehem**).
Impatiens	ist bei allen entzündlichen Prozessen hilfreich, vor allem auch, wenn Rötungen zu beobachten sind.
Notfall-creme	kann bei Narbenbildung Erfolg versprechend sein. Auch lindernd bei allen Hautproblemen.
Walnut	ist grundsätzlich angezeigt, wenn sich Narben gebildet haben. Hilft auch, um die Störfelder, die von Narben gebildet werden, aufzulösen.

Allergien

- **Beschreibung:** Allergien treten immer häufiger auf. Der Körper reagiert dabei auf Stoffe, die normalerweise harmlos sind. Diese Stoffe führen zu teils heftigen, manchmal lebensbedrohlichen Reaktionen.
- **Man unterscheidet verschiedene Formen:** Die **Sofortreaktion:** Hier tritt, wie der Name schon sagt, die allergische Reaktion schnell, innerhalb von Sekunden bis Stunden ein. Gängige Formen sind Heuschnupfen (→**284**), Asthma bronchiale (→**207**), Quincke-Ödem oder auch andere allergische Hauterscheinungen. Der anaphylaktische Schock ist eine lebensbedrohliche Form, bei der der ganze Organismus in Mitleidenschaft gezogen wird. Bei der **Reaktion vom Spättyp** tritt der Höhepunkt der Beschwerden erst Tage oder Wochen nach Kontakt mit dem unverträglichen Stoff auf. Beispiele dieses Typs sind Kontaktekzeme und Photoallergien.

  Es gibt nach medizinischer Definition noch weitere Formen, die aber umgangssprachlich nicht in den Begriff Allergie einbezogen werden. Die Beschwerden sind recht unterschiedlich, je nachdem, welche Form vorliegt, und welche Körperbereiche primär betroffen sind.

Beech ist die **klassische Essenz bei Intoleranz** der Umgebung gegenüber.

Crab Apple	Allergien vermitteln oft den Eindruck, der Körper wolle etwas loswerden, z. B. durch Auswurf oder Nasensekrete.
Crab Apple Mustard	leiten sich aus dem Schienenmodell ab. Vor allem bei Beschwerden, die im Frühjahr auftreten (Heuschnupfen).
Crab Apple Scleranthus Clematis Mustard	ebenfalls bei Beschwerden, die vor allem im Frühjahr auftreten. Die Mischung ergibt sich aus den Schienen und sollte in Betracht gezogen werden, wenn Crab Apple und Mustard allein nicht helfen.
Holly	wenn die Heftigkeit der Beschwerden auffällt. Allerdings zusätzlich auch Notfalltropfen erwägen.
Notfallcreme	bei örtlichem, heftigem Juckreiz. Bei Asthma kann man die Brust einreiben, bei Heuschnupfen das Gesicht.
Notfalltropfen	ist als Erste Hilfe angezeigt, bis man eine individuelle Mischung gefunden hat. Auch bei sehr heftigen Reaktionen.
Vervain	generell bei Überreaktionen. Hat nachgeordnete Bedeutung.

Albträume

- **Beschreibung:** Albträume können mehr oder weniger belastend sein. Sie werden oft von unangenehmen Gefühlen nach dem Erwachen oder Panik beim Aufwachen begleitet. Aus **ganzheitlicher Sicht** möchte das Unbewusste hier eine Botschaft vermitteln, die den Betroffenen aber ganz offensichtlich beunruhigt.

Agrimony	ist immer hilfreich, wenn viel verdrängt wird, v. a. Negatives. Die verdrängten Inhalte erscheinen dann in Form von Albträumen.
Aspen	wenn unheimliche Gefühle nach dem Erwachen im Vordergrund stehen. Wenn der Traum von unheimlichen Dingen handelt.
Centaury	wenn man sich nicht durchsetzt; Aggressionen können sich anstauen, die sich dann als Ventil über Albträume äußern.
Cherry Plum Rock Rose	sind eventuell zusammen mit **Star of Bethlehem** hilfreich, wenn der Albtraum unverarbeitete Traumata als Ursache hat.
Mimulus	wenn man sehr ängstlich ist, dass schon bald der nächste Albtraum kommt. Außerdem haben Albträume oft mit verdrängten Aggressionen zu tun, und Mimulus ist gerade hier angezeigt, wenn es darum geht, seine Schüchternheit zu überwinden und sich durchzusetzen.

Notfall-tropfen	können helfen, wenn der Albtraum sehr schrecklich war und man gerade aufgewacht ist. Außerdem, wenn es schwer fällt, wieder einzuschlafen.
Star of Bethlehem	ist immer dann hilfreich, wenn alte Verletzungen die Ursache sind. Möglicherweise ist sich der Betroffene gar nicht bewusst, dass zwischen dem Albtraum und einem Trauma ein Zusammenhang besteht.
White Chestnut	kann versucht werden, wenn die Albträume sich häufen, vor allem jedoch, wenn immer wieder derselbe Albtraum auftritt.
Willow	hat als Thema nicht geäußerte Aggressionen.

Amalgam, Probleme mit

- **Beschreibung:** Trotz des Quecksilberanteils werden Amalgamfüllungen in der Zahnheilkunde leider immer noch verwendet. Wenn Beschwerden durch Amalgam auftreten, kommen je nach Beschwerdebild die unten stehenden Essenzen in Frage. Beim Entfernen der Füllungen ist zu beachten, dass sich Beschwerden akut verschlimmern können. Da Schwermetalle lange im Körper gespeichert bleiben, können Vergiftungssymptome auch Jahre nach dem Entfernen auftreten. Eine Entgiftung unter fachmännischer Anleitung ist ratsam. Die Füllungen sollten grundsätzlich entfernt werden. Die im Folgenden aufgeführten Essenzen beziehen sich vor allem auf die Situation bei der Entfernung.

Crab Apple	gilt als Reinigungsblüte, hilft dem Körper, sich von Amalgamrückständen zu reinigen.
Mimulus Mustard	beeinflusst die Nierentätigkeit positiv und unterstützt damit die Entgiftung.
Impatiens Oak	beeinflussen die Lebertätigkeit positiv und unterstützt damit die Entgiftung.
Notfall-creme	kann lokal großzügig im Bereich der Zähne auf Wangen und Kiefer aufgetragen werden.
Notfall-tropfen	bei akuten Beschwerden. Es empfiehlt sich, bereits vor Entfernung der Amalgamfüllungen mit der Einnahme zu beginnen.

Amenorrhoe

- **Beschreibung:** Ein Ausbleiben der Menstruation. Man unterscheidet zwei Formen:

  Primäre Amenorrhoe: Die Menstruation ist überhaupt noch nicht aufgetreten.
  Sekundäre Amenorrhoe: Die Menstruation war bereits vorhanden, hat dann aber mehr als sechs Monate ausgesetzt.

  Unabhängig davon, welche Form vorliegt, ist es wichtig, die Ursachen abzuklären und einen kompetenten Therapeuten zu Rate zu ziehen. Im Folgenden einige Vorschläge, falls keine organischen Ursachen feststellbar sind oder aber Überlastung oder psychische Faktoren eine Rolle spielen.

Cherry Plum Rock Rose	sind eine Kombination, die sich aus den Schienen ergibt. Die beiden Essenzen haben einen positiven Einfluss auf die hormonelle Regulation, und können deshalb regulierend wirken.
Crab Apple	wenn die Blutung, möglicherweise auch unbewusst, abgelehnt wird. Wenn in der Pubertät Pickel auftreten, so kann das auch zusätzlich auf Crab Apple hinweisen.
Honey-suckle	bei verzögerter Entwicklung. Die Betroffenen möchten Kind bleiben und sich nicht zur Frau entwickeln, also vor allem bei primärer Amenorrhoe.

Pine	wenn die Blutung bewusst oder unbewusst abgelehnt wird oder Schuldgefühle verursacht. Es kann keine positive Weiblichkeit entwickelt werden.
Rock Water	bei asketischen Neigungen. Auch bei Amenorhoe im Rahmen von Essstörungen (z. B. Magersucht →**313**). Hier kompetenten Therapeuten hinzuziehen.
Star of Bethlehem	kann zusammen mit **Cherry Plum** und **Rock Rose** gegeben werden, wenn ein Trauma zu Grunde liegt.
Walnut	ist immer dann hilfreich, wenn eine Entwicklung verzögert ist, ist also hier vor allem bei primärer Amenorrhoe angezeigt.

Anämie (Blutarmut)

- **Beschreibung:** Bei Blutarmut gibt es **drei Formen**. Je nach Form sind verschiedene Blütenessenzen angezeigt.

hypochrome Anämie (hypo = zu wenig)	Das einzelne rote Blutkörperchen hat zu wenig Blutfarbstoff. Gründe hierfür können unter anderem Eisenmangel oder Infekte sein.
normochrome Anämie (normo = normal)	Jedes rote Blutkörperchen hat genügend Blutfarbstoff. Allerdings hat der Körper insgesamt zu wenig rote Blutkörperchen, da er sie z. B. durch eine Blutung verliert, die Blutkörperchen nicht lange genug leben oder aber zu wenig Blut bildendes Knochenmark vorhanden ist.
hyperchrome Anämie (hyper = zu viel)	Das einzelne rote Blutkörperchen hat zu viel Blutfarbstoff, weil es sich nicht zu seiner endgültigen Form entwickeln kann. Hier fehlen Vitamin B_{12} und Folsäure. Es gibt eine besondere Form (= perniziöse Anämie), bei der die Magenschleimhaut einen bestimmten Stoff nicht oder zu wenig produzieren kann (Intrinsic Factor). Dieser ist unbedingt nötig, damit der Körper das Vitamin B_{12} aufnehmen kann.

- **Beschwerden:** Schwäche, Schwindel, Kopfschmerzen, blasse Haut und Schleimhäute. Man ist wenig leistungsfähig, verträgt Kälte schlecht und hat Schwierigkeiten, sich zu konzentrieren.

Wenn die Ursache auf dem fehlenden Faktor in der Magenschleimhaut beruht, leidet man unter Blässe, Entzündung der Zunge sowie an Muskelschwäche und Missempfindungen.

Clematis	bei geringer Bereitschaft, sich mit der konkreten Welt auseinanderzusetzen. Hilft außerdem bei Schwäche, Schwindel, Missempfindungen und bei Anämie infolge von Infekten.
Gentian Wild Rose	kann man beide bei perniziöser Anämie (zusätzlich!) versuchen, da sie gemäß den Schienen den Magen beeinflussen.
Honeysuckle Mustard	gemäß den Schienen und Akupunkturlehre der Schleimhaut zugeordnet.
Mimulus	hat einen Bezug zum Knochenmark, insofern also auch zur (gestörten) Blutbildung.
Mimulus Mustard	gemäß den Schienen, wenn Mimulus alleine nicht ausreicht. Beide Essenzen haben einen Bezug zur Blutbildung.
Olive	kann helfen, wenn Schwäche und Müdigkeit überwältigend erlebt werden und wenn Blutungen im Vordergrund stehen.
Wild Rose	wenn die Schwäche so ausgeprägt ist, dass sie zu Lethargie und Desinteresse an allem führt.

Angst vor bestimmten Dingen

- **Beschreibung:** Angst zu haben ist nicht nur normal, sondern auch sinnvoll, da Angst vor gefährlichen Situationen warnen und bewahren kann. Probleme treten auf, wenn Ängste oft vorkommen und die Selbstentfaltung behindern.

  Angst kann sich zur **Phobie** steigern. Hier wird die angstbesetzte Situation oder das angstbesetzte Objekt panikartig ge-mieden. Die Angst bezieht sich dabei auf konkrete Auslöser. Bei einer so genannten Angstneurose kommt es zu leichten bis massiven Einschränkungen. Die ständige Anspannung und Angst kann bis hin zu Panikattacken führen, die überfallsartig auftreten können. Die von übermäßiger Angst Betroffenen sind vom Naturell her oft wenig aggressiv, zu ange-passt und zu zurückhaltend.

  Weitere Symptome, die im Rahmen des Beschwerdebildes häufig vorkommen, sind neben der Panik und Angst auch Herzrasen, Zittern, Schweißausbrüche, Rastlosigkeit, trockener Mund, gedrückte Stimmung bis hin zu Depressionen (→**238**).
- **Behandlung:** Leichte Beschwerden sprechen gut auf die Blütenessenzen an. Bei schwereren Symptomen ist es wesentlich keine Essenzen zu wählen, die alte unverarbeitete Themen aufwühlen. Hier sollte vor allem **Agrimony** zunächst gemieden werden. Erst wenn schon eine gewisse Besserung

erreicht ist, kann man derartige aufdeckende Essenzen in Erwägung ziehen. Ist man sich nicht sicher, sollte man zunächst die **Notfalltropfen** verwenden. Auch ein Auftragen der **Notfallcreme** auf Gesicht, Puls und Solarplexus kann hilfreich sein. Eine psychotherapeutische Betreuung ist in jedem Fall wünschenswert.

Aspen	wird bei unbestimmter Angst angewendet, kann jedoch manchmal auch bei Angst vor bestimmten Dingen hilfreich sein.
Centaury	wenn man zu angepasst ist und sich zu sehr nach den Wünschen anderer Menschen richtet
Cherry Plum	kann helfen, wenn das Gefühl, den Verstand zu verlieren, im Vordergrund steht. Auch wenn immer wieder Kurzschlusshandlungen befürchtet werden. Tritt diese Befürchtung jedoch akut auf, sollten stattdessen unbedingt die **Notfalltropfen** angewendet werden.
Cherry Plum Rock Rose Star of B. Impatiens	eignen sich neben den Notfalltropfen generell gut zum Einstieg. Allerdings wird man die **Notfall-tropfen** dieser Mischung vorziehen, wenn der Zustand schlecht oder akut ist.
Chicory	bei Platzangst.
Gorse	wenn die Beschwerden schon länger vorhanden sind und kaum auf eine Behandlung ansprechen. Außerdem fällt auf, dass man eigentlich hoffnungslos ist, selbst wenn man doch etwas unternimmt, um Heilung zu finden.

Impatiens	ist hilfreich bei Unruhezuständen. Hier weiß man vor lauter Getriebenheit kaum noch, wohin.
Larch	bei zu wenig Selbstvertrauen, das schlechter Durchsetzungsfähigkeit oft zu Grunde liegt.
Mimulus	ist die **Hauptessenz bei Ängsten,** die sich **auf bestimmte Dinge** beziehen. Ist vor allem angezeigt, wenn man von Natur aus ängstlich ist, aber Panik nicht im Vordergrund steht.
Mustard	hilft bei Depressionen. Liegt nach den Schienen "über" **Mimulus**, der **Hauptessenz bei Angst**. Übermäßige Angst tritt oft gleichzeitig mit Depressionen (→**238**) auf.
Notfall-tropfen	bieten sehr gute Erste Hilfe bei allen akuten Zuständen. Können auch zu Beginn über einige Wochen gegeben werden, eventuell mit einer oder zwei weiteren Essenzen.
Rock Rose	wenn Panik im Vordergrund steht, eher nicht für die akute Attacke, sondern für die individuelle Mischung.
Sweet Chestnut	Die Umwelt weiß oft nicht, wie schlecht der Zustand ist. Die Betroffenen sind verzweifelt und fühlen sich von aller Welt verlassen.
Water Violet	hilft, wenn die Ängste zu einem sozialen Rückzug führen oder aber wenn man sich betont "cool" gibt, obwohl man Angst hat. Dann zusammen mit **Mimulus**.

Arteriosklerose (Arterienverkalkung)

- **Beschreibung:** Hierbei handelt es sich um die häufigste **Schädigung der Arterien**: Sie verhärten und verdicken, verlieren an Elastizität und verengen sich zunehmend.
- **Ursachen:** Faktoren wie erhöhte Blutfette, Giftstoffe, Rauchen, Stress und Bewegungsmangel sind entscheidend beteiligt. Auch andere Erkrankungen, wie Diabetes mellitus und Hypertonie, fördern die Arteriosklerose.

Hinweis: Mitunter kann **Kieselerde** einen erhöhten Cholesterinspiegel senken.

Centaury	wenn man unbedingt mit dem Rauchen aufhören müsste, weniger Fett und Süßes essen sollte, das aber nicht schafft. Eventuell zusammen mit **Rock Water** oder mit **Chestnut Bud**.
Cherry Plum Rock Rose Impatiens	kann helfen, wenn man dauernd unter Druck und Stress steht.
Chicory	hilft generell, wenn sich Gewebe und Strukturen an Stellen bilden, wo sie nicht hingehören.
Crab Apple	ist hilfreich, wenn es darum geht, den Körper zu reinigen. Hilft, weniger Fett und Süßes zu essen und weniger zu rauchen.
Gorse	wenn die Situation chronisch ist. Wenn man schon lange falsch isst und raucht.

Holly	bei cholerischen Wutausbrüchen, die zu Stress führen. Regt sich immer kolossal über alles auf.
Oak	wenn man zu viel arbeitet und dadurch unter Stress gerät. Die Arbeit macht auch keine Freude, sondern ist nur noch Pflichterfüllung.
Rock Water	generell, wenn schädigendes Verhalten nicht aufgegeben werden kann. Bei allen Verhärtungen.
Vervain	bei völliger Überdrehtheit, aus Begeisterung ständig unter Stress und Anspannung. Findet kein Ende und keine Ruhe.
Vine	ist generell bei allen Verhärtungen und Versteifungen einen Versuch wert. Typisch: autoritäres Verhalten.

Asthma bronchiale

- **Beschreibung:** Asthma ist eine häufige chronische Erkrankung der Atemwege. Es gibt zwei Formen: das **allergisch bedingte Asthma**, das bereits im Kindes- und Jugendalter auftritt und im Laufe der Jahre besser werden kann, und das **nicht allergisch bedingte Asthma**, das Kleinkinder oder Erwachsene betrifft und sich oft mit der Zeit verschlechtert. Vererbung und Psyche spielen beim Asthma eine große Rolle. Im fortgeschrittenen Stadium kommt es zu dauerhaften Schäden der Lunge und, in der Folge, auch zu Herzschäden.
- **Beschwerden:** Kennzeichnend ist die anfallsartige Atemnot. Bei diesen Anfällen schwillt die Schleimhaut an und es kommt zu einer krampfartigen Verengung der Atemwege. Das Sekret der Schleimhaut verändert seine Beschaffenheit. Betroffen sind die tiefer gelegenen Atemwege.
- **Ursachen:** Beiden Formen liegt ein überempfindliches Atemwegssystem zu Grunde. Beim **allergisch bedingten Asthma** auf Grund einer vererbten Anlage für Allergien. Hier können gleichzeitig auch Heuschnupfen und allergische Hautkrankheiten auftreten. Beim **nicht allergisch bedingten Asthma** können Infektionen, Umweltfaktoren (z. B. Staub oder Luft), Anstrengung oder bestimmte Medikamente die Asthmaanfälle auslösen.

Im **Asthmaanfall** (Status asthmaticus) kommt es zu sehr schwerer Atemnot, es besteht die Gefahr zu ersticken. Der Herzschlag ist beschleunigt und die Betroffenen laufen blau an. Hier ist **ärztliche Hilfe** unbedingt erforderlich!

Zu **allergisch bedingtem Asthma** siehe auch Allergie (→**193**).

Beech	wenn man generell wenig tolerant ist, auch gegenüber Stoffen, die andere normalerweise gut vertragen können. Insofern bei allergisch bedingter Symptomatik.
Chicory	ist dem Lungenmeridian zugeordnet und hat außerdem einen starken Bezug zu Atemnot und Druckgefühlen auf der Brust.
Chicory Honeysuckle	erfassen nach den Schienen den Lungenmeridian. Diese Mischung kann man versuchen, wenn Chicory alleine nicht hilft.
Crab Apple	um von den Allergie auslösenden Stoffen zu reinigen. Außerdem bei Auswurf, da der Körper hier versucht, etwas auszuscheiden.
Crab Apple Scleranthus Clematis Mustard	nach den Schienen. Vor allem, wenn das Asthma zusammen mit Heuschnupfen (→**284**) auftritt, oder wenn es im Frühjahr schlimmer wird.
Gorse	bei zunehmender Chronifizierung. Vor allem, wenn man bei starker Atemnot innerlich resigniert.

Holly wenn die Reaktion heftig ist. Hier sollte man dann allerdings auch an die **Notfalltropfen** denken, beziehungsweise an zusätzliche Maßnahmen, wenn nicht sehr zügig mit der Essenz Linderung erreicht wird.

Mimulus
Rock Rose können als Mischung helfen, wenn Panik und Angst im Vordergrund stehen.

Notfall-creme kann bei akuten Beschwerden gut tun: die Brust einreiben, eventuell auch den Rücken.

Notfall-tropfen im akuten Anfall. Wenn man nicht gleich Besserung erreicht, sollte man sofort andere Maßnahmen ergreifen (Notarzt!).

Augenermüdung

- **Beschreibung:** Zu viel Fernsehen, lange anstrengende Autofahrten, zu viel Arbeit an Bildschirmen und das exzessive Lesen von Büchern spätabends sind häufige Ursachen für eine Ermüdung der Augen. Auch können Augenfehler nicht nur durch Überanstrengung der Augen entstehen, sondern diese ihrerseits hervorrufen.

  Hier ist also auch eine **Verhaltensänderung** anzustreben. Außerdem können Augenübungen und Pausen hilfreich sein.
- **Behandlung:** Die Essenzen können nicht nur eingenommen, sondern auch als Umschlag angewendet werden. Hierzu gibt man 1-2 Tropfen pro Essenz in etwas Wasser, tränkt einen Wattebausch und legt ihn für etwa 10 Minuten auf die Augenlider. Man kann auch vorsichtig die Haut rund um die Augen abtupfen.

Elm	hilft gut bei temporärer Überlastung, vor allem, wenn man normalerweise nicht überanstrengt ist.
Hornbeam	wenn die Augen durch zu viel geistige Tätigkeiten übermüdet sind.
Notfall-creme	kann sehr hilfreich sein, wenn man in einer akuten Situation die Augen schließt. Dann rund um die Augen eincremen, dabei die Lider aber aussparen.
Notfall-tropfen	ebenfalls in einer akuten Situation. Auch wenn die anderen Essenzen nicht zur Hand sind.

Oak ist angezeigt bei chronischer Überlastung. Man hat auch keine Freude an dem, was man tut, sondern macht aus Pflichtbewusstsein weiter.

Star of Bethlehem wenn die Augen vor allem schmerzen.

Ausfluss aus der Scheide

- **Beschreibung:** Hierunter versteht man das Austreten von Flüssigkeit unterschiedlicher Farbe, Konsistenz und Geruch aus der Scheide.
- **Ursachen:** Der Ausfluss kann von Veränderungen der Scheide, Gebärmutter oder den Eileitern ausgehen. Die Ursachen sind sehr unterschiedlich, lassen sich aber generell in vegetative und hormonelle Veränderungen oder Entzündungen einteilen. So wird z. B. die vaginale Schleimhaut bei Östrogenmangel, Schädigung der Scheidenflora durch Antibiotika oder wenn die Scheidenflora nicht sauer genug ist, anfällig für Infektionen (z. B. mit Escherichia coli, Trichomonaden oder Candida). Auch Wucherungen können Ausfluss verursachen. Ausfluss ist also keine Erkrankung an sich, sondern Symptom einer Erkrankung oder Begleiterscheinung natürlicher körperlicher Vorgänge, z. B. Eisprung oder Schwangerschaft. Die Ursache sollte abgeklärt werden.
- **Beschwerden:** Je nach Grunderkrankung können zusätzlich andere Beschwerden auftreten. Vegetativ bedingter Ausfluss tritt eher bei nervösen und labilen Menschen auf. Nicht nur bei Infektionen können zusätzlich Jucken, Berührungsempfindlichkeit und Brennen beim Wasserlassen auftreten. Bei anderen Entzündungen ist das Beschwerdebild ähnlich. Bei Wucherungen, wie Polypen und Tumoren, kommen die diesem Krankheitsbild entsprechenden Symptome hinzu.

Aus **naturheilkundlicher Sicht** ist Ausfluss eine Reinigung, die nicht unterdrückt werden sollte. Die Bach-Blüten sind hier ein Weg, die Selbstheilungskräfte anzuregen, und auf sanfte Weise eine Heilung zu ermöglichen.

Analog kann der Ausfluss auch ein Ausdruck dafür sein, dass die Frau Dinge in ihrem (Sexual-)Leben duldet, die nicht zu ihr passen. Siehe hierzu auch problematische Sexualität (→**385**).

Centaury generell bei Infektionen. Erfasst auch, dass man zu gutmütig ist, um die eigenen Bedürfnisse durchzusetzen.

Cherry Plum
Rock Rose
Star of Bethlehem wenn ein hormonelles Ungleichgewicht Ursache des Ausflusses ist. Kann auch vegetativ stabilisierend wirken.

Chicory kann man bei allen Wucherungen in Betracht ziehen. Wenn die Wucherung in Abhängigkeit vom Zyklus stattfindet (z. B. Endometriose), ist auch an die vorgenannte Mischung zu denken.

Centaury
Clematis kann als Kombination bei Infektionen hilfreich sein.

Crab Apple generell bei Ausfluss, v. a. jedoch bei Infektionen. Immer dann angezeigt, wenn der Körper versucht, etwas auszuscheiden.

Impatiens immer bei Entzündungen. Auch bei Juckreiz hilfreich.

Pine	wenn Sexualität schuldbesetzt ist. Auch wenn die Durchsetzung der eigenen Bedürfnisse an Schuldgefühlen scheitert.
Rock Water	wenn wesentliche Bedürfnisse unterdrückt sind. Asketische Tendenzen.
Scle-ranthus	kann man bei vegetativ bedingten Beschwerden in Betracht ziehen. Kann auch bei hormonellen Störungen helfen.

Autismus

- **Beschreibung:** Autismus beschreibt ein Verhalten, bei dem sich die Betroffenen fast völlig von der Umwelt und anderen Menschen in die eigene Vorstellungs- und Gedankenwelt zurückziehen. Sie bleiben von ihrer Umwelt innerlich isoliert und sind unfähig, auf eine Weise mit anderen zu kommunizieren, die diese verstehen.
- **Beschwerden:** Außerdem fallen Ängste auf, vor allem vor Veränderungen. Es kann eine starke Bindung an bestimmte Dinge geben. Oft werden Worte, Bewegungen oder Bewegungsmuster ohne erkennbaren Sinn wiederholt und es kann zu einer verminderten Entwicklung im Bereich der Sprache kommen. Auch Aggressivität und gestörter Schlaf sind typisch. Die Intelligenz ist meist nicht eingeschränkt.

Hier ist in jedem Fall ein kompetenter Behandler hinzuzuziehen. Deshalb im Folgenden nur einige Essenzen, die besonders erfolgversprechend sind. Sie sollten - wenn sie vom medizinisch Unkundigen angewendet werden - zusammen mit **Notfalltropfen** eingesetzt werden, um eine Erstverschlimmerung abzufedern.

Grundsätzlich ist hier eine längerfristige Bach-Blütenbehandlung angezeigt.

Clematis	ist angezeigt, wenn man sich in seine eigene Welt zurückzieht. Clematis ist in den **Notfalltropfen** ohnehin enthalten.
Gorse	weil derartig schwere und beeinträchtigende Erkrankungen immer auch mit Resignation zu tun haben. Am Besten mit den **Notfalltropfen** kombinieren.
Holly	für aggressive Phasen. Hier die **Notfalltropfen** hinzugeben.
Mimulus	bei Rückzug aus Schüchternheit. Ängste vor bestimmten Dingen. Bei Behandlungsbeginn am besten zusammen mit **Notfalltropfen.**
Notfall-tropfen	ist das **Hauptmittel**, wenn man als Laie bei dieser Erkrankung Blütenessenzen anwendet. Sie können lindern und akut Hilfe bringen. Auch wenn ein Trauma zu Grunde liegt, kann es hilfreich sein, die Notfalltropfen über einen gewissen Zeitraum zu geben.
Rock Water	wenn man keine Veränderungen mag. Macht immer die gleichen Bewegungen. Auch hier die **Notfall-tropfen** dazugeben.
Water Violet	ist eine wichtige Essenz, da der soziale Rückzug erfasst wird. Auch hier sollten die **Notfalltropfen** hinzugefügt werden.

Bauchschmerzen

- **Beschreibung:** Bauchschmerzen können die **verschiedensten Ursachen** haben. Unklare und beunruhigende Beschwerden sollten unbedingt von einem Arzt abgeklärt werden. Ohne genaue Kenntnis der Ursache ist eine Behandlung ohnehin nicht möglich. Auf Grund der zahlreichen Ursachen kommen auch sehr viele Essenzen in Frage. Daher führe ich lediglich die **Notfallcreme** und -tropfen als **erste Maßnahme** auf.

Notfall-creme	als erste Maßnahme: den Bauch einreiben, eventuell auch den mittleren und unteren Rücken. Geeignet, wenn einem so schlecht ist, dass man überhaupt nichts zu sich nehmen kann, nicht einmal die **Notfalltropfen.**
Notfall-tropfen	akut, als erste Maßnahme zum Einnehmen. Hier am besten einige Tropfen in ein Glas Wasser geben und schluckweise trinken.

Blähungen, aufgetriebener Bauch

- **Beschreibung: Blähungen** werden verursacht durch Gasansammlungen, die bei der Verdauung im Darm entstehen. Wenn sie nicht abgehen können, verursachen sie mitunter heftige Bauchschmerzen (→**217**) und einen **aufgetriebenen Bauch**.
- **Ursachen:** Meist sind blähende Speisen, eine unregelmäßige und ungesunde Ernährungsweise, "Verstopfung" (hiervon spricht man, wenn die Person mehr als drei Tage hintereinander keinen Stuhlgang hatte), aber auch Durchfall die Ursache. Treten Blähungen häufig auf, kann eine **gestörte Darmflora** der Grund sein. Auch psychische Faktoren spielen eine Rolle: Gefühle wie Ärger, Wut, Stress, aber auch Depressionen und Angst können sich in Darmstörungen äußern. Auf der symbolischen Ebene kann dies bedeuten, dass auch die Seele etwas nicht gut verarbeiten kann. Bei sehr schmerzhaften Blähungen kann in seltenen Fällen eine schwere, lebensbedrohliche Erkrankung zu Grunde liegen. Treten folgende Zeichen auf, sollte **unbedingt und sofort** eine **Abklärung durch einen Arzt** erfolgen: heftige, plötzlich auftretende Schmerzen im Bauchraum, ein stark aufgetriebener, "brettharter" Bauch, zusätzliche Beschwerden wie Übelkeit, Erbrechen, Fieber, akute Kreislaufstörung und ein schlechter Allgemeinzustand.

Allgemein gilt die Empfehlung, sich bei den Mahlzeiten auf das Essen zu konzentrieren, gründlich zu kauen und sich Zeit zu lassen.

Centaury	wird astrologisch dem Jungfrauprinzip zugeordnet, das den Darm regiert. Kann außerdem helfen, wenn die Darmflora nicht in Ordnung ist.
Clematis	ebenfalls bei krankhaft veränderter Darmflora. Ist dem Dickdarmmeridian zugeordnet.
Clematis Mustard	nach den Schienen dem Dickdarmmeridian zugeordnet. Mustard hilft auch bei Depressionen, Clematis bei krankhafter Darmflora.
Crab Apple	reinigt den Darm von krank machenden Bakterien.
Holly	wenn Stress und Ärger im Vordergrund stehen.
Impatiens	wenn man sehr schnell und hastig isst und nie genug Zeit hat. Bei besonderer Vorliebe für Fast food.
Notfall-creme	einreiben bei akuten Beschwerden, eventuell auch den Rücken.
Notfall-tropfen	bei akuten Beschwerden.

Blasenschwäche (Inkontinenz)

- **Beschreibung:** Eine Blasenschwäche führt dazu, dass unfreiwillig Harn abgegeben wird. Dies kann in unterschiedlicher Menge, ständig (z. B. Harnträufeln) oder nur in bestimmten Situationen (z. B. beim Niesen, wenn der Druck in der Bauchhöhle kurzzeitig erhöht ist) bemerkt oder unbemerkt auftreten.

  Von **Blasenschwäche** sind in Deutschland etwa 5 Millionen Erwachsene betroffen. Oft ist es den Betroffenen unangenehm, über die Beschwerde zu reden und viele glauben, dass es keine Hilfe gibt. In jedem Fall sollte ein Abklärung der Ursachen angestrebt werden.

  Auch **psychische Faktoren** spielen eine Rolle. Oft haben Stress, zu viel äußerer Druck und auch starke Gefühle einen Einfluss auf die Beschwerden. Viele Formen der Blasenschwäche können durch **Beckenbodentraining** gebessert werden.

Centaury	wenn man nicht nur schwach im Willen ist, sondern auch die Muskeln, die den Harn zurückhalten, schwach sind. Gehört zum Blasenmeridian.
Centaury Pine	nach den Schienen. Beide Blüten gehören zum Blasenmeridian. Pine erfasst auch die Schuldgefühle, mit denen diese Erkrankung einhergeht. Centaury erfasst die schwachen Muskeln.

Centaury Pine Cherry Plum Rock Rose	Centaury und Pine gehören zum Blasenmeridian, Cherry Plum und Rock Rose zum Dreifach-Erwärmer. Centaury erfasst die Schwäche, Pine die Schuldgefühle. Cherry Plum ist angezeigt bei Druckgefühl oder seelischem Druck. Rock Rose wegen eventuell zu Grunde liegender Traumata.
Cherry Plum	wenn die Beschwerde mit Druckgefühl einher geht. Außerdem bei zu viel (seelischem) Druck. Kann mit starken Gefühlen nicht umgehen.
Chicory	versucht mit seiner Beschwerde, über andere Macht auszuüben und sie zu manipulieren.
Crab Apple	im Rahmen einer Infektion. Reinigt hier von den Erregern.
Pine	gehört zum Blasenmeridian. Wenn einem die Beschwerden besonders peinlich sind. Möglicherweise trauen sich die Betroffenen nicht mehr auszugehen.

Blasenentzündung (Zystitis)

- **Ursachen:** Meist sind es Bakterien, die über die Harnröhre in die Blase aufsteigen und dort eine Entzündung hervorrufen. Die Bakterien gelangen aufsteigend (von der Harnröhre), selten absteigend (von Niere und Harnleiter) in die Blase. Oft ist auch ungenügende Flüssigkeitsaufnahme auslösend. Auf Grund der kürzeren weiblichen Harnröhre treten Blasenentzündungen bei Frauen häufiger auf.
- **Beschwerden:** Häufiges Wasserlassen, das mit Schmerzen einhergeht. Oft kommt es auch zu Schmerzen im unteren Bauchbereich. Fieber ist selten vorhanden. Auch bei dieser Erkrankung ist es wünschenswert, eine Abklärung vornehmen zu lassen, v. a. um sicherzustellen, dass keine Infektion im Bereich der Nieren vorliegt.

Centaury	hilft bei Abwehrschwäche. Dem Blasenmeridian zugeordnet.
Centaury Impatiens Pine	Centaury und Pine entsprechend den Schienen. Sie sind beide dem Blasenmeridian zugeordnet. Centaury hilft generell bei Abwehrschwäche. Impatiens ist angezeigt bei entzündlichen Erkrankungen und bei brennenden Schmerzen.
Clematis	ist hilfreich, wenn man zu Infektionen und kalten Füßen neigt (letztere begünstigen eine Erkrankung).
Cherry Plum	wenn die Beschwerden mit Druckgefühlen einhergehen.

Crab Apple	wenn eine Infektion zu Grunde liegt.
Holly	Bezug zum Blasenmeridian. Bei allen entzündlichen Erkrankungen hilfreich, außerdem bei brennenden Schmerzen.
Impatiens	bei entzündlichen Beschwerden. Generell bei allen Erkrankungen, bei denen Brennen auftritt.
Notfall-creme	akut zum Einreiben im Bereich der Schmerzen.
Notfall-tropfen	kann bei akuten Beschwerden eingenommen werden, am besten im Wasserglas, da hier sowieso viel getrunken werden sollte.

Blutdruck, hoher (Hypertonie)

- **Beschreibung:** Von erhöhtem Blutdruck spricht man, wenn bei regelmäßigen Messungen die durchschnittlichen Werte (beim Erwachsenen) über 140/90 mmHg liegen. Die Erkrankung kommt häufig vor. Sie wird vom Betroffenen aber erst bei Folgebeschwerden bemerkt. Hoher Blutdruck erhöht das Risiko für andere schwere Herz-Kreislauf-Störungen wie z. B. eine Hirnblutung.
- **Ursachen:** Man unterscheidet die **primäre Hypertonie**, bei der die Ursache unbekannt ist, und die **sekundäre Hypertonie**, die eine bekannte Ursache hat.

  Begünstigende Faktoren für die Entwicklung eines Bluthochdrucks sind z. B. Übergewicht, zu wenig Bewegung, Alkohol und Nikotin, Stress und Frustrationen. Andere Erkrankungen wie Zuckerkrankheit (Diabetes mellitus) oder eine familiäre Veranlagung erhöhen die Erkrankungswahrscheinlichkeit zusätzlich. Vor Behandlungsbeginn sollten mögliche Ursachen vom Arzt abgeklärt werden.
- **Beschwerden:** Frühe Anzeichen für einen erhöhten Blutdruck sind häufiges Nasenbluten, Schwindel, Kopfschmerzen, Schlafstörungen und Sehstörungen sowie Ohrensausen, Herzrasen und Unruhezustände. Symptome, die auf eine hypertensive Krise hindeuten, sind unter anderem starke Kopfschmerzen, Schwindel, Übelkeit und Krämpfe.

Bei einer hypertensiven Krise ist der Blutdruck auf über 210/115 mmHg erhöht. Hier ist es erforderlich, sofort den Blutdruck zu senken, was dem (Not-)Arzt vorbehalten ist.

Siehe zu diesem Thema auch andere Erkrankungen oder Probleme, wie Übergewicht (→**411**) und Nikotin (→**351**).

Cherry Plum	**Hauptessenz**. Wenn man zu sehr unter Druck ist, nicht nur seelisch, sondern auch bezüglich des Blutdrucks.
Cherry Plum Rock Rose	nach den Schienen dem Dreifach-Erwärmer zugeordnet, damit der hormonellen Regulation, die bei Bluthochdruck durch die Anspannung gestört sein kann. Cherry Plum gibt man auf Grund des erhöhten Drucks. Rock Rose, weil möglicherweise ein bedrückendes Trauma zu Grunde liegt.
Holly	wenn man oft sehr ärgerlich ist, wütend oder gereizt und dann "hochgeht".
Impatiens	wenn man gereizt ist und durch seine Ungeduld ständig gestresst.
Oak	hilft, wenn man sich überlastet fühlt, weil man aus Pflichtgefühl zu viele Aufgaben übernimmt.
Vervain	hilfreich, wenn man überreizt ist und gar nicht mehr zur Ruhe kommt, weil einem eine Tätigkeit so viel Freude macht, dass man kein Ende findet.
Willow	wenn Wut nicht ausgedrückt, sondern geschluckt wird und zu ständigem Groll führt. Außerdem fühlt man sich ungerecht behandelt und benachteiligt, was zu Frustrationen führt.

Anwendungsgebiete

Notfall-tropfen	wenn der Blutdruck akut ziemlich hoch ist, am besten einige Tropfen in ein Glas Wasser und schluckweise trinken.
Vine	wenn das für diese Essenz typische harte Durchgreifen zu Konflikten führt, die in der Folge Anspannung und Frust hervorrufen.

Blutdruck, niedriger (Hypotonie)

- **Beschreibung:** Von Hypotonie spricht man, wenn der Blutdruckwert unter 100/60 mmHg sinkt.
- **Ursachen:** Begünstigende Faktoren sind jugendliches Alter, niedriges Gewicht und weibliches Geschlecht. Neben der primären, harmlosen Form, gibt es noch eine sekundäre Form, der eine krankhafte körperliche Veränderung zu Grunde liegt (z. B. Blutung, Flüssigkeitsmangel, Herzschwäche und Schlaganfall).
- **Beschwerden:** Durch die vorübergehende verminderte Durchblutung kommt es zu Beschwerden wie Schwarzwerden vor den Augen, Ohnmachtsneigung, Schwindel, Herzklopfen und Schweißausbruch. Morgens sind die Betroffenen oft müde und frieren häufig.

  Hypotonie kann bei Lageveränderungen oder längerem Stehen oder davon unabhängig auftreten.
- **Maßnahmen:** Als erste Maßnahme empfiehlt sich die Hochlagerung der Beine. Bei der primären Form sind grundsätzlich Wechselduschen, regelmäßige körperliche Betätigung und ausreichendes Trinken empfehlenswert.

Centaury wenn man wegkippt statt sich durchzusetzen.

Clematis ist eine **wichtige Essenz,** Schwindel und Ohnmachtsneigung typische Symptome bei niedrigem Blutdruck.

Notfall-creme	wenn der Betroffene bereits einer Ohnmacht nahe ist: Man kann Gesicht und Solarplexus einreiben, eventuell auch den Puls.
Notfall-tropfen	pur oder einige Tropfen in etwas Wasser schluckweise trinken. Vorsicht: Wenn man mit einem Glas in der Hand ohnmächtig wird, besteht Verletzungsgefahr!
Olive	ist hilfreich, wenn man sich müde, schwach und ausgelaugt fühlt.

Bronchitis, akute

- **Beschreibung:** Eine akute Bronchitis ist eine neu auftretende **Entzündung der Schleimhaut der unteren Atemwege** (= Bronchien). Oft wird sie durch eine Erkältung ausgelöst. Seltenere Ursachen sind chemische Reize und Herzerkrankungen (so genannte Stauungsbronchitis).
- **Beschwerden:** Zu Beginn tritt häufig **Reizhusten**, später **Husten mit Auswurf** (→**290**) auf, oftmals begleitet von Schnupfen, Brustschmerz und Fieber.

Aus **naturheilkundlicher Sicht** handelt es sich bei Auswurf um eine wünschenswerte Entgiftung, die man unterstützen sollte (s.a. unter dem Stichwort "Entgiften" →**246** und im Kapitel "Grundlagen" →**40**).

Bei Kindern sollte man auch an einen Fremdkörper in den Luftwegen denken, besonders wenn Schnupfen und Fieber fehlen. Hier ist eine sofortige Abklärung durch einen Facharzt erforderlich. Sollte eine Bronchitis 2-3 Wochen unvermindert anhalten, ist eine genaue ärztliche Untersuchung unerlässlich.

Centaury hilft generell bei Abwehrschwäche, also bei allen Infektionskrankheiten

Chicory ist geeignet wegen Bezug zum Lungenmeridian. Chicory ist generell bei Atemnot oder Druckgefühlen auf der Brust angezeigt.

Honeysuckle Chicory	ist auf Grund der Schienen Erfolg versprechend. Beide Essenzen gehören zum Lungenmeridian.
Clematis	hilft, wenn man sich leicht infiziert. Außerdem kann diese Essenz auch bei Fieber helfen.
Crab Apple	reinigt grundsätzlich von Erregern und ist bei allen Ausscheidungskrankheiten hilfreich.
Impatiens	ist bei allen entzündlichen Prozessen angezeigt, hat auch einen gewissen Bezug zu Fieber.
Willow	ist erfahrungsgemäß bei Husten (→**290**) hilfreich.

Brüchige Fingernägel

- **Ursachen:** Eine der zahlreichen Ursachen für brüchige Fingernägel kann beispielsweise Eisenmangel sein.

Die hierfür in Frage kommenden Essenzen können unter Anämie (→**200**) nachgesehen werden. Jegliche Mangelversorgung sollte natürlich ausgeglichen werden. Auch **Kieselerde** oder **Heilerde** (innerlich) kann die Festigkeit der Fingernägel erhöhen.

Auch eine übersäuernde Ernährung, die zu Mineralstoffmangel führt, kann die Ursache für das Brechen der Nägel sein.

Centaury	Brüchige Nägel haben einen Bezug zu einer verminderten Durchsetzungsfähigkeit, die für diese Essenz typisch ist.

Bulimie (Ess-Brechsucht)

- **Beschreibung:** Die Ess-Brechsucht ist eine **psychisch bedingte Essstörung** mit **anfallsartigen Fressattacken** und anschließendem (absichtlichem) **Erbrechen**. Anfangs wird meist aus Unwohlsein und der Angst vor Gewichtszunahme erbrochen, später verselbstständigt sich dieser Rhythmus. Oft führt dieses Verhalten zu Selbstverachtung, was den Teufelskreis aufrechterhält. Typisch ist außerdem die Einnahme von Abführmitteln und Appetitzüglern. Überwiegend sind Frauen im Alter zwischen 15 und 30 Jahren betroffen (85%).
- **Ursachen:** Bulimie tritt oft nach einer **Magersucht** auf. Die Ursachen beider Erkrankungen sind sehr ähnlich und unter Magersucht (→**313**) näher beschrieben.

  Im Unterschied zur Magersucht ist das Körpergewicht bei Bulimie in der Regel normal bis übergewichtig. Die Betroffenen besitzen oftmals ein außerordentliches Geschick darin, ihre Erkrankung zu verbergen, so dass auch nahen Bezugspersonen die Fressattacken und das anschließende Erbrechen erstaunlich lange verborgen bleiben. Ein weiterer Unterschied besteht darin, dass bei Bulimie der Leidensdruck stärker ist und die Betroffenen eher einsehen, dass sie krank sind. Sie sind also insgesamt einer Therapie zugänglicher als Magersüchtige.

- **Beschwerden:** Symptome, die im Rahmen der Bulimie auftreten, sind Störungen im Elektrolythaushalt, Depressionen (→**238**), Wasseransammlungen in den Beinen, Durchfälle (→**242**), Zahnschäden sowie Schädigungen der Magenwand.
- **Maßnahmen:** Wichtig ist natürlich eine psychotherapeutisch ausgerichtete Behandlung, in der Regel mit verhaltenstherapeutischem Ansatz. Die hier aufgeführten Essenzen sollten von Laien nur bei leichtem Verlauf angewendet werden, ansonsten ist ein kompetenter Therapeut hinzuzuziehen.

Agrimony	wenn man verdrängt, dass man krank ist. Bei allen Süchten hilfreich. Immer nur einschleichend, da oft Reaktionen auftreten.
Centaury	ist zu willensschwach, um die Ess-Brechanfälle zu unterlassen, und stattdessen die eigenen Bedürfnisse durchzusetzen.
Cherry Plum Rock Rose Star of B.	nach den Schienen. Kann helfen, wenn traumatische Erlebnisse zu Grunde liegen.
Crab Apple	wenn man sich unrein fühlt, weil man wieder so viel gegessen hat.
Pine	wenn man sich schuldig fühlt, dass man wieder so viel gegessen und dann erbrochen hat.
Rock Water	dient auch dazu Lust abzuwehren, hat also asketische Anteile.

White Chestnut	wenn man an nichts anderes denkt, als an Essen und an Kalorienzählen.
Willow	da Ess-Brech-Attacken auch dazu dienen, Wut abzuwehren.

Candida-Erkrankungen

- **Beschreibung:** Candida ist ein **Pilz**, der natürlicherweise überall auf **Haut** und **Schleimhäuten** vorkommt. Zu einer Erkrankung kommt es in der Regel erst, wenn die natürliche Bakterienbesiedlung gestört ist, etwa bei einem geschwächten Abwehrsystem, nach Antibiotika- oder Kortisoneinnahme oder durch Stress. Bei Diabetes mellitus ("Zuckerkrankheit") kann der Candidapilz auf Grund des gestörten Zuckerhaushalts den normalen Bakterienbestand überwuchern und die typischen Beschwerden hervorrufen.
- **Beschwerden:** Befallen werden vor allem Haut und Schleimhäute. Auf der **Haut** zeigen sich weiße Beläge und Schuppen. Sind die **Schleimhäute** erkrankt, kommt es zu Juckreiz und weißlichen Belägen, die man abstreifen kann. Ein Befall im **Genitalbereich** macht sich durch Juckreiz, Ausfluss und einen süßlichen Geruch bemerkbar.

Centaury	eine der **Hauptessenzen**, wenn die Abwehr zu schwach ist.
Centaury Clematis	sind eine mögliche Kombination bei Abwehrschwäche.
Crab Apple	reinigt bei Infektionen. Vor allem, wenn der Darm befallen ist. Man kann auch einige Tropfen in ein Teilbad geben und die betroffenen Hautpartien darin baden.

Gorse	wenn Erkrankungen sehr hartnäckig sind und die Tendenz haben, immer wieder zu kommen.
Notfall-creme	kann örtlich verwendet werden. Bei Schleimhäuten sollte man jedoch extra eine schleimhautverträgliche Variante in der Apotheke herstellen lassen. Auch generell hilfreich bei Juckreiz.

Cellulitis

- **Beschreibung:** Cellulitis, auch als "**Orangenhaut**" bezeichnet, bildet sich überwiegend bei Frauen im Bereich der Oberschenkel in Form kleiner Dellen.
- **Ursachen:** Cellulitis entsteht durch Schädigungen und Veränderungen der kollagenen und elastischen Fasern des Unterhautbindegewebes. Auch eine Verschlackung ist als ursächlich anzusehen.
- **Maßnahmen:** Empfehlenswert ist in jedem Fall körperliches Training. Gegebenenfalls sollte eine Gewichtsreduktion angestrebt werden (siehe Übergewicht →**237**). Außerdem sollte darauf geachtet werden, dass man ausreichend trinkt und nicht allzu viel Salz isst. Eine übersäuernde Ernährung sollte umgestellt werden - der Konsum von Kaffee, Alkohol, Fleisch und Süßigkeiten ist deutlich einzuschränken. Fällt das schwer, siehe unter den entsprechenden Stichworten.

Auch **Kieselerde** kann die Behandlung unterstützen.

Hornbeam	wenn man sich zu wenig sportlich betätigt und geistige Betätigung vorzieht.
Notfall-creme	lokal zum Auftragen.
Olive	wenn man zu erschöpft ist für körperliches Training.
Wild Oat	wenn man nur noch rumhängt und sich nicht bewegen will.

Depressionen (Schwermut)

- **Beschreibung:** Depressionen äußern sich durch eine gedrückte Stimmung, Freudlosigkeit, fehlenden Antrieb oder auch ein vermindertes Selbstwertgefühl.
- **Formen:** Depressionen stellen kein einheitliches Erkrankungsbild dar. Es werden drei verschiedene Formen unterschieden:

Form	Ursache
somatogene Depression	Schwere, chronische Erkrankungen.
endogene Depression	Hier ist eine Ursache nicht erkennbar. Sie ist eine Form der Psychose und kann mit manischen Phasen abwechseln.
psychogene oder reaktive Depression	Reaktion auf traumatische Erlebnisse oder Konfliktsituationen, z. B. ein Todesfall.

Die der **reaktiven Depression** (auch neurotische Depression genannt) zu Grunde liegenden ungelösten Konflikte können in einer Psychotherapie aufgedeckt und gelöst werden. Generell sollte bei länger anhaltender depressiver Verstimmung ein erfahrener Behandler zu Rate gezogen werden. Eine weitere Form der Depression ist die **larvierte Depression**, in der körperliche Beschwerden (= "Larve") die depressive Verstimmung (= eigentlicher "Schmetterling") überdecken. Hier treten beispielsweise Verdauungsbeschwerden, Rückenschmerzen oder Herzbeschwerden auf. Depressionen können auch nach einer Schwangerschaft oder im Rahmen einer schizophrenen Psychose auftreten oder durch Medikamente hervorgerufen werden.

- **Beschwerden:** Aus der gedrückten Stimmung, der Antriebsstörung und dem verminderten Selbstwertgefühl können Kontaktmangel, Konzentrationsschwierigkeiten, Selbstmordgedanken und -absichten hervorgehen. Die Welt, die Zukunft, das ganze bisherige Leben werden in Frage gestellt. Es wird nicht erkannt, dass Veränderungen möglich sind. Weitere körperliche Symptome sind Schlaf-, Sexualitäts-, Verdauungsstörungen (→**360**; →**385**; →**419**) und Symptome wie Kopfschmerzen (→**305**), Übelkeit, Müdigkeit, Appetitlosigkeit, Verstopfung, Haarausfall und gesteigertes Schmerzempfinden (Kopf, Herz, Brust).
- **Maßnahmen:** Bei leichter Depression gibt es eine Reihe von Essenzen, die hilfreich sind. Bei schwerer Depression sollte man unbedingt einen Spezialisten zu Rate ziehen und eine Behandlung mit Bach-Blüten einem kompetenten Behandler überlassen. Wegen einer möglichen Erstverschlimmerung und Selbstmordgefahr bei schweren Depressionen sollte die Behandlung vorsichtig eingeleitet werden. Im Zweifelsfall sollten nur **Notfalltropfen** gegeben werden. Grundsätzlich ist eine psychotherapeutische Behandlung empfehlenswert.

Centaury	wenn man seine eigentlichen Bedürfnisse nicht durchsetzen kann.

Gentian	bei bekanntem Grund, evtl. zusammen mit **Star of Bethlehem**.
Gorse	wenn man resigniert, aufgegeben hat. Auch wenn man noch etwas unternimmt, damit es einem wieder besser geht. Bei larvierter Depression (die Depression ist hinter körperlichen Beschwerden verborgen).
Gorse **Mustard** **Notfall-tropfen**	sind eine sehr **bewährte Mischung**. Kann auch zu Beginn der Behandlung gegeben werden, dann evtl. **Wild Rose** hinzugeben. Bei längerer Anwendung evtl. **Aspen** als äußere Blüte zusätzlich erforderlich.
Honey-suckle	eher bei "süßer Wehmut" und Melancholie. In die Vergangenheit gerichtet. Zusammenhang mit Verlust einer geliebten Person.
Holly	liegt nach dem Schienensystem "über" **Centaury**, erfasst dieses also mit. Aggressionen stehen hier im Vordergrund.
Larch	bei schlechtem Selbstwert.
Mustard	ist die **"klassische" Blütenessenz** bei Depressionen. An Mustard sollte man im Zusammenhang mit Depressionen immer denken.
Notfall-tropfen	akut evtl. zu Beginn erst einmal ausschließlich geben oder vorsichtig ein oder zwei weitere Essenzen hinzugeben.
Rock Water	wenn Depressionen auf unterdrückten Bedürfnissen beruhen.

Sweet Chestnut	wenn Betroffene sehr verzweifelt sind, die Umwelt aber wenig darüber weiß. Wichtig: die Verzweiflung wird auf Nachfrage hin zugegeben. Im Regelfall keine Selbstmordgedanken.
Star of Bethlehem	hilft erfahrungsgemäß gut, v. a. bei einer reaktiven Depression, um einen Kummer zu verarbeiten.
Vervain	ist hilfreich, wenn die Depression mit Liebeskummer zu tun hat, oder mit Verlust von Dingen, die einem sehr am Herzen liegen.
Water Violet	ist angezeigt bei sozialem Rückzug. Typisch, dass Betroffene sich in die Tiefe stürzen wollen (Vorsicht: Erstverschlimmerung!).
Wild Rose	sollte bei Depressionen immer in Betracht gezogen werden. Es besteht an nichts mehr Interesse. Lethargie steht im Vordergrund.

Durchfall, akut

- **Beschreibung:** Von Durchfall spricht man bei dünnflüssigem Stuhlgang in vermehrter Menge und einer Häufigkeit von mehr als dreimal pro Tag.
- **Ursachen:** Neben vielen anderen Ursachen kommen v. a. Infektionen, Unverträglichkeit von Nahrungsmitteln oder auch psychische Faktoren und Medikamente (z. B. Antibiotika) in Betracht.

Durchfall kann als Versuch des Körpers betrachtet werden, etwas, das ihm schadet, auszuscheiden. Dies können die tatsächlich verursachenden Bakterien sein oder, symbolisch gesehen, auch psychische Probleme. Dieses Bemühen des Körpers kann durch Fasten und Trinken unterstützt werden. Wichtig ist es, den Verlust an Flüssigkeit und Elektrolyten (= Mineralstoffe) auszugleichen, indem man neben reichlich Wasser auch etwas Salz zu sich nimmt. Wenn allerdings der Flüssigkeitsverlust zu stark wird, ist ein kompetenter, naturheilkundlicher Behandler gefragt, um das weitere Vorgehen zu beurteilen. Hilfreich können **Kohletabletten** oder **-pulver** sein.

Wenn der Durchfall länger anhält, sollte auf jeden Fall die Ursache abgeklärt werden.

Centaury **Clematis**	wenn der Durchfall durch eine Infektion verursacht ist. Clematis ist dem Dickdarmmeridian zugeordnet.
Cherry Plum **Rock Rose** **Mimulus** **Elm** **Larch**	sind eine bewährte Mischung, wenn die Durchfälle psychisch bedingt sind. Vor allem bei Angst, die mit dem Gefühl der zeitweisen Überforderung einhergeht.
Clematis **Elm** **Gentian** **Larch** **White Chestnut**	sind eine Mischung bei Durchfällen, die in Verbindung mit Prüfungsangst auftreten.
Crab Apple	unterstützt den Körper bei seiner Bemühung um Reinigung. Hilfreich, wenn eine Infektion zu Grunde liegt.
Mimulus	ist die **Hauptblütenessenz**, wenn Angst vor bestimmten Dingen vorliegt, also auch vor Prüfungen oder vor einer Urlaubsreise.
Notfall-creme	örtlich um den Bauch herum eincremen. Wegen **Cherry Plum** auch bei Krämpfen geeignet.
Notfall-tropfen	als Erste Hilfe: Einige Tropfen in einem Glas Wasser schluckweise trinken. **Cherry Plum**, welches in den Notfalltropfen enthalten ist, hilft bei Krämpfen.
Olive	wenn der Durchfall zu ausgeprägten Schwächezuständen führt. Wenn man sich nur langsam von den Durchfällen erholt.

Dysmenorrhoe

- **Beschreibung:** Dysmenorrhoe = **schmerzhafte Periode**.
- **Ursachen:** Organische Ursachen können z. B. Entzündungen der Eierstöcke, Endometriose oder Fehlbildungen sein. Auch eine Spirale kann Dysmenorrhoe verursachen, daneben ein hormonelles Ungleichgewicht oder Störungen im vegetativen Nervensystem.
- **Beschwerden:** Häufige Zeichen sind Bauch- und Rückenschmerzen, aber auch Erbrechen, Übelkeit, Schweißausbrüche, Reizbarkeit und Kopfschmerzen vor. Gelegentlich kommt es zu schmerzhaftem Abgang von Gebärmuttergewebe. Die Beschwerden sollten immer zunächst von einem Spezialisten abgeklärt werden, da z. B. unbehandelte Entzündungen zu Unfruchtbarkeit führen können. Die gelegentlich noch verbreitete Annahme, die Periode sei natürlicherweise mit Beschwerden verbunden, ist nicht haltbar: Vielmehr sollten - aus **ganzheitlicher Sicht** - seelische Hintergründe betrachtet werden, v. a. die Auseinandersetzung mit der eigenen Weiblichkeit. Teilweise bewirkt auch eine Verringerung des Süßigkeitenkonsums und die Umstellung auf vegetarische Ernährung mit viel Rohkost eine Verbesserung der Beschwerden. Auch ein Beckenbodentraining ist zu empfehlen.

Cherry Plum	hat nach den Schienen Bezug zum Dreifach-Erwärmer, damit zur hormonellen Regulation.
Rock Rose	Hilfreich bei vegetativer Ursache.

Cherry Plum Rock Rose Star of B. Rock Water	Cherry Plum und Rock Rose haben einen Bezug zum Hormonsystem, Star of Bethlehem hilft bei Schmerzen, Rock Water bei unterdrückten Bedürfnissen. Die ersten drei Essenzen wirken außerdem beruhigend auf das vegetative Nervensystem.
Chicory	bei Endometriose, aber auch generell bei Wucherungen.
Crab Apple	bei Infektionen und starkem Reinigungsbedürfnis des Körpers in Form von sehr starken Blutungen oder Abgang von Gewebe. Crab Apple liegt nach Schienen "über" Rock Water, erfasst dieses mit.
Holly	ist hilfreich, wenn die Betroffene gereizt und vor allem aggressiv ist.
Impatiens	wenn Entzündungen Ursache der Beschwerden sind.
Notfall-creme	örtlich um den Bauch herum und am unteren Rücken eincremen.
Notfall-tropfen	wenn die Schmerzen akut auftreten und stark sind. Man gibt einige Tropfen in ein Glas Wasser und trinkt schluckweise davon.
Olive	kann helfen, wenn Schwächezustände auffallen.
Rock Water	ist hilfreich, da bei diesem Beschwerdebild auch immer eine Unterdrückung wichtiger Bedürfnisse vermutet werden kann.
Star of Bethlehem	generell bei Schmerzen.
Vine	wenn die Betroffene sehr hart und stark wirkt.
Walnut	hilft zur Entwicklung einer positiven Weiblichkeit.

Entgiften, Entschlacken

- **Beschreibung:** Jede gesundheitliche Störung ist immer auch ein Versuch des Körpers angehäufte Gifte und Schlacken auszuscheiden. Die mehr oder weniger regelmäßige Entgiftung des Körpers beim ansonsten Gesunden durch akute Erkrankungen wie Durchfall, Schnupfen usw. sollte soweit wie möglich sanft unterstützt und keinesfalls durch schulmedizinische oder auch naturheilkundliche Maßnahmen unterdrückt werden. Wird die Entgiftung zu heftig, empfiehlt es sich jedoch, einen erfahrenen naturheilkundichen Behandler hinzuzuziehen. Bei chronischen, vor allem jedoch bei schwe-ren Erkrankungen ist die Entgiftungsfähigkeit des Körpers immer beeinträchtigt, hier ist fachkundiger Rat ein Muss. Man kann regelmäßig Entschlacken, indem man beispielsweise entsäuernde Bäder nimmt, immer mal wieder fastet, die Darmflora ins Gleichgewicht bringt etc. Es versteht sich von selbst, dass vergiftende Belastungen wie quecksilberhaltige Amalgamfüllungen entfernt werden müssen.
- **Beschwerden/Behandlung:** Beim Fasten kann ein Vergiftungsschub ausgelöst werden. Sehr viele Beschwerden werden erst durch Amalgam in den Zähnen ausgelöst, so dass ganz grundsätzlich eine - entsprechend vorsichtige - Entgiftung und ein Ersetzen der Füllungen durch unbedenkliche Stoffe dringend anzuraten ist. Hier wird unbedingt

geraten kompetente Therapeuten aufzusuchen (und sich auch selbst kundig zu machen).

Auch eine übersäuernde Ernährung und Lebensweise (Stress) führen zu Verschlackung des Körpers und sollten umgestellt werden.

Entgiftung kann natürlich auch als Reinigung aus seelischer Ebene ablaufen (z. B. durch Weinen) oder auf geistiger Ebene (indem unangenehme Gedanken verschwinden).

Crab Apple	ist die **wichtigste Essenz** zum Entgiften.
Impatiens **Oak**	unterstützen die Leber beim Entgiften.
Mimulus **Mustard**	unterstützen die Nieren beim Entgiften.
Notfall- **tropfen**	bei akuten Verschlechterungen während der Entgiftung.
Star of **Bethlehem**	wenn Entgiftung vor allem die seelische Ebene und hier vor allem Kummer / Trauer betrifft.

Entwicklung, verzögerte

- **Beschreibung:** Die Entwicklungsphasen eines Menschen können sich auf die körperliche oder psychische (seelisch-geistige) Reifung beziehen. Manche sprechen hier auch von archetypischen Schritten, die den jeweiligen Lebensphasen entsprechen. Von einer **Verzögerung** spricht man, wenn das Kind bzw. der Jugendliche eine bestimmte Reifungsstufe erst zu einem späteren Zeitpunkt als seine Altersgenossen erreicht.

  Davon abzugrenzen ist der Verlust von Fähigkeiten, die man vorher bereits erworben hatte: Dies kann z. B. Ausdruck eines psychischen Konflikts sein, was dann als Regression bezeichnet wird. Andere Ursachen sind z. B. degenerative Erkrankungen des Nervensystems: Hier gehen Nervenzellen zu Grunde, so dass bestimmte Tätigkeiten nicht mehr ausgeführt werden können.

Clematis	wenn man sich (zu) langsam entwickelt, da man gar nicht so richtig im Hier und Jetzt lebt.
Chestnut Bud	bei verzögerter Entwicklung, weil man aus Erfahrungen nicht oder nur sehr langsam lernt.
Elm	wenn man sich von einer Entwicklung und den damit verbundenen Veränderungen kurzfristig überfordert fühlt. Eventuell zusammen mit Walnut.

Honeysuckle wenn man in der Vergangenheit festhängt und sich deshalb nicht entwickeln kann. Oft auch zusammen mit **Walnut**.

Mimulus bei verzögerter Entwicklung vor allem von Körpergröße oder der Größe einzelner Organe.

Scleranthus wenn sich paarige Organe/Gliedmaßen nicht symmetrisch entwickeln (z. B. unterschiedlich große Füße).

Walnut ist eine wichtigste Essenz zur Bewältigung von Entwicklungsschritten.

Erbrechen

- **Beschreibung:** Das Erbrechen ist ein Vorgang, bei dem der Mageninhalt mit Hilfe der Magen- und Bauchmuskulatur entgegen der eigentlichen Verdauungsrichtung entleert wird.
- **Ursachen:** Es gibt zahlreiche Faktoren, die Erbrechen auslösen können. Tritt es häufiger oder sehr heftig auf, sollte man unbedingt einen erfahrenen Behandler hinzuziehen. Auch seelische Faktoren können eine Rolle spielen.
- **Beschwerden:** Meist geht dem Erbrechen Übelkeit voraus. Begleiterscheinungen sind Blässe und Schweißausbruch sowie u.U. Kreislaufschwäche.

Aus **naturheilkundlicher Sicht** versucht der Körper durch das Erbrechen Unzuträgliches auszustoßen. Erbrechen sollte man deshalb nur im Notfall schulmedizinisch unterdrücken. Sofern keine schweren Komplikationen, z. B. in Form von Austrockung drohen, sollte man besser naturheilkundlich behandeln, um die tieferliegenden seelischen Ursachen zu heilen. Siehe hierzu auch **Bulimie** (→**232**) und **Schwangerschaftserbrechen** (→**370**).

Chicory	wenn man mit dem Erbrechen versucht, andere zu manipulieren.
Crab Apple	unterstützt den Körper bei seinem Bemühen, sich zu reinigen.

Notfall-creme	akut zum Einreiben in der Magengegend, wenn man nichts zu sich nehmen kann (also auch keine Notfall-tropfen).
Notfall-tropfen	kann man bei akuten Beschwerden einnehmen. Einige Tropfen in ein Glas mit **lauwarmem** Wasser und schluckweise trinken.
Willow	gehört zum Magenmeridian. Hilft bei unterdrückter Wut.

Falten, übermäßige

- **Beschreibung:** Die Faltenbildung gehört zum normalen Alterungsvorgang. Um aber einer frühzeitigen oder übermäßigen Entwicklung von Falten vorzubeugen, können, neben allgemeinen Maßnahmen wie das Meiden von Alkohol, Tabak und zu viel Sonne, gesunder basenbildender Ernährung, Kiesel- oder Heilerde und ausreichender Bewegung auch Bach-Blütenessenzen eingenommen werden.

Hornbeam	wenn man sich nicht bewegen will und sich fast nur geistig betätigt. Deshalb wird die Haut nicht genügend durchblutet.
Notfall-creme	kann lokal aufgetragen werden.
Olive	wenn man zu müde ist um sich zu bewegen. In der Folge geringe Hautdurchblutung.
Water Violet	ist angezeigt bei trockener Haut, die leichter zu Faltenbildung neigt.
Wild Oat	wenn man nur noch rumhängt und sich zu wenig bewegt. Folglich wird die Haut nicht ausreichend durchblutet.

Fieber

- **Beschreibung:** Als Fieber bezeichnet man die **Erhöhung der Körpertemperatur über den Normalwert**, also über 37°C bis 38°C. Leichtes Fieber, also zwischen 37°C und 38°C, wird auch "subfebrile" Temperatur genannt. Häufige Begleiterscheinungen sind Schüttelfrost, kalte Hände/Füße und Blässe. Abends werden meist höhere Temperaturen gemessen als morgens. Es kann in verschiedenen, oft für die jeweilige Erkrankung typischen Verläufen vorkommen.
- **Ursachen:** Im Gehirn liegt ein Zentrum, das die Körpertemperatur reguliert. Wie bei einer Heizung wird der Körper zentral auf eine gewünschte Temperatur eingestellt. Verschiedene Einflüsse, die auf dieses Zentrum wirken, verändern diese "Sollgröße". Es wird dann (fälschlicherweise) eine höhere Temperatur angestrebt. Meist sind es Stoffe, die bei Infektionen und Entzündungen eine Rolle spielen, z. B. Bakterien, Viren, von ihnen produzierte "Gifte" oder Stoffe, die bei der Abtötung der Erreger entstehen.

Bei schweren Verläufen und unklarer Ursache sollte unbedingt eine Abklärung durch einen erfahrenen Behandler erfolgen. Reisen in Malariagebiete, auch wenn sie bereits mehrere Monate zurückliegen, sollten unbedingt angegeben werden (besonders bei unklaren Fieberschüben).

Anwendungsgebiete

Aus **naturheilkundlicher Sicht** sollte das Fieber möglichst nicht unterdrückt, sondern der Körper in seiner Auseinandersetzung mit dem Erreger unterstützt werden. Hierzu eignen sich auch so bekannte "Hausmittel" wie z. B. Essig-Wadenwickel und schweißtreibende Tees (z. B. Lindenblüten).

Centaury	grundsätzlich bei Infektionen und schwacher Abwehr hilfreich.
Clematis	ebenfalls generell bei Infektionen wirksam. Clematis hat aber auch einen direkten Bezug zu Fieber, v. a. bei Benommenheit oder sehr hoher Temperatur (hier stets einen erfahrenen Behandler hinzuziehen).
Crab Apple	unterstützt die Reinigungsfunktion. Immer bei Infektionen.
Gorse	wenn das Fieber nicht zurückgeht. Bei subfebrilen, sich über Wochen bis Monate hinziehenden Temperaturen (nach Abklärung anderer Ursachen).
Impatiens	generell bei hitzigen Beschwerden. Wenn Unruhe auftritt.
Notfall-tropfen	als Erstmaßnahme bei akut hohem Fieber: einige Tropfen in ein Glas Wasser und schluckweise trinken, eventuell wiederholen.
Olive	ist hilfreich, wenn Schwächezustände ausgeprägt sind. Bei sehr großer Müdigkeit und wenn sich der Betroffene nach einer fieberhaften Erkrankung nur langsam wieder erholt.
Vervain	bei Erregungszuständen. Auch bei Schlaflosigkeit einsetzen.

White Chestnut Vervain	bei Erregungszuständen und Schlaflosigkeit. Diese Mischung sollte versucht werden, wenn Vervain alleine nicht hilft, eventuell zusammen mit den Notfalltropfen.
Walnut	wenn das Fieber nicht richtig ausbricht, aber auch nicht verschwindet.
Wild Oat	wenn das Fieber nicht richtig ausbricht, evtl. mit **Walnut**.

Fußpilz

- **Beschreibung:** Beim Pilzbefall der Füße sind meist die Zwischenzehenräume betroffen, da die Pilze ein warmes, feuchtes Klima bevorzugen. Häufige Infektionsquelle sind öffentliche Badeanstalten.
- **Beschwerden:** An den betroffenen Stellen bilden sich Schuppen. Die Haut darunter ist feucht, gerötet und reißt leicht ein. Juckreiz und Schmerzen.
- **Ursachen:** Das Tragen von luftundurchlässigem Schuhwerk kann das Auftreten von Fußpilz begünstigen - auch der übermäßige Konsum von Süßigkeiten kann als Ursache in Frage kommen.

Centaury	wenn ungünstige Einflüsse (z. B. Pilze) nicht abgewehrt werden können.
Centaury **Clematis**	steigern beide die Abwehr. Clematis hilft auch gegen kalte, schlecht durchblutete Füße, die Pilzbefall begünstigen.
Clematis	bei Anfälligkeit auf Grund von geringer Vitalität und "Erdung". Außerdem wirksam gegen kalte Füße.
Crab Apple	für die Reinigung vom Pilz. Auch als Zusatz bei Fußbädern. Bei starkem Schwitzen (begünstigt Pilzwachstum). Crab Apple kann allerdings selbst, im Rahmen einer Ausscheidungsreaktion oder Erstverschlimmerung, Schwitzen auslösen oder verstärken.

Gorse	wenn die Pilze immer wieder auftreten oder schon lange und hartnäckig vorhanden sind.
Notfall-creme	als örtliche Anwendung. Hilft meistens auch sehr gut bei Juckreiz.

Gallensteine

- **Beschreibung:** Die **Gallenblase** ist der Vorratsbehälter für die in der Leber produzierte **Gallenflüssigkeit**, die bei Bedarf an den Zwölffingerdarm abgegeben wird. Unter bestimmten Voraussetzungen bilden sich in der Gallenblase Steine, die aber erst dann Beschwerden hervorrufen, wenn sie wandern oder den Gallenabfluss behindern. Oft bleiben Gallensteine jedoch unbemerkt.
- **Ursachen:** Die Gallenflüssigkeit setzt sich aus verschiedenen Substanzen in einem bestimmten Mischungsverhältnis zusammen. Ist dieses Gleichgewicht gestört, bilden sich aus den überschüssigen Substanzen Steine. So bewirkt z. B. eine zu fettreiche Ernährung einen zu hohen Cholesterinanteil in der Galle und kann dann zur Bildung von Cholesterinsteinen führen. Generelle Risikofaktoren sind: Übergewicht, Schwangerschaft, weibliche Hormone (Östrogene), die "Pille" (Kontrazeptiva), Alter von ca. 40 Jahren und heller Hauttyp.
- **Beschwerden:** Es können so genannte **Koliken** auftreten. Das sind starke, lang anhaltende krampfartige Schmerzen im rechten oberen Bauchbereich mit Ausstrahlung in die rechte Schulter. Dazu kommen Übelkeit, Erbrechen und Blähungen. Koliken treten vor allem nach fettem, schwerem Essen und Kaffee auf, gelegentlich begleitet von Fieber bis 38,5° C. Fieber kann ein Hinweis darauf sein, dass die Gallenblase oder der Gallengang entzündet ist.

Wenn die **Augäpfel** und die **Haut gelb** werden und es zu **Juckreiz** kommt, besteht Verdacht, dass der Abfluss der Gallenflüssigkeit durch Steine verstopft ist.

Generell sollte man sich bei schwereren, beunruhigenden oder immer wiederkehrenden Beschwerden an einen kompetenten Behandler wenden.

Allgemein wird empfohlen, bei Problemen mit der Galle, insbesondere bei bekannten Gallensteinen, fettes Essen, Alkohol und Kaffee zu meiden.

Crab Apple gehört zum Gallenblasenmeridian. Reinigt von Stoffen, die nicht in den Körper gehören, also auch von Steinen. In seltenen Fällen kann eine Kolik ausgelöst werden. Daher sollte Crab Apple zusammen mit den **Notfalltropfen** sehr niedrig dosiert gegeben oder ein erfahrener Behandler hinzugezogen werden.

Crab Apple Scleranthus nach den Schienen. Beide gehören zum Gallenblasenmeridian. Crab Apple reinigt (s. o.). Wegen der Gefahr, eine Kolik auszulösen, sollte ein kompetenter Behandler die Behandlung durchführen oder aber sehr vorsichtig dosiert werden.

Elm bei Beschwerden durch akute Überlastung der Verdauungsorgane durch zu fettes und schweres Essen.

Mustard weil aus ganzheitlicher Sicht Gallenprobleme auch mit Schwermut zu tun haben

Notfalltropfen bei akuten Beschwerden gibt man einige Tropfen in ein Glas Wasser und trinkt hiervon schluckweise.

Notfall-creme	kann man auf den rechten Oberbauch und Rücken auftragen, bzw. auf die schmerzenden Bereiche.
Rock Water	ist dem Gallenblasenmeridian zugeordnet. Angezeigt bei Beschwerden durch ungewohnte Speisen oder Abweichungen von den Essgewohnheiten (beispielsweise verschobene Essenszeiten).
Vine	bei allen Verhärtungen, daher auch bei Steinen.
Willow	bei unterdrückter Wut und nicht geäußertem Groll, der schon lange gärt.

Geldprobleme

- **Beschreibung:** Geldprobleme können sehr belastend sein und sich negativ auf das Wohlbefinden und die Gesundheit auswirken. Am Beispiel "Geld" kann gezeigt werden, dass die Bach-Blütenessenzen auf ganz unterschiedlichen Ebenen wirksam sein können.

Agrimony	wenn man sich trotz Schulden und unbezahlten Rechnungen nicht mit seinen finanziellen Problemen auseinandersetzen will. Wenn man einen möglichen Verlust nicht mitbedenkt (z. B. dass Aktienkurse auch fallen können) und dann von der Tatsache überrascht ist.
Aspen	bei unrealistischen Vorstellungen von der eigenen Vermögenslage (fühlt sich sehr arm oder sehr reich). Albträume zum Thema Geld.
Beech	wenn man zu kritisch ist, um sich für eine Geldanlage zu entscheiden; findet überall etwas, was nicht passt. Kritisiert andere permanent wegen ihrer Geldausgaben oder -einnahmen.
Centaury	wenn man sich zu einer Geldanlage überreden lässt, die man gar nicht wollte. Man verleiht Geld, obwohl man es sich nicht leisten kann. Schüler, die sich in der Schule das Taschengeld abnehmen lassen.

Cerato	wenn man nicht weiß, womit man sein Geld verdienen soll (Schwierigkeiten bei der Berufswahl). Man will sein Geld anlegen und fragt viele Experten ohne sich entscheiden zu können.
Cherry Plum	wenn man Geld verloren hat und meint, darüber den Verstand zu verlieren. Wenn das Thema Geld Aggressionen und Gewalttätigkeit auslöst, die anschließend bereut werden.
Chestnut Bud	wenn man Geld verlegt und es dann zufällig wieder findet. Wiederholt bei der Geldanlage immer wieder die gleichen Fehler. Man gibt mehr aus, als man sich leisten kann (dann: zusammen mit **Centaury**).
Chicory	wenn man Geld benutzt, um andere zu manipulieren und von sich abhängig zu machen.
Clematis	wenn man von Reichtum träumt, ohne konkrete Schritte zu unternehmen. Viele Geschäftsideen, ohne sie umzusetzen.
Crab Apple	wenn man auf eine bestimmte Geldanlage oder Aktie schwört, dann aber keinen Erfolg damit hat. Geld sei "schmutzig, voller Bakterien und stinke".
Elm	wenn man sich zeitweise von Gelddingen überfordert fühlt.
Gentian	wenn man immer nur das fehlende Geld sieht. Übertriebene Skepsis, sieht nur Probleme und Nachteile. Bei Verlusten wird gleich alles aufgegeben, verkauft z. B. sofort, wenn die Aktien fallen.

Gorse wenn man die Verbesserung der finanziellen Situation aufgegeben hat, auch wenn noch halbherzige Versuche unternommen werden. Auch bei Bankrott angezeigt.

Heather wenn man die gesamte Umgebung mit seinen finanziellen Problemen nervt. Verdient kein eigenes Geld, sondern erwartet Versorgung z. B. durch Staat oder Eltern. Anspruchshaltung.

Holly wenn man cholerisch ist in Bezug auf Geld: Geht etwas schief, wird man aggressiv. Beneidet andere um ihr Geld, kommt aber nicht auf die Idee, deren Strategien selbst zu nutzen. Misstraut allen Geldanlagen. Hasst das Finanzamt, die Bank o.ä.

Honeysuckle wenn man sich nicht von unrentablen Geldanlagen trennen kann. Typische Aussage: "Früher war alles besser".

Hornbeam wenn Gedanken ums Geld kreisen und ein Gefühl der Erschöpfung hinterlassen. Bleibt morgens lieber im Bett, anstatt sich den finanziellen Anforderungen des Tages zu stellen.

Impatiens wenn Ungeduld die Beschäftigung mit eigener finanzieller Situation verhindert. Längerfristig gedachte Anlagen werden aus Ungeduld zu früh verkauft (z. B. Aktien).

Larch wenn man entweder durch Geld den schwachen Selbstwert zu kompensieren versucht oder glaubt, das "Geld nicht wert zu sein" und sich mit unbefriedigender finanzieller Situation zufrieden gibt.

Mimulus	wenn man zu ängstlich ist im Umgang mit Geld. Gute Gelegenheiten werden daher manchmal verpasst.
Mustard	bei Depressionen im Zusammenhang mit Geld, die die Beschäftigung mit Geldangelegenheiten verhindern.
Oak	wenn man sich durch seine finanzielle Situation chronisch überfordert fühlt.
Olive	hilft bei völliger Erschöpfung, weil man nur noch arbeitet, um Schulden abzuzahlen oder Geld für Anschaffungen zu sparen.
Pine	wenn man (unbewusste) Schuldgefühle hat wegen Geld oder Verdienst.
Red Chestnut	wenn man sich dauernd Sorgen macht um die finanzielle Situation eines anderen Menschen.
Rock Rose	bei akutem Schock durch Geldangelegenheiten.
Rock Water	bei starren Ansichten in Bezug auf Geld. Wenig Flexibilität im Umgang mit Geld. Legt sein Geld immer auf dieselbe Weise an, ohne zu überprüfen, ob es noch sinnvoll ist.
Scleranthus	wenn man sich nicht zwischen zwei Geldanlagen entscheiden kann.
Star of Bethlehem	bei Kummer mit Gelddingen oder wenn Beschwerden durch ein Trauma im Zusammenhang mit Geld bedingt sind.
Sweet Chestnut	wenn Verzweiflung über die eigene finanzielle Situation nicht gezeigt wird. Verzweiflung wird aber auf Nachfrage zugegeben.

Vervain wenn man fanatisch ist in Bezug auf Geld. Versucht z. B. auch andere zu einer Anlage, von der man selbst überzeugt ist, zu überreden. Steckt seine Energie in übertriebenem Ausmaß in seinen Beruf.

Vine wenn man hart ist in Bezug auf Geld. Gibt z. B. Kindern kein Taschengeld, weil sie selbst etwas verdienen sollen.

Walnut wenn es darum geht, einen finanziellen Neuanfang zu wagen. Auch wenn man sich selbstständig machen will.

Water Violet wenn man nie mit anderen über seine finanziellen Probleme reden oder andere in einer Notsituation um Geld bitten würde.

White Chestnut wenn man ausschließlich an seine finanzielle Situation denkt.

Wild Oat wenn man keine Ahnung hat, wie man zu Geld kommen könnte. Geld wird nicht angelegt, sondern bleibt z. B. zinslos auf dem Girokonto.

Wild Rose bei Apathie auf Grund der finanziellen Situation. Zu lethargisch, um sich um seine Geldangelegenheiten zu kümmern.

Willow wenn man sich in Gelddingen stets benachteiligt, als Opfer fühlt.

Notfallcreme bei Schock wegen akuten Geldproblemen (z. B. Bankrott oder Börsencrash). Örtlich auf Gesicht, Puls und Solarplexus.

Notfalltropfen bei Schock wegen akuten Geldproblemen (beispielsweise plötzlichem Bankrott oder Börsencrash).

Gerstenkorn

- **Beschreibung:** Eitrige Entzündung der Liddrüsen. Am Lidrand entsteht hierbei eine schmerzhafte, juckende Schwellung, aus der nach einiger Zeit Eiter austritt.
- **Ursachen:** Das Gerstenkorn wird durch eine Infektion mit Bakterien hervorgerufen.
- **Maßnahmen:** Auf keinen Fall versuchen, das Gerstenkorn wie einen Pickel auszudrücken! Wenn man sehr oft Gerstenkörner hat, sollte man die Blutzuckerwerte überprüfen lassen, da möglicherweise ein Diabetes mellitus zu Grunde liegt. Folgende Essenzen können angewendet werden.

Bei Gerstenkörnern sind auch Wärmeanwendungen hilfreich.

Centaury Clematis Crab Apple	Centaury bei Abwehrschwäche. Clematis bei Neigung zu Infektionen. Crab Apple immer bei Versuchen des Körpers, sich von etwas zu reinigen.
Crab Apple	Reinigungsblüte. Der Körper will hier über den Eiter etwas ausscheiden.
Impatiens	immer bei Entzündungen.
Notfall-creme	örtlich in der Umgebung des Gerstenkorns anwenden. Die Creme darf nicht ins Auge geraten!
Notfall-tropfen	wenn man merkt, dass sich ein Gerstenkorn entwickelt. Auch akute Einnahme möglich, ggf. mit Crab Apple. Evtl. 2-3 Tropfen in etwas Wasser geben, Wattebausch damit tränken und auf das Auge legen.

Gicht

- **Beschreibung/Ursachen:** Grundlage der gichttypischen Beschwerden ist ein **erhöhter Harnsäuregehalt im Blut**, der durch eine verminderte Ausscheidung oder eine vermehrte Bildung von Harnsäure verursacht wird. Durch den erhöhten Harnsäurespiegel treten Beschwerden auf. Auslöser für einen akuten Gichtanfall sind häufig überreichliches Essen, exzessiver Alkoholkonsum, körperliche Überlastung und Fasten. Männer sind zehnmal häufiger betroffen als Frauen. Ursachen für diese Erkrankung sind erbliche Veranlagung und Ernährung, häufig zusammen mit Übergewicht, Diabetes mellitus, erhöhten Blutfetten oder Bluthochdruck (→**224**).
- **Beschwerden:** Der **akute Gichtanfall** beginnt meist nachts in einem Gelenk, v. a. in der großen Zehe. Das betroffene Gelenk ist gerötet, heiß, druckempfindlich, teigig geschwollen und bereitet heftige Schmerzen. Fieber (bis 39°C) und Schüttelfrost treten begleitend auf. Unbehandelt bleibt die entzündliche Schwellung eine Woche lang bestehen, die Schmerzempfindlichkeit noch länger. Zwischen den Anfällen können Gichtkranke Monate bis Jahre beschwerdefrei sein.

  Im **chronischen Stadium** der Gicht entwickeln sich (unbehandelt!) bleibende Verformungen der Gelenke, so genannte Gichtknoten, und auch Schädigungen der inneren Organe (z. B. in der Niere).

Anwendungsgebiete

Aus **ganzheitlicher Sicht** trifft man diese Erkrankung häufig bei Menschen an, die ihre Aggressionen verdrängen und schwer äußern können. Oft fällt auch ein Hang zu Perfektionismus auf. Essenzen zu den Hautzonen, in denen die Symptome angefangen haben, finden Sie bei Krämer/Wild (siehe Literaturverzeichnis →**438**)

Agrimony	verdrängt seine Aggressionen. Scheint keine Probleme zu haben.
Centaury	zu hilfsbereit. Opfert sich für andere auf und stellt seine eigenen Bedürfnisse zurück.
Chicory	opfert sich für andere auf, erwartet aber eine Gegenleistung. Bleibt die Anerkennung aus, kann der Betroffene ärgerlich werden. (Gegen den Groll hilft auch Willow, s. u.)
Crab Apple	eine wichtige Essenz bei Gicht. Unterstützt den Körper bei der Selbstreinigung und Ausscheidung der Harnsäure.
Gorse	bei chronischen Beschwerden. Wenn man die Hoffnung auf Besserung oder Heilung aufgegeben hat.
Holly	bei hitzigen Prozessen, im akuten Gichtanfall.
Impatiens	bei entzündlichen Prozessen, im akuten Gichtanfall. Kann auch als Creme auf die schmerzenden Stellen gegeben werden.
Notfall-creme	im akuten Anfall die betroffenen Stellen einreiben.

Notfall-tropfen im akuten Anfall. Man gibt einige Tropfen in ein Glas mit Wasser und trinkt schluckweise davon.

Wild Rose Gentian gehören zum Magenmeridian (siehe Schienen →**26**) und Magen und Gelenke haben aus naturheilkundlicher Sicht einen Bezug zueinander. Gentian wegen skeptischer Einschätzung der Heilungschancen bei chronischen Erkrankungen. Wild Rose, da die Erkrankung zum "Herumhängen" führen kann.

Willow eine der **Hauptessenzen** bei Gicht, da hier der unterschwellige Groll und die nicht geäußerten Aggressionen erfasst werden. Gehört zum Magenmeridian.

Grippaler Infekt

- **Beschreibung:** Der grippale Infekt fällt unter **Erkältungskrankheiten.** Dies sind akut auftretende Entzündungen von Atemwegen und Mittelohren, die v. a. im Herbst, Winter und Frühling auftreten. Die oberen Atemwege umfassen die Nasenhöhlen und den Rachen, die unteren Atemwege Kehlkopf, Luftröhre und Bronchialbaum.
- **Ursachen:** Verursacht werden Erkältungskrankheiten meist durch Viren, z. B. Rhinoviren. Solche viralen Erkrankungen können auch außerhalb der Atemwege Beschwerden verursachen, bei Enteroviren etwa im Darmtrakt. Ein häufiger Auslöser ist die Einwirkung von Kälte, bei schon verminderter Abwehrkraft. Die **echte Grippe**, **Influenza**, wird ebenfalls durch Viren ausgelöst, verläuft allerdings schwerer und benötigt meistens eine längerdauernde Erholungsphase.
- **Beschwerden:** Grippeartige Infekte beginnen meist mit unspezifischen **Symptomen** wie Kratzen im Hals, Niesen, Triefnase, verstopfter Nase, Heiserkeit, Halsschmerzen, Kopf-, Muskel- und Gliederschmerzen. Weitere Erkrankungssymptome sind Abgeschlagenheit, Unwohlsein, Frösteln und Fieber. Die meisten dieser Symptome treten in den ersten Stunden des Infektbeginns auf.

Wegen der **Gefahr** einer Lungenentzündung sollte bei anhaltenden oder schweren Beschwerden unbedingt ein erfahrener Therapeut hinzugezogen werden.

Centaury	hilft bei schwacher Abwehr, auch gegenüber Krankheitserregern.
Clematis	wenn man sich leicht ansteckt. Auch bei Fieber, Benommenheit.
Crab Apple	generell bei Erkältungen. Wichtig, wenn Ausscheidungen im Vordergrund stehen (starkes Schwitzen, Schnupfen).
Gorse	wenn man sich nur langsam wieder erholt. Bei Rückfällen. Wenn die Erkältungen häufiger auftreten oder sich lange hinziehen.
Impatiens	wenn entzündliche Beschwerden im Vordergrund stehen.
Notfall-tropfen	wenn Erkältung gerade ausbricht. Auch akut als "Erste Hilfe".
Olive	bei Schwächezuständen, auch nach der Erkältung.
Walnut	wenn Symptome nicht richtig ausbrechen (evtl. mit **Wild Oat**).
Wild Oat	wenn Symptome nicht richtig ausbrechen. Wirkung ähnelt Sulfur in der Homöopathie. Eventuell mit **Walnut** kombinieren.

Halsschmerzen, akute

- **Beschreibung/Ursachen:** Entzündungsreaktionen im Hals- und Rachenraum werden meist durch eine veränderte Keimbesiedlung hervorgerufen. Solche Entzündungsreaktionen sind besonders beim Schluckakt sehr schmerzhaft. Gelegentlich, besonders wenn sie von Lymphknotenschwellungen, Fieber sowie Rötung und Belägen auf den Mandeln begleitet sind, ist eine viral oder bakteriell bedingte Mandelentzündung Grund für die Halsschmerzen.
- **Beschwerden:** Das **Schlucken** ist schmerzhaft. Es treten auch **Fieber**, verminderte Leistungsfähigkeit und Schwellungen der Halslymphknoten auf (bei gewöhnlichen Halsentzündungen seltener, bei Mandelentzündungen meistens). Eine Entzündung der Mandeln kann auch im Rahmen anderer Erkrankungen, wie z. B. dem "Pfeifferschen Drüsenfieber", Diphtherie oder Scharlach, vorkommen. Dies zu unterscheiden sollte jedoch einem Arzt vorbehalten sein. Mandelentzündungen, die nicht schnell wieder abheilen, sollten abgeklärt werden!

  Aus **naturheilkundlicher Sicht** sollte der Einsatz von Antibiotika zwar möglichst vermieden werden, ein erfahrener Therapeut wird aber wissen, wann eine schulmedizinische Therapie notwendig ist.

Centaury Clematis	hilft als Mischung grundsätzlich bei Infekten. Clematis auch bei Fieber, vor allem bei Benommenheit.
Crab Apple	wenn andere, hier aufgeführte Essenzen nicht helfen.
Impatiens	bei Entzündungen und Fieber.
Mimulus	hat einen Bezug zu den Mandeln, da sie dem Nierenmeridian zugeordnet ist. **Erste Wahl!**
Mimulus Star of Bethlehem	diese Mischung hat sich bei Mandelentzündung bewährt und ist neben den Notfalltropfen **erste Wahl.**
Notfall-creme	einreiben an an den schmerzenden Stellen am Hals.
Notfall-tropfen	kann man akut einnehmen. Einige Tropfen in ein Glas Wasser geben und davon trinken. Am besten zusammen mit Mimulus und Star of Bethlehem.
Star of Bethlehem	ist eine hier bewährte Essenz.

Hämorrhoiden

- **Beschreibung:** Hierbei handelt es sich um knotenförmige Erweiterungen der Blutgefäße von Enddarm und After.
- **Ursachen:** Hervorgerufen werden Hämorrhoiden z. B. durch harten Stuhl, langes Sitzen und auch infolge von Geburten und dem damit verbundenen Pressen.
- **Beschwerden:** Es gibt verschiedene Stadien, die auch dem Schweregrad entsprechen. Im **ersten Stadium** tritt neben hellrotem Blut im Stuhl eventuell noch Juckreiz auf. Schmerzen oder tastbare Knoten gehören nicht zu diesem Stadium. Die **nächsten Stadien** sind mit Schmerzen, Blutungen, Juckreiz, Brennen, Nässen und unbemerktem Stuhlabgang verbunden. Hier treten Vorwölbungen auf, die zunächst von alleine wieder verschwinden oder mit dem Finger zurückgedrückt werden können, später aber bestehen bleiben.

Wichtig ist es, tastbare Knoten immer untersuchen zu lassen. Außerdem ist Blut im Stuhl immer ein Grund zur Abklärung durch einen Arzt.

Centaury	wenn das Gewebe nachgibt.
Crab Apple	weil die Zone um den After Crab Apple zugeordnet ist.
Elm	wenn Vorwölbungen darauf hindeuten, dass das Gewebe überfordert ist.

Oak	kann man versuchen, wenn **Elm** nicht hilft. Auch hier ist das Thema Überforderung.
Notfall-creme	zur örtlichen Anwendung. Enthält **Crab Apple** (s.o.).

Haut, trockene

- **Beschreibung/Ursachen:** Trockene Haut kann durch innere Einflüsse bedingt sein oder aber auf Flüssigkeitsmangel beruhen. Verschiedene (Haut-)Erkrankungen gehen mit trockener Haut einher, z. B. die Neurodermitis (→**334**).

  Trockene Haut neigt zu Schuppung und Rissbildung, kann jucken, brennen und ist anfälliger für Infektionen als gesunde Haut.

- **Maßnahmen:** Bei Neigung zu trockener Haut empfiehlt es sich, viel zu trinken, sich gut einzucremen und austrocknende Einflüsse wie Sonne, Wind und kalte Winterluft zu meiden. Außerdem können enganliegende Kleidungsstücke die Symptomatik verstärken. Im Winter sollte die trockene Heizungsluft befeuchtet werden. Auch basische Hautcremes können hilfreich sein.

Elm	da trockene Haut schnell überbeansprucht ist.
Mustard Mimulus	nach den Schienen: Unterstützt die Nieren, die den Wasserhaushalt regulieren.
Notfall-creme	wenn die Haut akut sehr trocken ist, brennt, juckt und schuppt.

Notfall-tropfen	bei akuten Beschwerden einer bevorzugten Hautcreme zufügen, wenn man die Notfallcreme nicht verträgt. Auch als feuchte Umschläge. Im akuten Zustand auch einige Tropfen in einem Glas Wasser schluckweise trinken.
Water Violet	generell bei trockener Haut und Schuppenbildung.

Heimweh

- **Beschreibung:** Bei Heimweh leidet man unter der Trennung von zu Hause bzw. von engen Bezugspersonen. Die große Sehnsucht nach dem Zuhause erschwert die Hinwendung zu der neuen Umgebung.
- **Beschwerden:** Typisch ist hier, dass man viel an Zuhause denkt, sich an dem neuen Ort nicht wohl fühlt, möglicherweise weint und schlecht schläft.

Elm	fühlt sich von dem Ortswechsel überfordert. Möglicherweise wurde auch die Reise schon als zu anstrengend empfunden.
Heather	vor allem bei **Kindern**, wenn sie in der neuen Umgebung nicht so viel Aufmerksamkeit bekommen wie zu Hause. Zu Hause stehen sie im Mittelpunkt, in der neuen Umgebung sind sie nur ein Kind von vielen.
Honeysuckle	**erste Wahl** und **klassische Heimweh-Blütenessenz**. Denkt wehmütig und sehnsüchtig an zu Hause in der Meinung, dort sei alles besser (das Wetter, das Wasser, die Leute).
Mimulus	wenn man ängstlich und schüchtern in der neuen Umgebung ist und deshalb wieder nach Hause will.
Notfalltropfen	akut, auch wenn man nichts anderes zur Hand hat. Gut zusammen mit **Honeysuckle**.

Red Chestnut	hängt sehr an jemandem, der zu Hause geblieben ist, und will deshalb wieder zurück.
Rock Water	wenn man die Störung seines gewohnten Lebens-rhythmus nur schwer verkraftet und sich deshalb nicht einleben kann.
Scleran - thus	wenn die Beschwerden eher mit "Jetlag" zu tun haben. Man ist noch nicht ganz an dem neuen Ort angekommen.
Walnut	bei Schwierigkeiten, sich in der neuen Umgebung einzuleben. Hat die ersten Tage nach der Rückkehr Probleme zu Hause.
White Chestnut	wenn man dauernd an zu Hause denkt, obwohl man es eigentlich gar nicht will.

Herpes an der Lippe

- **Beschreibung/Ursachen:** Bei Lippenherpes handelt es sich um eine Infektion mit dem **Herpes-simplex-Virus.** Der Inhalt der wasserhellen Bläschen ist zunächst hoch infektiös und trübt sich dann im Verlauf eitrig ein, bevor schließlich die Bläschen eintrocknen. Die trockenen Herde sind nicht mehr infektiös.
- **Beschwerden:** In gruppenartiger Anordnung erscheinen **Bläschen an der Lippe**. In der Abheilungsphase treten **Schmerzen** und **Juckreiz** auf. Häufiges Auftreten von Lippenherpes kann aus kosmetischen Gründen psychisch belastend wirken.

  Rückfälle treten gerne während der Monatsblutung, nach Sonneneinstrahlung oder als Begleiterscheinung anderer Infekte auf. Auch Stress (→**399**) oder Ekelgefühle können Auslöser sein.

Crab Apple	reinigt von Erregern. Wenn man sich oft oder schnell ekelt oder Ekel der Auslöser ist.
Elm	wenn zu intensive Sonnenbestrahlung Auslöser ist. Sonstige Überanstrengungen.
Impatiens	bei brennenden Schmerzen und Juckreiz. Auch bei Stress hilfreich.
Notfall-creme	örtlich, eventuell nicht direkt auf die Bläschen geben, sondern in die Umgebung. Sehr gute Wirkung bei Juckreiz und Schmerzen.

Pine	kann einen Versuch wert sein.
Willow	wenn vor allem die Lippen und unmittelbare Umgebung betroffen sind. Ergibt sich aus den Hautzonen.

Herzrhythmusstörungen

- **Beschreibung/Ursachen: Herzrhythmusstörungen** sind unregelmäßige Herzschläge oder sonstig gestörte Herzaktionen. Die Ursachen sind vielfältig und reichen von rein symptomatischen Beschwerden bis zu schweren Fällen, z. B. nach einem durchgemachten Herzinfarkt.
- **Beschwerden:** Rhythmusstörungen bleiben von den Betroffenen selbst lange unbemerkt, können aber zu lebensbedrohlichen Zuständen führen (z. B. Herzstillstand, Embolien). Leichte Rhythmusstörungen können auch bei Herzgesunden auftreten, generell ist jedoch eine Abklärung durch einen Spezialisten hinsichtlich der Abschätzung der bestehenden **Gefährdung** erforderlich.

Cherry Plum	bei Druck- und Engegefühlen in der Brust. (Diese Beschwerden sollten unbedingt von einem Arzt abgeklärt werden.)
Chicory	wenn Herzbeschwerden zur Manipulation eingesetzt. werden. Druckgefühle in der Herzgegend.
Notfall-tropfen	wenn die Rhythmusstörungen akut auftreten.
Notfall-creme	bei akut auftretenden Beschwerden: Man kann die Herzgegend mit der Notfallcreme einreiben. Eventuell sollte auch etwas Notfallcreme auf den Rücken im Bereich des Herzens gegeben werden.

Vervain	gilt als "Herzensblüte". Hat einen positiven Einfluss auf alle Herzerkrankungen.
Vervain White Chestnut	entspricht nach den Schienen dem Herzmeridian. Gute Wirkung; evtl. zusammen mit **Notfalltropfen**.

Heuschnupfen

- **Beschreibung:** Heuschnupfen ist eine Überempfindlichkeitsreaktion (**Allergie**, →**193**) des Körpers gegen pflanzliche Pollen. Er tritt vor allem im Frühjahr und Sommer auf. Die Reaktion entwickelt sich stets rasch nach dem Kontakt.
- **Beschwerden:** Das Beschwerdebild ist gekennzeichnet durch **Schnupfen**, **Niesen**, **Jucken von Nase und Augen**, **Bindehautentzündung**, **Müdigkeit**, eventuell auch **Fieber**, **wenig Appetit** und einem allgemeinen Krankheitsgefühl. Die Leistungsfähigkeit kann erheblich beeinträchtigt sein. Außerdem kann es zu Asthma (→**207**) und Bronchitis (→**229**) kommen.

  Aus **ganzheitlicher Sicht** betrachtet reagiert der Körper sehr heftig auf Dinge, die er eigentlich tolerieren müsste. Oft stellt der Behandler bei Personen mit Heuschnupfen gleichzeitig Probleme mit Aggressionen, Durchsetzung oder Sexualität (→**385**) fest.

Beech	weil das Thema dieser Essenz die mangelnde Toleranz ist, hier gegenüber den Pollen.
Crab Apple **Mustard**	ergibt sich aus den Schienen. Crab Apple hilft immer dann, wenn starke Ausscheidungen vorhanden sind - hier Nasensekret und Tränen.
Clematis **Crab Apple** **Mustard**	ergibt sich aus den Schienen. Wenn die oben genannte Mischung nicht ausreicht.

Holly	bei heftigen Reaktionen. Hilfreich, da bei Heuschnupfen oft mit Aggressionen nicht umgegangen werden kann.
Impatiens	generell bei Reizungen, aber keine Hauptessenz bei Heuschnupfen.
Notfall-tropfen	kann akut sehr hilfreich sein. Einige Tropfen in ein Glas Wasser geben und schluckweise trinken.
Olive	kann bei Abgeschlagenheit und Müdigkeit helfen.
Rock Water	wenn das Thema gehemmte und unterdrückte Bedürfnisse sind, auch im sexuellen Bereich.
Willow	bei unterdrücktem Groll und unterdrückten Aggressionen.

Hexenschuss

- **Beschreibung:** Als Hexenschuss bezeichnet man einen plötzlich einschießenden Schmerz im Lendenbereich. Die Rückenmuskulatur reagiert mit einer schmerzhaften Verkrampfung und Verhärtung. Hierdurch kommt es zu einer erheblichen Bewegungseinschränkung.
- **Ursachen:** Situationen, in denen ein Hexenschuss oft auftritt sind z. B. langes Sitzen, Zugluft oder das Heben schwerer Lasten.

Elm	ist generell hilfreich bei allen (akuten) Überanstrengungen, z. B. zu langes Sitzen, Heben zu schwerer Lasten.
Hornbeam	wenn man sich zu wenig sportlich betätigt und zu viel sitzt.
Notfall-creme	zum Einreiben der betroffenen Stellen.
Notfall-tropfen	akut zum Einnehmen. Einige Tropfen in einem Glas Wasser, schluckweise trinken.
Mimulus	wenn man empfindlich ist, z. B. gegenüber Zugluft.
Oak	ist die zweite Wahl, wenn die Ursache der Beschwerden Überanstrengung ist und **Elm** nicht hilft.

Hörstörungen

- **Beschreibung:** Unter Hörstörungen versteht man den (vorübergehenden oder dauerhaften) Verlust des Hörvermögens. Sie können ein- oder beidseitig auftreten.
- **Ursachen:** Es kommen zahlreiche Ursachen in Betracht. Mögliche Auslöser sind neben traumatischer Lärmeinwirkung, Entzündungen des Mittelohrs oder des äußeren Gehörgangs, auch mechanische Hindernisse (z. B. Ohrpfropf, bei Kindern auch Erbsen oder Ähnliches).

Hörstörungen können auch bei einem **Hörsturz**, dann zusammen mit **Ohrgeräuschen** (→**409**), **Druckgefühlen** und **Schwindel** auftreten. Beim Hörsturz hängt eine erfolgreiche Behandlung wesentlich davon ab, dass umgehend eine Therapie eingeleitet wird. Entscheidet man sich für eine naturheilkundliche Behandlung, so ist hier der medizinisch Unkundige überfordert: Die Therapie sollte ein kompetenter Behandler übernehmen. Allgemein sollte jede Belastung vermieden werden und viel getrunken werden.

Bei Säuglingen und Kleinkindern ist ein frühzeitiges Erkennen und Behandeln einer dauerhaften Hörstörung sehr wichtig, da sonst die Sprachentwicklung beeinträchtigt ist.

Cherry Plum Rock Rose Star of Bethlehem Elm	nach den Schienen. Wenn die Hörstörung durch ein Trauma verursacht ist. Elm, wenn das Ohr durch Lärmbelastung kurzfristig überfordert war.
Cherry Plum Rock Rose Sar of B. Oak	nach den Schienen. Bei Hörstörungen durch Lärmbelastungen, die schon über einen längeren Zeitraum bestehen. Natürlich sollte vorrangig die Lärmquelle ausgeschaltet werden.
Centaury	wenn man seine Bedürfnisse nicht durchsetzt. Häufig erfolgreich.
Cerato	wenn man nicht auf seine innere Stimme hört. Dadurch Hörstörungen.
Clematis	ist grundsätzlich hilfreich, bei Störungen der Sinnesorgane.
Elm Notfall-creme Notfall-tropfen	bei Hörsturz infolge von zu viel Stress. Typisch bei eher kurzfristiger Mehrbelastung. Auch bei traumatisch bedingtem Hörverlust.
Gorse	bei chronischen Beschwerden, da oft mit Resignation verbunden.
Holly Notfall-creme Notfall-tropfen	bei Hörsturz infolge von Wut, Ärger oder auch Stress. Sehr bewährt in der Praxis! Evtl. zusammen mit Mimulus oder Elm. Auch als warmer Wickel direkt am Ohr anwendbar.

Impatiens grundsätzlich bei allen entzündlichen Prozessen.

Mimulus gehört zum Nierenmeridian, erfasst also auch die Ohren. Gegebenenfalls zusammen mit **Mustard**.

Mustard gehört zum Nierenmeridian, erfasst also auch die Ohren. Eventuell zusammen mit **Mimulus**.

Notfall-creme örtlich bei allen Ohrproblemen. Auch bei Hörsturz angezeigt.

Notfall-tropfen akut bei allen Hörstörungen. Bei Hörsturz zum Einnehmen und Einreiben (Ohr, Ohrgegend und den Hals hinunter).

Oak bei Hörsturz infolge von übermäßigem, länger bestehendem Stress. Auch wenn das Hörvermögen akut infolge länger andauernder Lärmbelastung vermindert ist.

Scleranthus ist immer dann in Betracht zu ziehen, wenn paarige Organe chronisch deutlich unterschiedlich arbeiten.

Husten

- **Beschreibung:** Der Husten ist ein Schutzreflex zur Reinigung der Atemwege nach Eindringen von Schmutzpartikeln oder Fremdkörpern.
- **Ursachen:** Er ist auch ein Symptom bei Atemwegserkrankungen wie Bronchitis (→**229**), Erkrankungen von Lunge und Rippenfell sowie des Kreislaufs. Husten kann psychisch bedingt sein. Bei Kindern ist auch an Fremdkörper in den Luftwegen zu denken.

  Geht der Husten mit **Auswurf** einher, so ist es aus **naturheilkundlicher Sicht** nicht sinnvoll, diese Entgiftungsreaktion des Körpers zu unterdrücken. Bei blutigem Auswurf oder länger als eine Woche anhaltendem Husten ist eine Abklärung durch einen erfahrenen Behandler erforderlich.

Centaury Clematis	bei schwacher Abwehr, sowohl auf körperlicher als auch auf seelischer Ebene.
Chicory	hat Bezug zum Lungenmeridian. Bei Druckgefühlen auf der Brust, die keine organische Ursache haben (vorher abklären!).
Chicory Honeysuckle	hat Bezug zum Lungenmeridian. Nach den Schienen, auch wenn Chicory alleine nicht ausreichend hilft.
Crab Apple	wenn der Husten durch eine Infektion bedingt ist. Hilft vor allem bei vermehrtem Auswurf. Deutet auf Reinigungsbedürfnis hin.

Heather	wenn die hysterische Komponente im Vordergrund steht.
Notfall-creme	zum Einreiben von Brust und Rücken, gegebenenfalls mehrmals täglich.
Notfall-tropfen	akut. Zusammen mit **Willow** gute Erfolge.
Olive	wenn man sich durch den Husten sehr erschöpft fühlt.
Willow	**wichtigste Essenz!** In jedem Fall einen Versuch wert.

Hühnerauge

- **Beschreibung/Ursachen:** Das Hühnerauge (auch Klavus oder Leichdorn genannt) ist eine meist schmerzhafte **Hornhautverdickung** mit einem in die Tiefe vordringenden Zapfen in der Mitte. Das Hühnerauge wird verursacht durch Druck auf knochennahe Hautstellen. Vorbeugend empfiehlt sich bequemes Schuhwerk.

Crab Apple	reinigt von fremdem Gewebe.
Elm	ist hilfreich bei Überforderung oder kurzzeitiger Überbelastung.
Oak	bei Überforderung und bereits länger andauernder Überlastung.
Notfallcreme	kann man nachts bei akuten Beschwerden örtlich auftragen.

Hyperkinetisches Syndrom

- **Beschreibung/Beschwerden:** Vor allem bei Kindern und Kleinkindern vorkommende Überaktivität in Form von starkem **Bewegungsdrang** und **Unruhe**. Die Kinder sind pausenlos in Bewegung. Auch **Konzentrationsstörungen** prägen diese Störung. Es kommt zu Stimmungsschwankungen und **aggressiven Gefühlsausbrüchen.** Die schulischen Leistungen, vor allem in Teilbereichen, können deutlich beeinträchtigt sein. Besonders der Umgang mit den manchmal erheblichen Aggressionen bereitet den Betroffenen und ihrer Umgebung große Schwierigkeiten.
- **Maßnahmen:** Eine Nahrungsumstellung, vor allem der Verzicht auf Zucker und Zusatzstoffe in den Nahrungsmitteln, kann Besserung bringen. Außerdem ist auch ausreichende Bewegung in der Natur hilfreich.

Chestnut Bud	wenn Vergesslichkeit und Konzentrationsschwäche im Vordergrund des Beschwerdebildes stehen.
Clematis	bei Geistesabwesenheit und Vergesslichkeit. Man lebt in Fantasiewelten, nicht in der Gegenwart.
Holly	wenn aggressive Ausbrüche und Wut besonders auffallen.
Hornbeam	wenn man sich zu wenig körperlich betätigt.
Impatiens	erfasst generell Unruhe und Ungeduld. Die Betroffenen können typischerweise nicht bei einer Sache bleiben.

Scle-ranthus	ist hilfreich bei starken Stimmungsschwankungen und Unruhe.
Vervain	wenn die Betroffenen überdreht sind, weil sie sich zu sehr für etwas begeistern. Häufig schlafen sie abends nicht oder nur schwer ein.

Insektenstiche

- **Beschreibung:** Stiche von Insekten, z. B. von Mücken, Wespen, Bremsen oder Bienen, verursachen eine örtliche Schwellung und Rötung, die unterschiedlich stark und mit Juckreiz verbunden sein kann.

  Bei Stichen im Mund und Rachen besteht **Erstickungsgefahr**. Daher sollte man sofort nach einem solchen Stich die Notfallambulanz aufsuchen! Durch Insektenstiche können auch Krankheiten (z. B. Malaria) übertragen werden. Wenn gekratzt wird, besteht die Gefahr einer Infektion der Wunde. Außerdem kann es zu allergischen Reaktionen kommen. Diese äußern sich u.a. durch eine verstärkte und länger andauernde örtliche Reaktion, Atemnot und Schock. In diesem Fall holt man sofort professionelle Hilfe!

  Die im Folgenden aufgeführten Essenzen erfassen lediglich die gewöhnliche Reaktion. Siehe auch Allergie (→**193**).

Crab Apple	hilft dem Körper, sich zu reinigen. Auch örtlich zum Einreiben.
Impatiens	ist hilfreich bei Juckreiz. Auch lokal zum Betupfen.
Notfall-creme	kann man auf die Einstichstelle geben.
Notfall-tropfen	kann man akut einnehmen.

Jetlag

- **Beschreibung:** Als Jetlag bezeichnet man Beschwerden, die nach Langstreckenflügen bei der Umstellung auf die neue Zeitzone auftreten und sich in einer **Störung des Schlaf-wach-Rhythmus** äußern.

Elm	die Zeitumstellung stellt eine kurzfristige Überforderung dar.
Honey-suckle	eigentlich die "Heimwehblüte". Auch bei Jetlag, wenn man noch in der alten Zeitzone "verharrt" und sich nicht umstellen kann.
Notfall-tropfen	als akute Maßnahme, eventuell mit ein oder zwei anderen Essenzen, z. B. **Scleranthus** oder **Walnut**, kombinieren.
Rock Water	wenn es schwer fällt, die gewohnten Abläufe zu verlassen.
Scle-ranthus	**klassische Jetlag-Essenz,** da es um das Schwanken zwischen zwei Dingen, nämlich der alten und der neuen Zeitzone, geht.
Walnut	**klassische Essenz**, wenn man sich nicht auf neue Gegebenheiten einstellen kann.

Juckreiz

- **Beschreibung/Ursachen:** Die Ursachen für das Auftreten von Juckreiz sowie die betroffenen Körperregionen können sehr unterschiedlich sein. Juckreiz tritt fast immer mit anderen Erkrankungen zusammen auf. Als mögliche Grunderkrankungen kommen z. B. **Hauterkrankungen**, Stoffwechselerkrankungen (z. B. **Diabetes mellitus**), **Wurmbefall** oder **Nieren- und Lebererkrankungen** in Frage. Juckreiz kann auch Ausdruck eines **psychischen** Problems sein.

  Eine übersäuernde Ernährung kann zu Juckreiz führen. Als hilfreich können sich basische Hautcremes und -waschlotionen erweisen.

Crab Apple	weil Juckreiz hat fast immer mit einer schlechten Entschlackung des Körpers zu tun hat.
Holly	bei starker Rötung und Entzündung. Vor allem, wenn die Beschwerden durch Heftigkeit und Hitze gekennzeichnet sind.
Impatiens	hilft erfahrungsgemäß bei Juckreiz. Auch wenn die Haut durch das Kratzen bereits gerötet und gereizt ist.
Notfall-creme	zur örtlichen Anwendung. Sehr bewährt. Auch wenn die Haut bereits gerötet und gereizt ist.
Notfall-tropfen	kann man akut einnehmen. Einige Tropfen in ein Glas Wasser geben und schluckweise davon trinken.

Mimulus	ist hilfreich, wenn die Haut sehr empfindlich ist, z. B. kein Stoff mehr auf den betroffenen Hautpartien vertragen wird.
Water Violet	wenn die betroffenen Haut- oder Schleimhau- tpartien sehr trocken sind. Water Violet hat einen Bezug zur Austrocknung.

Kater

- **Beschreibung/Ursachen:** Der Zustand nach übermäßigem Alkoholgenuss oder Drogeneinnahme. Zusätzliche Belastungen wie Lärm, Zigarettenqualm und zu wenig Schlaf können die Beschwerden verstärken.
- **Beschwerden:** Sie umfassen z. B. Kopfschmerzen, Übelkeit, Erbrechen oder Schwindel sowie eine gesteigerte Licht- und Lärmempfindlichkeit.

Schafgarbentee kann bei Kater hilfreich sein.

Clematis	ist hilfreich, wenn Schwindel im Vordergrund steht.
Crab Apple	um dem Körper zu helfen, sich vom Alkohol zu reinigen.
Elm	sollte in jedem Fall in Betracht gezogen werden. Immer bei kurzfristiger Überforderung und Überlastung.
Gentian Wild Rose	nach den Schienen. Hier wird der Magenmeridian erfasst. Wenn Magensymptomatik im Vordergrund steht.
Mimulus	ist hilfreich, wenn die Licht- und Lärmempfindlichkeit zu den hervorstechenden Symptomen gehört. Außerdem reagieren Mimulus-Persönlichkeiten generell empfindlich auf Einflüsse von außen, wie z. B. Alkohol oder Rauch.
Notfall-tropfen	akut, einige Tropfen in ein Glas Wasser geben und schluckweise trinken.

Pine	bei psychischem Hintergrund der Beschwerden. Fühlt sich (unbewusst) schuldig, weil man "eine gute Zeit" hatte.
Rock Water	wenn die Beschwerden psychisch zu sehen sind, z. B. als Strafe für die vergnügte und durchzechte Nacht.

Kinderlosigkeit

- **Beschreibung/Ursachen:** Kinderlosigkeit kann viele Ursachen haben und beide Geschlechter betreffen. Ob eine organische Ursache vorliegt, kann von Spezialisten abgeklärt werden. Unbewusst können bestimmte seelische und geistige Muster eine Schwangerschaft verhindern.

Schwermetalle (auch aus Amalgamfüllungen) oder Wasseradern können ebenfalls zu Unfruchtbarkeit führen.

Centaury	wenn man eigene Bedürfnisse nicht durchsetzen kann, z. B. Kinderwunsch.
Cerato	wenn man zu sehr auf andere hört statt auf die innere Stimme und die eigene Intuition.
Cherry Plum Rock Rose	wenn hormonelle Störungen die Ursache für die Kinderlosigkeit sind. Fühlt sich durch Kinderlosigkeit unter Druck gesetzt. Bei traumatischer Ursache eventuell mit **Star of Bethlehem** kombinieren.
Chestnut Bud	wenn unter Umständen über Jahre immer wieder das Gleiche versucht wird ohne positives Ergebnis.
Clematis	zu wenig geerdet, wird deshalb nicht schwanger.
Gentian	wenn man zu pessimistisch ist. Glaubt nicht (mehr) an die Möglichkeit, ein Kind zu bekommen.
Gorse	wenn man die Hoffnung aufgegeben hat, es aber weiter versucht.

Honey-suckle	wenn man an der Vergangenheit (ohne Kind) hängt.
Mustard	bei Depression aufgrund der Kinderlosigkeit.
Oak	wenn der Kinderwunsch das Gefühl der Überlastung auslöst.
Rock Water	wenn man unbewusst will, dass der gegenwärtige Zustand erhalten bleibt.
Scle-ranthus	wenn bewusst ein Kinderwunsch besteht, unbewusst jedoch nicht.
Star of Bethlehem	wenn (seelische oder körperliche) Traumata eine Schwangerschaft verhindern.
Sweet Chestnut	wenn die Verzweiflung über die Kinderlosigkeit nur auf Nachfrage gezeigt wird.
Vine	wenn man ein Kind erzwingen will, aber gerade dadurch die Schwangerschaft verhindert.
Walnut	unterstützt die Umstellung auf ein Leben mit Kind.
Water Violet	bei unbewusster Vermeidung eines Kindes wegen; Schwierigkeiten, Nähe zuzulassen, auch wenn bewusst ein Kinderwunsch besteht. Eventuell auch **Chestnut Bud** oder **Beech** erforderlich (Schienen!)

Klimakterium, Beschwerden im

- **Beschreibung:** Das Klimakterium nennt man die **Wechseljahre** der Frau. Es ist eine Zeit der Umstellung im Leben. Dieser natürliche Vorgang läuft normalerweise weitgehend beschwerdefrei ab.
- **Beschwerden:** Bei vielen Frauen treten verschiedene gesundheitliche Beeinträchtigungen auf. Sie können meist durch eine naturheilkundliche Behandlung deutlich gelindert oder geheilt werden.

Cherry Plum Rock Rose Star of Bethlehem	ist eine Mischung nach den Schienen, die hilft, die hormonelle Umstellung zu erleichtern
Chicory	bei Kloßgefühl im Hals, enge Kleidung wird schlecht vertragen.
Crab Apple	bei Schweißausbrüchen.
Honeysuckle	wenn man der Vergangenheit nachtrauert, auch bei melancholischen Phasen.
Impatiens	bei Reizbarkeit, Ungeduld.
Larch	wenn die Umstellung das Selbstwertgefühl beeinträchtigt.
Mustard	bei Depressionen.

Anwendungsgebiete

Notfall-tropfen	bei allen akuten Beschwerden, gegebenenfalls auch über einen längeren Zeitraum, abends bei Schlafstörungen.
Rock Rose	bei sexueller Unlust.
Scleranthus	wenn Beschwerden oft zwischen Körper und Psyche wechseln; Unruhe, Stimmungsschwankungen.
Vervain White Chestnut	bei Zuständen von Überdrehtheit; Übererregung, Unruhe, Herzjagen, evtl. zusammen mit Notfalltropfen.
Walnut	um die Umstellung auf die neue Lebensphase zuzulassen, **wichtige Essenz**.
Water Violet	bei trockenen Schleimhäuten, auch bei zu trockener Scheide.
Wild Oat	bei Unbestimmtheit, wie es weitergehen soll.

Kopfschmerzen

- **Beschreibung:** Der Begriff Kopfschmerz umfasst alle Arten von Schmerzen im Bereich des Kopfes.
- **Ursachen:** Als Ursache kommen unter anderem Verspannung, Überanstrengung, Augen-, Ohren-, Gefäß- und Wirbelsäulenerkrankungen in Frage. Auch schwerwiegende Grunderkrankungen können zu Kopfschmerzen führen. Bei häufigem oder regelmäßigem Auftreten sollte die Ursache in jedem Fall durch einen erfahrenen Therapeuten abgeklärt werden.

Je nach der zu Grunde liegenden Erkrankung kommen die unterschiedlichsten Essenzen zum Einsatz. Aus Gründen der Übersichtlickeit hier nur eine Auswahl:

Agrimony	bei Kopfschmerzen als Folge unterdrückter Gefühle.
Centaury	wenn eine Infektion die Ursache der Kopfschmerzen ist. Die Unterdrückung der eigenen Bedürfnisse kann zu Schmerzäußerungen, hier in Form von Kopfschmerzen, führen.
Cherry Plum	bei vorwiegend drückender Schmerzqualität, auch bei Migräne
Cherry Plum Rock Rose Star of Bethlehem	bei traumatisch bedingten Kopfschmerzen. Außerdem bei Migräne und Spannungskopfschmerzen.

Anwendungsgebiete

Chicory	bei Migräne, auch bei Wucherungen (mit anderen Maßnahmen).
Heather	bei vorwiegend hysterisch bedingten Kopfschmerzen.
Impatiens	bei zu Grunde liegenden Entzündungen.
Notfall-creme	bei akuten Ereignissen. Creme auf Gesicht und Hals auftragen.
Notfall-tropfen	zur Akuttherapie: Einige Tropfen in Wasser auflösen und schluckweise trinken.
Star of Bethlehem	wenn eine (körperliche oder seelische) Verletzung auslösend ist.
Vine	wenn Spannungsgefühle vorhanden sind.
White Chestnut	weil der Kopf durch Gedanken überlastet ist.

Krampfadern

- **Beschreibung:** Im umgangssprachlichen Sinn bezeichnen Krampfadern (auch Varizen) hauptsächlich die unregelmäßigen, schlauch- oder knotenförmigen **Erweiterungen oberflächlicher Venen** der Beine. Es gibt aber auch Varizen anderer Körperregionen, wie etwa der Bauchdecke oder der Speiseröhre. Diese zeigen ebenfalls einen geschlängelten Verlauf.
- **Ursachen:** Können eine Venenwand- oder Venenklappenschwäche sein oder eine Druckerhöhung in den venösen Gefäßen durch z. B. Herz-Kreislauf-Schwäche.
- **Beschwerden:** Häufig kommt es zu Spannungs- und Schweregefühlen, Stauungserscheinungen und Schmerzen bei längerem Stehen. Sind die Krampfadern stärker ausgeprägt, kann es zusätzlich zu vermehrter Wassereinlagerung (Ödemen) und Geschwüren kommen.
- **Maßnahmen:** Langes Stehen und Sitzen, zu wenig Bewegung und zu fetthaltige Ernährung sind ungünstig, Hochlagerung der Beine und Sport (z. B. Rad fahren) günstig. Zu Wassereinlagerungen (Ödemen) siehe unter Schwellungen (→**372**).

Centaury bei schwachen Venenwänden und Venenklappen. Wenn es schwerfällt, eine verordnete fettarme Diät einzuhalten.

Anwendungsgebiete

Cherry Plum	bei venöser Druckerhöhung.
Elm	generell angezeigt, wenn eine akute Überlastung, hier des Venensystems, vorliegt.
Holly	bei "hitzigen" Beschwerden.
Mimulus Mustard	bei Schwellungen, Bezug zum Nierenmeridian, wenn **Mustard** alleine nicht ausreichend hilft.
Mustard	bei Schwellungen, Bezug zum Nierenmeridian.
Notfall-creme	akut zum Eincremen. Außerdem, wenn sich die Beine heiß anfühlen.
Notfall-tropfen	bei akuten Beschwerden, beziehungsweise bei akuter Verschlechterung der Symptomatik.
Oak	bei länger andauernder Überbeanspruchung und daraus resultierenden Beschwerden.

Kummer

- **Beschreibung:** Kummer äußert sich in gedrückter Stimmung. Es kommt zu generellem Unwohlsein, Schlafstörungen, vermindertem oder erhöhtem Appetit. Auch sozialer Rückzug ist zu beobachten. Die Betroffenen sind traurig, weinen unter Umständen vermehrt. Die Gedanken kreisen nur noch um das, worüber man sich grämt. Der Kummer ist nicht unbedingt für die Umwelt offensichtlich, er wird unter Umständen verborgen. Siehe auch Depressionen (→**238**).

Agrimony	wenn man versucht, dem Kummer durch vermehrte Aktivität zu entfliehen, um sich möglichst nicht damit auseinandersetzen zu müssen. Probleme werden bagatellisiert.
Cherry Plum Rock Rose Star of B.	Einsatz entsprechend dem Schienenmodell. **Klassische Kombination** bei Traumata.
Heather	wenn die Betroffenen jammern über echten oder vermeintlichen Kummer. Es geht eher darum, Aufmerksamkeit zu erhalten.
Honey-suckle	wenn man wehmütig, melancholisch ist. Man lebt in der Vergangenheit. Außerdem bei Kummer durch Heimweh.

Notfall-tropfen	zur Akuttherapie. Einige Tropfen in Wasserauflösen und schluckweise trinken. Evtl. in Kombination mit ein bis zwei anderen Essenzen.
Red Chestnut	vor allem bei Kummer nach Verlust eines lieben Menschen oder bei Sorgen um andere.
Star of Bethlehem	ist der **Klassiker** bei jeder Art von **Kummer und Trauer.**
Sweet Chestnut	wenn der Kummer für die Umwelt kaum wahrnehmbar ist. Die Betroffenen geben ihre Sorgen aber zu, wenn man nachfragt.
Vervain	bei Liebeskummer.
Walnut	kann unterstützend gegeben werden, wenn es darum geht, eine kummervolle Situation zu überwinden.
White Chestnut	hilfreich, wenn das ganze Denken, vielleicht auch ungewollt, nur noch um den Inhalt des Kummers kreist.

Magenschmerzen

- **Beschreibung/Beschwerden:** Magenschmerzen bezeichnen mehr oder weniger heftige Schmerzen im Bereich des Oberbauchs. Der Schmerzcharakter kann sehr unterschiedlich, beispielsweise bohrend, stechend oder kolikartig sein. Auch kann ein zeitlicher Bezug des Schmerzereignisses zur Nahrungsaufnahme bestehen. Zuweilen treten Magenschmerzen in Kombination mit Übelkeit und Erbrechen auf.
- **Ursachen:** Ursächlich können beispielsweise Magenschleimhautentzündungen und -geschwüre, nervöse Reizzustände des Magens, Stoffwechselstörungen und viele andere Ursachen verantwortlich sein. Vor allem wiederkehrende und langanhaltende Beschwerden bedürfen daher einer ärztlichen Abklärung. Aus **ganzheitlicher Sicht** spielen nicht geäußerte Wut, Stress und Entscheidungsunfähigkeit eine Rolle für die Krankheitsentstehung.

Centaury	bei mangelndem Durchsetzungsvermögen. Auch bei Infektionen.
Cerato	bei Entscheidungsunfähigkeit.
Cerato Wild Oat	bei Entscheidungsunfähigkeit, nach dem Schienenmodell.
Holly	bei Schmerzen durch unterdrückten Ärger, Hass oder Aggression.

Anwendungsgebiete

Impatiens	bei Stress.
Gentian	wenn man überbesorgt ist. Gentian gehört zum Magenmeridian.
Gentian Wild Rose	nach dem Schienenmodell. Beide Essenzen erfassen den Magenmeridian.
Notfall-creme	zum Einreiben der Magengegend bei akuten Beschwerden. Vor allem wenn eine orale Medikamentengabe unmöglich ist.
Notfall-tropfen	bei akuten Beschwerden einige Tropfen in einem Glas Wasser auflösen und schluckweise trinken.
Willow	wenn man seine Wut schluckt, statt sie auszudrücken. Außerdem Bezug zum Magenmeridian.

Magersucht

- **Beschreibung:** Bei der **Magersucht (Anorexie)** handelt es sich um eine Erkrankung, die vor allem bei Mädchen und jungen Frauen, seltener bei Jungen und jungen Männern auftritt. Die Betroffenen finden sich zu Unrecht zu dick und versuchen, ihr Gewicht in übertriebenem Ausmaß zu verringern. Ihre Gedanken kreisen ständig um Essen, Diät und Abnehmen. Oftmals wird verbissen Sport getrieben. Trotz des teilweise erschreckend geringen Körpergewichts wird weiter abgenommen. Die Patienten halten sich auch dann noch für zu dick, wenn sie sich fast "zu Tode gehungert" haben. Bei fortschreitender Magersucht kommen weitere Symptome wie beispielsweise Schlafstörungen, Verdauungsprobleme und Depressionen hinzu. Es kommt zu hormonellen Störungen. Die Periode bleibt evtl. aus. Die Magersucht kann in Bulimie (Ess-Brechsucht) übergehen (→**232**).
- **Hintergründe:** Beobachtungen haben u.a. gezeigt, dass in den Familien von Betroffenen Konflikte oftmals unterdrückt, statt zugelassen und aufgearbeitet werden. Magersüchtige sind meist feinfühlig und zu angepasst und **meiden** daher die bewusste, **offene Konfliktaustragung**, um die Harmonie aufrechtzuerhalten. Andererseits versuchen sie dann unbewusst über ihren Körper Kontrolle und Macht zu haben und dadurch eine eigene Identität zu erlangen. Teilweise wird auch die Entwicklung zur Frau als bedrohlich empfunden und

abgelehnt. Durch die Nahrungsverweigerung versuchen die Betroffenen, die Ausbildung weiblicher Formen zu verhindern. Oft merkt die Umwelt erstaunlich lange nichts von der Magersucht. Fast scheint es, als haben nicht nur die Magersüchtigen eine falsche Wahrnehmung von ihrem Körper, auch den nahen Bezugspersonen fällt es schwer, den Ernst der Lage zu erkennen.

- **Maßnahmen:** Man sollte sich darüber klar sein, dass Magersucht **lebensgefährlich** sein kann. Eine psychotherapeutisch orientierte Therapie ist angezeigt. Dabei stehen verhaltenstherapeutische Maßnahmen im Vordergrund. Bezüglich der **Bach-Blütentherapie** sollte man auch bei einigermaßen stabilem Zustand zunächst nur die **Notfalltropfen** geben, und dann eventuell niedrig dosiert vorsichtig ein oder zwei weitere Essenzen verordnen. Die weitere Behandlung sollte ein erfahrener Therapeut übernehmen.

Agrimony	ist generell bei Suchtproblematik angezeigt. Bei Verdrängung. Bei übertriebener sportlicher Aktivität. Es kann zu Begleitreaktionen kommen, deshalb sollte erst nach initialer Stabilisierung und dann in vorsichtiger Dosierung geben. Bei schwerer Magersucht sollten Laien die Essenz nicht nehmen.
Centaury	wenn man zu angepasst ist und die eigenen Bedürfnisse nicht durchsetzen kann.

Centaury Pine nach dem Schienenmodell. Centaury: Setzt seine Bedürfnisse nicht durch, ist zu angepasst. Pine: Schuldgefühle nach Nahrungsaufnahme und schuldbesetzte Sexualität.

Chest. Bud kann generell bei Suchterkrankungen helfen.

Chicory kann in Betracht gezogen werden, allerdings eher für die Mutter als für die erkrankte Tochter.

Crab Apple weil Magersüchtige einen perfekten, "reinen" Körper, wollen.

Gorse generell bei chronischen Beschwerden. In Kombination mit den Notfalltropfen, wenn die Situation aussichtslos erscheint.

Larch ist hilfreich, wenn das Selbstwertgefühl oder das Selbstverständnis als Frau schlecht ist.

Mustard ist die klassische Essenz bei Depressionen.

Notfalltropfen möglicherweise zu Anfang der Therapie ausschließlich. Außerdem bei mehreren erfolgslosen Therapieversuchen, dann auch versuchsweise in Kombination mit **Gore**.

Rock Water **Hauptessenz bei Magersucht.** Wesentliche Bedürfnisse werden unterdrückt. Erfasst den Hang zur Askese. Es kann zu Begleitreaktionen kommen, deshalb vorsichtig dosieren.

Water Violet weil sich die Magersüchtige überlegen fühlt, wenn sie nichts isst.

White Chestnut **Wichtige Essenz**. Hilfreich, wenn die Gedanken nur noch um das Essen, das Gewicht und Diäten kreisen.

Willow	hilft die "geschluckten" Aggressionen zuzulassen, auszudrücken.
Walnut	unterstützt die als bedrohlich empfundene Entwicklung vom Mädchen zur Frau.

Misshandlung

- **Beschreibung:** Bei Misshandlungen werden einer Person, gewaltsam gegen ihren Willen, körperliche und seelische Verletzungen von Dritten zugefügt. Im Gegensatz zu Verletzungen im allgemeinen Sinn fehlt bei der Misshandlung die Komponente des Zufalls.

Vor allem bei Kindern, die häufig verletzt sind, muss man erwägen bzw. abklären, ob es sich nicht um Misshandlungen handelt, oder aber, ob es sich nicht um Misshandlung im Sinne von Vernachlässigung handelt. Tritt Misshandlung in der Familie auf, so sind alle Beteiligten behandlungsbedürftig.

Bitte beachten Sie, dass durch die Gabe der Essenzen Traumata möglicherweise erst voll bewusst oder überhaupt erst erinnert werden. Deshalb ist bei einigen Essenzen vorsichtige Dosierung angebracht. **Im Anfangsstadium** einer Therapie ist es oftmals zu empfehlen, die **Notfalltropfen** einzusetzen, um eine gewisse Stabilität zu erreichen, die dann erst eine Auseinandersetzung mit dem Thema ermöglicht. Die Behandlung sollte durch einen erfahrenen Therapeuten erfolgen.

Im Folgenden wird das gängige Begriffspaar Täter/Opfer der Einfachheit halber für alle Ausprägungsformen verwendet, also auch für sehr schwache, die man im allgemeinen Sprachgebrauch evtl. weniger mit diesen Begriffen assoziiert.

Essenzen für Opfer

Agrimony	hier steht das Verhalten im Vordergrund, die durchgemachte Misshandlung zu verdrängen und vor der Auseinandersetzung mit der Problematik in vermehrte Aktivitäten zu entfliehen. Hilft außerdem Misshandlungen zu erinnern, die aus dem Bewusstsein verdrängt wurden. Vorsichtige Dosierung wegen der Gefahr einer psychischen und physischen Dekompensation. Zusätzlich sollte man die Notfalltropfen zur Hand haben.
Aspen	wenn traumatische Erinnerungen als Zwangsvorstellungen, diffuse Ängste und unheimliche Gefühle erlebt werden. Auch hier ist eine vorsichtige Dosierung angebracht.
Centaury	wenn die Betroffenen nicht vom Täter loskommen.
Chestnut Bud	man bleibt in einer Situation, die einem nicht zuträglich ist, und lernt nicht daraus.
Cherry Plum Rock Rose Star of B.	nach dem Schienenmodell. "Trauma-Mischung".
Crab Apple	wenn man sich nach Misshandlung beschmutzt fühlt.
Gorse	wenn die Lage aussichtslos erscheint, man versucht aber noch die Situation zu ändern.

Holly	um mit den Hassgefühlen z. B. nach einer Vergewaltigung umgehen zu können. Auch, wenn nach einer Vergewaltigung und dadurch eintretender Schwangerschaft der Hass gegen den Täter auf das Kind übertragen wird.
Honeysuckle	bei Schwierigkeiten, eine unerträgliche Situation zu verändern, z. B. einen gewalttätigen Mann zu verlassen.
Larch	bei schlechtem Selbstwertgefühl, deshalb Opferhaltung.
Mimulus	wenn man zu schüchtern ist, um sich gegen den Täter durchzusetzen.
Mustard	bei durch die Misshandlungen hervorgerufenen Depressionen.
Notfallcreme	kann auf die misshandelten Körperstellen aufgetragen werden.
Notfalltropfen	unmittelbar nach der Misshandlung. Außerdem, wenn akut schreckliche Erinnerungen hochkommen.
Pine	bei Schuldgefühlen, eine Misshandlung oder Vergewaltigung zuzugeben oder anzuzeigen.
Red Chestnut	wenn man zu sehr an anderen Menschen hängt. Bei einer Hassliebe, bei der Misshandlungen vorkommen.
Star of Bethlehem	lindert, heilt und stabilisiert. Generell bei seelischen und körperlichen Schmerzen. Hilfreich, um "Schreckliches" zu verarbeiten.
Sweet Chestnut	bei versteckter Verzweiflung, die anderen nicht auffällt, mit der man scheinbar zurechtkommt.

Walnut	hilft, traumatische Situation zu verlassen, Neuanfang zu wagen.
White Chestnut	wenn man immer wieder an das Trauma und die schrecklichen Bilder denkt, evtl. auch nachts als Albträume (→**195**).
Wild Rose	bei Apathie und Lethargie. Auch bei Resignation.
Wild Oat	bei Schwierigkeiten, sich eine Alternative vorzustellen.
Willow	wenn man sich als "Opfer des Schicksals" fühlt, grollt und die erlittenen Misshandlungen nicht vergessen kann. Hierdurch ist eine Vergangenheitsbewältigung erschwert.

Essenzen für Täter

Beech	bei ausgeprägter Neigung zu Kritik und Intoleranz, kann vor allem bei Kindern zu Misshandlung auf der seelischen Ebene führen.
Cherry Plum	eine **wichtige Essenz.** "Rastet förmlich aus", will dem anderen vielleicht gar nichts tun, hat sich aber nicht unter Kontrolle.
Chicory	wenn man andere indirekt unter Druck setzt. Die Misshandlung liegt eher auf seelischer Ebene.
Elm	vor allem für Eltern, die mit ihren Kindern überfordert sind und diese dann misshandeln. In der Regel sind zusätzlich noch andere Essenzen nötig, z. B. **Cherry Plum** oder **Vine**.

Holly wenn cholerische Ausbrüche und Aggressionen an anderen ausgelassen werden. Auch hier sind in der Regel noch andere Essenzen, etwa **Cherry Plum** oder **Vine** erforderlich, da **Holly** nur die Wut erfasst.

Impatiens wenn man zu gereizt und ungeduldig ist, um auf Langsamere Rücksicht zu nehmen. Oft sollte hier ebenfalls noch **Cherry Plum** oder **Vine** zum Einsatz kommen, da **Impatiens** alleine trotz der Ungeduld nicht unbedingt gewalttätig ist.

Notfall-tropfen akut, wenn sich der Täter gar nicht mehr zu helfen weiß und merkt, dass er gleich wieder zuschlägt (Fremdgefährdung).

Vervain wenn man selbst so begeistert ist, dass man andere überfordert, ohne es recht zu merken. Eher in Kombination mit anderen Essenzen, beispielsweise mit **Vine**.

Vine ist eine der **Hauptessenzen**. Grausam. Fügt anderen vorsätzlich, evtl. mit Freude Schaden zu und quält sie.

Mitesser

- **Beschreibung/Ursachen:** Mitesser (Komedonen) sind **erweiterte Haarfollikel**, die mit Keratin und Talg gefüllt sind. Sie können zur Oberfläche der Haut hin offen oder geschlossen sein. Aus den Mitessern können sich entzündliche Pusteln oder im schlimmsten Fall entzündliche Knoten und Narben bilden. Bei gehäuftem Auftreten spricht man von Akne (→**191**), die man, je nachdem, ob vermehrt Mitesser, Pusteln oder schwerere entzündliche Veränderungen auftreten, in verschiedene Schweregrade unterteilt.
- **Ursachen:** Falsche Ernährung und eine gestörte Darmfunkion können das Auftreten von Mitessern entscheidend beeinflussen. Man sollte eine Optimierung und Normalisierung der Stoffwechsellage anstreben.

Beim Ausdrücken der Mitesser besteht Infektionsgefahr, daher ist hier Vorsicht geboten.

Cherry Plum Rock Rose	nach dem Schienenmodell. Bei hormonellem Bezug, also bei Mitessern, die in der Pubertät oder im Zusammenhang mit der Periode auftreten.
Crab Apple	Reinigungsessenz. Insofern gut geeignet, da Mitesser eine Art "Mülldeponie" sind, der Körper versucht "Unnützes" auszuscheiden.

Mittelohrentzündung, akut

- **Beschreibung:** Hier liegt eine **Entzündung des Mittelohrs** vor, die meist durch Erreger hervorgerufen wird, oder selten auf einer anderen Grunderkrankung beruht.
- **Beschwerden:** Es treten neben den Schmerzen auch ein Druckgefühl der Ohren, Hörstörungen, Ohrgeräusche (→**409**), Fieber (→**253**) und Lymphknotenschwellungen auf.

Eine Behandlung sollte durch einen erfahrenen Therapeuten erfolgen.

Centaury generell bei Infektionen, da eine Abwehrschwäche besteht.

Clematis bei Infektionsanfälligkeit. Außerdem bei Fieber, vor allem, wenn der Kranke benommen wirkt.

Crab Apple gilt als Reinigungsessenz, also auch, um den Körper von den Erregern zu reinigen.

Cerato generell bei "Ohrproblemen". Das Thema dieser Essenz ist es, nicht auf seine innere Stimme (Intuition) hören zu wollen.

Clematis Impatiens kann generell bei Entzündungen, die die Sinnesorgane betreffen, versucht werden. Clematis betrifft die Erkrankung der Sinnesorgane, Impatiens die Entzündung.

Mimulus zum Nierenmeridian, Bezug zu den Ohren. Deshalb generell bei Ohrerkrankungen, v. a. wenn Zugluft auslösend beteiligt ist.

Mimulus Mustard	nach dem Schienenmodell. Wenn **Mimulus** alleine nicht hilft.
Notfall-creme	ist lokal anwendbar. Man cremt das Ohr, die Region um die Ohren sowie den Hals und die Wange großzügig ein.
Notfall-tropfen	zur Akuttherapie. Man gibt einige Tropfen in ein Glas Wasser und trinkt schluckweise davon.
Star of Bethlehem	ist generell lindernd und heilend bei Schmerzen.

Müdigkeit

- **Beschreibung:** Bei **Schwächezuständen (Müdigkeit)** ist die Vitalität und Belastbarkeit im Vergleich zum Normalzustand eingeschränkt.
- **Ursachen:** Schwächezustände können unterschiedliche Ursachen haben, beispielsweise können sie psychosomatisch bedingt sein, oder durch Infektionen, Anämien (→**200**) oder Depressionen (→**238**) hervorgerufen werden. Insofern ist die Abklärung sinnvoll.
- **Beschwerden:** Typisch sind eine verminderte Leistungsfähigkeit und ein übermäßiges Bedürfnis nach Ruhe und Schlaf. Weiterhin können körperliche Beschwerden wie Schwindel auftreten. Siehe auch Schwächezustände im Rahmen anderer Erkrankungen.

Auf eine basenbildende Ernährung sollte geachtet werden.

Elm	wenn man sich kurzfristig überfordert fühlt.
Centaury	wenn man ausgelaugt ist, weil man sich nicht abgrenzen kann. Außerdem bei Schwäche infolge von Infektionen.
Clematis	wenn es an Vitalität fehlt. Vermehrtes Schlafbedürfnis.
Gorse Mustard	vor allem bei durch Depression bedingter Schwäche. Eventuell in Kombination mit den Notfalltropfen.

Hornbeam	wenn man morgens schon gar nicht aufstehen möchte, da man müde ist, dann aber langsam wieder Energie bekommt. Körperlicher Bewegungsmangel ist als Ursache anzusehen. Außerdem wenn man nach zu viel Fernsehen sich morgens erschlagen fühlt.
Notfall-tropfen	zur akuten Therapie. Evtl. in Kombination mit **Gorse** und **Mustard**.
Olive	wenn man morgens noch einigermaßen leistungsfähig ist, aber im Laufe des Tags immer müder wird.
Wild Rose	wenn man eher lethargisch und lustlos ist. Allgemeines Desinteresse.

Muskelkater

- **Beschreibung:** Hierunter versteht man das Auftreten von Schmerzen in den Muskeln nach ungewohnter oder zu starker körperlicher und muskulärer Beanspruchung.

Elm	bei zeitlich begrenzter Überbeanspruchung.
Crab Apple	reinigt von den Schlacken, die den Muskelkater bedingen.
Notfall-creme	zum Eincremen der betroffenen Muskeln.
Notfall-tropfen	akut zum Einnehmen, einige Tropfen auf ein Glas Wasser, schluckweise trinken.

Nagelkrankheit

- **Beschreibung:** Nagelkrankheiten treten meist als Entzündung des Fingers, v. a. des Nagelbetts auf. **Ursache** ist oft eine kleine Verletzung, die zur Infektion führt.

  In der Folge kann es zur Eiterbildung kommen. Die befallene Region ist verdickt, gerötet, schmerzt und die Haut ist gespannt. Bei der Maniküre sollte man Verletzungen vermeiden. Außerdem sollte rissiger Haut durch Eincremen vorgebeugt werden.

Centaury Clematis	bei geschwächter Abwehr, die infektionsbegünstigend wirkt.
Crab Apple	zum Reinigen bei im Vordergrund stehender Vereiterung. Man kann den betroffenen Finger auch in warmem Wasser, dem man einige Tropfen Crab Apple zugesetzt hat, baden.
Impatiens Holly	bei entzündlichen Prozessen. Außerdem als Teilbad anwendbar. Holly bei sehr heftigen Beschwerden.
Notfall-creme	lokal, auch im Umkreis der befallenen Stelle auftragen.
Notfall-tropfen	bei akuten Beschwerden. Zum Einnehmen einige Tropfen in ein Glas Wasser geben und schluckweise trinken. Außerdem zum Auftupfen oder als Teilbad anwendbar.

Nägelkauen

- **Beschreibung:** Die Nägel werden abgekaut, typisch ist, dass die Betroffenen damit meist nicht oder nur zeitweise willentlich aufhören können. Es kann sogar zur Verletzung der Finger kommen. Oft führen Stress oder Konflikte zu einer Verschlimmerung der Problematik. Da die Nägel Durchsetzungsvermögen, Angriff und Wut symbolisieren, stehen Essenzen, die diese Fähigkeiten stärken, im Vordergrund der Behandlung.

Centaury	wenn man seine Bedürfnisse nicht durchsetzt und stattdessen an den Nägeln kaut.
Centaury Vine	bei Durchsetzungsschwäche.
Cherry Plum Rock Rose	nach dem Schienenmodell. Bei zu Grunde liegendem, nicht verarbeitetem Trauma.
Holly	wenn man vor allem bei Stress und Ärger Nägel kaut.
Pine	man fühlt sich schuldig, weil man das Nägelkauen nicht lassen kann.
Rock Water	die Betroffenen sind hart zu sich selbst, sie schaden sich sogar.
Scleranthus	wenn man unausgeglichen und gereizt ist und in solchen Situationen Nägel kaut.
White Chestnut	generell bei Zwangshandlungen hilfreich.

Nasenbluten

- **Beschreibung/Ursachen: Nasenbluten** kann bei Erkrankungen des Nasen-Rachen-Raums, z. B. bei Schnupfen oder Polypen, auftreten. Es kann aber auch im Rahmen anderer Grunderkrankungen, z. B. bei Störungen der Blutgerinnung, anderen Blutkrankheiten, bei Hypertonie, Arteriosklerose und Infektionskrankheiten, zu Nasenbluten kommen.

Nasenbluten sollte aus **naturheilkundlicher Sicht** soweit wie möglich nicht durch Veröden der Gefäße beseitigt werden. Mir sind zwei Fälle bekannt, bei denen nach einer Verödung Depressionen aufgetreten sind. Nasenbluten ist hier als ein Ventil anzusehen. Wird es verschlossen, können die Beschwerden auf die seelische Ebene (→**238**) verlagert werden. Bei Nasenbluten im Rahmen von Hypertonie (→**224**) oder Arteriosklerose (→**205**), siehe dort.

Centaury	generell bei Schwäche, hier Wandschwäche der Nasengefäße. Kommt symbolisch Verlust an Durchsetzungsvermögen gleich.
Cerato	da Blutungen etwas Diffuses an sich haben, ähnlich Cerato, das auch nicht "weiß, was es will".
Cherry Plum	da Nasenbluten auch als "Überdruck ablassen" interpretiert wird.
Chicory	wenn eine Wucherung, beispielsweise ein Polyp, zu Grunde liegt.

Clematis	wenn man sich schwindlig oder benommen fühlt. Genereller Bezug von Clematis zu Blutverlust, Lebensenergie geht verloren.
Crab Apple	da der Blutverlust eine Form von Reinigung darstellt.
Holly	wenn die Beschwerde sehr heftig und kaum zu unterbinden ist. Ansonsten wenig Bezug zu Nasenbluten.
Mimulus	bei Nasenbluten im Rahmen einer Bluterkrankung.
Notfall-creme	lokal einreiben auf Nase, aber auch Gesicht und Nacken.
Notfall-tropfen	als akute Therapie, schluckweise einige Tropfen in einem Glas Wasser.
Olive	da der Blutverlust zu Schwächezuständen führt. Außerdem gehört Olive, ebenso wie **Oak**, zum Lebermeridian, die Leber wiederum hat einen Bezug zur Blutgerinnung.
Wild Oat	generell bei diffusen Beschwerden und diffusen Blutungen.

Nervenzusammenbruch

- **Beschreibung/Ursachen:** Ein Nervenzusammenbruch tritt auf, wenn eine Situation/ein Konflikt nicht verkraftet und in der jetzigen Lebenslage nicht verarbeitet werden kann. Insofern auch als **akute Überforderung** zu interpretieren.

Elm	generell bei akuter Überforderung.
Cherry Plum	bei dem Gefühl durchzudrehen. Vorzugsweise sollten hier jedoch die **Notfalltropfen** zum Einsatz kommen.
Clematis	man fühlt sich benebelt, wird ohnmächtig. Es ist aber besser, **Notfalltropfen,** die Clematis enthalten, einzusetzen.
Notfall-tropfen	sind das **Mittel erster Wahl.** Am besten einige Tropfen in ein Glas Wasser geben und hiervon schluckweise trinken.
Notfall-creme	als Alternativmittel, wenn es nicht möglich ist, die Notfalltropfen zu sich zu nehmen. Man kann dann die Notfallcreme auf Gesicht, Nacken, Puls und Solarplexus geben.
Rock Rose	ist die **klassische Essenz** bei Nervenzusammenbruch. Trotzdem vorzugsweise Notfalltropfen geben.
Star of Bethlehem	heilt und lindert.
Sweet Chestnut	wenn man meint, es gehe nicht mehr weiter; man hält sich dabei aber angesichts der schwierigen Situation ganz gut.

Nervosität

- **Beschreibung/Beschwerden:** Nervosität geht einher mit innerer Anspannung, evtl. Beschleunigung des Herzschlags, man schwitzt, hat vielleicht einen trockenen **Mund**. Oftmals ist man mit einer Situation konfrontiert, deren Bewältigung man für wichtig hält, wobei man jedoch unsicher ist, ob dies gelingen wird.

Elm	bei zusätzlicher Überforderung, ein Gefühl, das gerade bei Nervosität schnell auftreten kann.
Larch	da meist ein schlechtes Selbstwertgefühl zu Grunde liegt. Die erfolgreiche Bewältigung der Situation verdiene man gar nicht, man sei auch nichts wert.
Mimulus	bei Schüchternheit und wenig Selbstvertrauen.
Notfall-tropfen	zur akuten Therapie, einige Tropfen in einem Glas Wasser auflösen und schluckweise trinken.
Vervain	bei völliger "Überdrehtheit". Man leidet unter Umständen unter Schlaflosigkeit. Generell ist Vervain allerdings "selbstsicher", daher wird wahrscheinlich zusätzlich noch Larch oder Mimulus erforderlich sein.
White Chestnut	wenn die Gedanken nur noch um den Auslöser der Nervosität kreisen.

Neurodermitis

- **Beschreibung:** Bei der Neurodermitis (endogenes Ekzem, atopische Dermatitis) handelt es sich um eine **Hauterkrankung**, die entweder permanent vorhanden ist oder in Schüben verläuft.
- **Beschwerden:** Der erste Hinweis beim Neugeborenen kann ein Milchschorf sein. Meist fällt der Beginn der Erkrankung in die ersten beiden Lebensjahre. In der Pubertät kommt es oftmals zu einer Besserung der Symptomatik. Die Körperstellen, an denen die Erkrankung auftritt, unterscheiden sich beim Kleinkind von denen des größeren Kindes und von denen des Erwachsenen.

  Das Beschwerdebild geht mit z.T. sehr starkem, unerträglichem Juckreiz (→**297**) einher. Weiterhin mit Schuppung, Nässen, Rötung und Krustenbildung. Die Talg- und Schweißdrüsen sind in ihrer Funktion beeinträchtigt, die Haut ist trocken. Das Hautbild erscheint vergröbert.
- **Ursachen:** Die Ursache aus schulmedizinischer Sicht besteht in einer allergischen Komponente in Kombination mit äußeren Faktoren, z. B. chemische Stoffe oder Hausstaubmilben. Zusätzlich spielt Vererbung wahrscheinlich eine Rolle. Auslöser für das Auftreten erneuter Krankheitsschübe oder für die Verschlechterung der Beschwerden können psychische Faktoren oder Stress sein.

Es sollte auf eine basenbildende Ernährung und basische Cremes und (Wasch-)Lotionen geachtet werden.

Aus **naturheilkundlicher Sicht** ist es, gerade bei Hauterkrankungen, ein Fehler, die Beschwerden zu unterdrücken, da der Körper dann für die zu Grunde liegende Problematik ein neues Ventil, evtl. in Form einer schwereren Erkrankung wählen muss. Deshalb ist eine ganzheitliche, die Selbstheilungskräfte des Körpers anregende Behandlung wünschens-wert. Essenzen, die bei **Allergie** hilfreich sind, können auch unter diesem Stichwort nachgelesen werden (→**193**).

Beech	wenn die allergische Komponente im Vordergrund steht. Auch, wenn man äußeren Einflüssen gegenüber "überkritisch" ist.
Cherry Plum	bei unerträglichem Juckreiz, der einen fast "verrückt" macht.
Crab Apple	generell bei Hauterkrankungen. Ermöglicht das Wiederherstellen der "inneren Reinigung", die hier "nach außen" verlagert ist.
Elm	wenn psychischer Stress und erhöhte Anforderungen einen neuen Krankheitsschub auslösen.
Gorse	generell bei chronischen Erkrankungen
Holly	generell bei heftigen und hitzigen Beschwerden.
Impatiens	bei Juckreiz, Rötung und Reizung. Außerdem hilfreich, wenn ein erneuter Schub durch Stress ausgelöst wird.

Larch	bei mangelndem Selbstwertgefühl. Bei bevorzugtem Befall der Gesichtshaut. Hauterkrankungen können über astrologische Analogien mit Larch in Bezug gesetzt werden.
Mimulus	wenn die Haut sehr empfindlich ist. Wenn man auf Grund des schlechten Hautbilds schüchtern wird.
Notfall-creme	im akuten Schub zum Auftragen auf die Haut. Beruhigt und lindert den Juckreiz.
Notfall-tropfen	im akuten Schub, man gibt einige Tropfen in ein Glas mit Wasser und trinkt davon.
Star of Bethlehem	bei aufgekratzten, schmerzenden Hautläsionen.
Water Violet	bei sozialem Rückzug, weil man sich entstellt fühlt. Außerdem bei sehr trockener und stark schuppender Haut.

Notfälle

- **Beschreibung:** Aus medizinischer Sicht liegt ein **Notfall** vor, wenn Lebensgefahr droht oder nicht mehr rückgängig zu machende Organschäden zu befürchten sind. Außerdem kann man bei übermäßigem Leiden von einem Notfall sprechen.
- **Maßnahmen:** In diesen Fällen ist schnellstmögliches Handeln in Form von "Erster Hilfe" nötig. Die Auswahl und Einnahme von Bach-Blüten darf die Einleitung von Notfallmaßnahmen und schnellstmögliche medizinische bzw. ärztliche Versorgung natürlich nicht verzögern. Die im Folgenden genannten Essenzen sind besonders auch für "leichtere" Notfälle hilfreich.

Notfall-creme	auf Gesicht, Hals und eventuell auch Puls und Solarplexus einreiben.
Notfall-tropfen	pur oder, falls möglich, einige Tropfen in ein Glas Wasser geben und schluckweise trinken.
Rock Rose	zur Akuttherapie eines Notfalls, allerdings sollten die **Notfalltropfen** oder die **Notfallcreme** bevorzugt zum Einsatz kommen. Kann auch für die individuelle Mischung nach einem Notfall verwendet werden. Außerdem bei länger zurückliegenden Ereignissen, die noch nicht verarbeitet und bewältigt wurden.

Star of Bethlehem	generell bei körperlichen oder seelischen Verletzungen. Ebenfalls eher für die individuelle Mischung nach einem Notfall, da akut die **Notfalltropfen** oder -creme angezeigt sind. Generell bei Schmerzen, bei denen ein "wehes, wundes" Gefühl im Vordergrund steht.

Osteoporose

- **Beschreibung:** Bei der Osteoporose handelt es sich um eine Erkrankung, bei der es zu einer Verminderung der Knochendichte bzw. der Knochenmasse und damit zu einer Strukturänderung des Knochens kommt. In der Folge ist das Risiko für Knochenbrüche erhöht.

  Osteoporose kann als eigenständige Erkrankung auftreten. Hier findet man sie vor allem bei Frauen, einmal als frühe, postmenopausale Form (zwischen 50. und 70. Lebensjahr) oder in einer senilen Form, der Altersosteoporose (über dem 70. Lebensjahr).

- **Ursachen:** Östrogenmangel, Rauchen und körperliche Inaktivität stellen beeinflussbare Faktoren in der Entstehung der Erkrankung dar. Die Osteoporose kann auch im Rahmen anderer Krankheiten, z. B. Diabetes mellitus oder Schilddrüsenüberfunktion auftreten. Auch eine Kortisontherapie kann zu Osteoporose führen. Eine übersäuernde Ernährung führt zur Entmineralisierung ist daher ebenfalls mögliche Ursache.

Agrimony Centaury Cherry Plum Rock Rose Star of Bethlehem	sind eine Mischung, die man nach dem Schienenmodell einsetzen kann.
Cherry Plum Rock Rose	nach dem Schienenmodell. Bezug zum Hormonsystem.
Centaury	generell, wenn Körperstrukturen, hier die Knochen, die an Festigkeit verlieren, "schwach" werden.
Gorse	bei chronischen oder bei sich verschlechternden Erkrankungen.
Larch	da die Wirbelsäule mit der Entkalkung ihre "Werthaltigkeit" verliert.
Mimulus	hat Bezug zum Nierenmeridian und damit zu den Knochen.
Mustard Mimulus	nach dem Schienenmodell. Außerdem Bezug zum Nierenmeridian und damit zu den Knochen.
Notfall-creme	örtlich bei Schmerzen zum Einreiben.
Notfall-tropfen	akut bei Schmerzen, einige Tropfen in ein Glas Wasser geben und schluckweise trinken.
Scle-ranthus	generell bei hormonellem Ungleichgewicht.

Panikattacken

- **Beschwerden/Ursachen:** Bei einer **Panikattacke** wird eine normalerweise nicht angstauslösende Situation als enorm bedrohlich empfunden. Möglicherweise ist der Auslöser nicht unmittelbar zu erkennen.
- **Beschwerden:** Symptome sind neben Zittern, Unruhe und Fluchtimpulsen auch Herzklopfen, Herzrasen, Schweißausbrüche, Übelkeit, Durchfall, Harndrang sowie Störungen des Denkens und der Wahrnehmung.
- **Maßnahmen:** Eine ursächliche Behandlung sollte durch einen Spezialisten erfolgen. Grundsätzlich ist eine stützende Psychotherapie hilfreich. Die folgenden Essenzen dienen eher der Linderung der akuten Symptome.

Aspen	wenn ungerichtete, unbestimmte Ängste im Vordergrund stehen. Man fühlt sich bedroht.
Centaury	wenn mangelndes Durchsetzungsvermögen in Panickattacken umgesetzt wird. Eher für den langfristigen Therapieeinsatz geeignet.
Cherry Plum	bei Angst, den Verstand zu verlieren und verrückt zu werden.
Impatiens	wenn Unruhe im Vordergrund steht.
Larch	bei schlechtem Selbstwertgefühl. Eher für den langfristigen Therapieeinsatz geeignet.

Mimulus	erfasst die Schüchternheit, die hier oft zu beobachten ist. Eher für langfristigen Therapieeinsatz geeignet.
Notfall-tropfen	bei Panickattacken, dem **klassischen Einsatzgebiet** für Notfalltropfen. Wenn man zu Panickattacken neigt, sollte man diese immer dabei haben. Pur verabreichen oder einige Tropfen in einem Glas Wasser auflösen und schluckweise zu sich nehmen.
Rock Rose	für die individuell angestimmte Mischung oft erforderlich, da die Attacke auch der Abwehr evtl. unbewusster Bedürfnisse dienen kann.
Star of Bethlehem	heilt und lindert. Hilft außerdem, alte Traumata zu verarbeiten.
Vervain	ist hilfreich, wenn Herzsymptome im Vordergrund stehen.
White Chestnut	hilft, wenn die Panik das gesamte Denken beherrscht.

Parasiten

- **Beschreibung: Parasiten** leben ganz oder teilweise, zeitweise oder dauerhaft auf Kosten anderer Lebewesen. Parasiten können Haut, Haare, Körpergewebe oder -höhlen besiedeln. Beispiele sind Würmer, Flöhe oder Zecken.

  Einzelne **Parasiten** sind gesondert beschrieben, die Essenzen können dort nachgelesen werden.

Centaury	hilft, wenn man sich nicht abgrenzen kann, auch nicht gegen Parasiten.
Clematis	wenn man sich leicht infiziert.
Crab Apple	unterstützt den Reinigungsprozess.
Gorse	wenn es aussichtslos scheint die Parasiten loszuwerden; sie bleiben hartnäckig oder kehren immer wieder.
Notfall-creme	zum lokalen Einsatz, bei Hautbefall, vor allem bei Juckreiz.

Periode, zu schwache

- **Beschreibung/Beschwerden:** Die Monatsblutung (Periode, Menses) ist zu schwach (normal 2-5 Vorlagen/Tag) oder zu kurz (normal 3-5 Tage). Möglicherweise kommt es nur für ein oder zwei Tage zu Schmierblutungen.
- **Ursachen:** Eine zu schwache Regel kann hormonell bedingt sein. Auch die Einnahme der Pille kann die Periode abschwächen. Außerdem kann eine Entzündung der Gebärmutterschleimhaut vorliegen. Da es verschiedene weitere, zum Teil auch gefährliche Ursachen für eine abgeschwächte Monatsblutung gibt, ist es sinnvoll eine gynäkologische Abklärung vornehmen zu lassen.

Centaury	analog zu schwachem Durchsetzungsvermögen.
Cherry Plum Rock Rose	nach dem Schienenmodell. Generell, wenn Beschwerden einen hormonellen Bezug aufweisen.
Rock Water	wenn man eigene Bedürfnisse unterdrückt und (unbewusst) nicht Frau sein wil.
Walnut	generell, bei Störungen der Menses (Periode).

Periode, zu starke

- **Beschreibung:** Bei einer zu starken Periode ist der Blutverlust erhöht (mehr als 5 Vorlagen/Tag). Nach der medizinischen Definition ist die Dauer der Regel an sich nicht verlängert. Bei einer schmerzhaften Periode (Dysmenorrhoe) muss die Blutung nicht notwendigerweise verstärkt sein (→**244**).
- **Ursachen:** Es gibt eine Reihe von Ursachen, daher ist eine gynäkologische Abklärung sinnvoll. Die Periode kann zu stark sein bei hormonellen Störungen, Wucherungen wie Myomen oder bei Entzündungen. Aber auch andere Erkrankungen, wie beispielsweise hoher Blutdruck (→**224**) oder Nierenleiden, können Auslöser der Beschwerden sein. Je nachdem, welche Ursache zu Grunde liegt, kommen unterschiedliche Essenzen zum Einsatz.

Cherry Plum	generell, wenn im Körper "Überdruck" besteht, auch (starke) Blutungen sind hier einzuordnen, da sie ein Ventil darstellen, um erhöhten Druck abzulassen. Blutungen weisen indirekt auf "Überdruck" hin. Hilfreich, wenn Bluthochdruck verursachend ist.
Cherry Plum Rock Rose	nach dem Schienenmodell. Bei hormonell bedingten Beschwerden.
Crab Apple	da eine zu starke Blutung auf ein vermehrtes Reinigungsbedürfnis des Körpers hinweist.

Chicory	wenn man sich in Dinge einmischt, die einen nichts angehen. Analog hierzu bedeutet dies auf der körperlichen Ebene, dass körperfremdes Gewebe dort wuchert, wo es nicht hingehört. Daher, wenn Wucherungen verursachend sind.
Impatiens	kann bei Entzündungen helfen.
Mimulus	ist dem Nierenmeridian zugeordnet, daher hilfreich, wenn eine Nierenerkrankung als Ursache zu sehen ist.
Notfall-tropfen	wenn die Blutung akut sehr stark ist.
Notfall-creme	lokal bei Schmerzen.
Olive	wenn die zu starken Blutungen zu Schwächezuständen führen.
Walnut	generell, bei Regelstörungen.

Pilzerkrankungen

- **Beschreibung/Ursachen:** Bei **Pilzerkrankungen (Mykosen)** kommt es zu einer Besiedlung des Körpers mit Pilzen.

  Es gibt Pilze, die sog. **Dermatophyten**, die nur Haut, Haare und Nägel infizieren. Außerdem gibt es **Hefen**, die neben der Haut auch die Schleimhäute und inneren Organe befallen können. Eine dritte Gruppe, die sog. **Schimmelpilze** befallen ebenfalls Haut, Schleimhäute und innere Organe. Häufige Pilzerkrankungen sind Mundsoor (durch Candida hervorgerufen) und Pilzerkrankungen von Haut, Haaren und Nägeln. Pilzerkrankungen durch Candida (→**235**), und hierbei nochmals der Fußpilz (→**256**), werden gesondert beschrieben.

Centaury	bei generell schlechter Abwehrlage.
Centaury Clematis	Mischung, die eine geschwächte Abwehr erfasst. Außerdem als Badezusatz für (Teil-)Bäder geeignet.
Clematis	man infiziert sich schnell.
Crab Apple	generell reinigend, daher auch Reinigung von Pilzen. Man kann einige Tropfen aus der Stock bottle als Badezusatz verwenden und betroffene Körperteile baden.
Gorse	hilft bei sehr hartnäckigem Pilzbefall oder Rückfall.
Notfall-creme	zur örtlichen Anwendung. Außerdem bei starkem Juckreiz.

Prüfungsangst und -probleme

- **Beschreibung:** Hier hat man - begründet oder unbegründet - Angst vor bevorstehenden Prüfungen. Die Prüfungsangst kann so stark sein, dass die Prüfung nur auf Grund dieser Angst nicht bestanden wird. Auch kann es schon im Vorfeld durch die Angst zu Problemen bei der Vorbereitung kommen.

  Bei Prüfungsängsten können die verschiedensten Faktoren eine kausale Rolle spielen, so dass hier letztlich wie immer, je nach Grundproblematik, **alle Essenzen** in Frage kommen. Die häufigsten Ursachen mit der jeweils entsprechenden Essenz sind im Folgenden aufgeführt.

  Unmittelbar vor der Prüfung sollte man erfahrungsgemäß nur die **Notfalltropfen** geben, da bei Einnaahme von Essenzen oder Kombinationen, die man noch nie genommen hat, eine Erstverschlimmerung auftreten kann. Um dies kurz vor der Prüfung zu vermeiden, ist es sinnvoller, eine Therapie mit einer neuen Mischung schon früher anzufangen.

Centaury	wenn man zu willensschwach ist, um die notwendige Disziplin für die Vorbereitung aufzubringen. Leicht ablenkbar.
Chestnut Bud	wenn man zwar gut gelernt hat, aber in der Prüfung dann doch alles vergessen.

Clematis	bei Verträumtheit, kann deshalb nicht lernen, oder kommt mit dem Lernpensum nur langsam vorwärts. Besonders bei Kindern anzuwenden, die die Prüfung regelrecht "verträumen".
Elm, Clematis, Gentian, Larch, White Chestnut	Mischung nach Mechthild Scheffer.
Elm	fühlt sich vor allem vor der Prüfung überfordert. Außerdem zum Bewältigen der erhöhten Anforderungen am Prüfungstag.
Gentian	meint, man schaffe die Prüfung nicht, es habe sowieso keinen Sinn zu lernen. Gibt während der Prüfung auf, weil man eher schon durchgefallen sei.
Gorse	wenn man schon mehrmals durchgefallen ist, es zwar erneut versucht, aber innerlich resigniert hat.
Hornbeam	wenn man nur noch geistig arbeitet und den körperlichen Ausgleich vernachlässigt. Deshalb ist man müde, unter Umständen kann man sich kaum noch konzentrieren.
Larch	bei so wenig Selbstvertrauen, dass man meint, man schaffe die Vorbereitung und die Prüfung nicht.
Mimulus	bei sehr viel Angst vor den Prüfern und vor der Prüfung.
Notfall-tropfen	zur akuten Therapie, unmittelbar vor der Prüfung.

Anwendungsgebiete

Oak	wenn man sich während der Vorbereitung permanent überfordert fühlt.
Vervain	wenn man ganz gern lernt, danach aber völlig überdreht und überfordert ist und unter Umständen unter Schlaflosigkeit leidet.
White Chestnut	wenn man nur noch an die Prüfung denkt. Man kann nicht abschalten und sich zwischendurch regenerieren. Oder aber, man kann nicht lernen, weil man ständig an etwas anderes denken muss.

Rauchen, Sucht zu

- **Beschreibung/Risiken:** Nikotin gehört zu den Suchtstoffen. Die Nikotinsucht betrifft sehr viele Menschen. Es kann zu schweren gesundheitlichen Schäden kommen. Hierbei sind besonders Erkrankungen der Atemorgane, des Herz-Kreislauf-Systems sowie Krebserkrankungen zu nennen. Das Risiko für Herzinfarkt, Schlaganfall und Lungenkrebs ist erhöht.

  Grundsätzlich gilt für die Nikotinsucht das im Abschnitt "Sucht" Beschriebene (→**401**).

Agrimony	**Suchtessenz. Cherry Plum** und **Rock Rose** liegen nach dem Schienenmodell über und unter Agrimony und sollten zunächst bevorzugt werden.
Centaury	bei Willensschwäche. Will zwar aufhören zu rauchen, hält aber nicht durch. Kann sich gegenüber dem Suchtstoff nicht abgrenzen.
Centaury Red Chestnut Rock Water Star of Bethlehem White Chestnut	ist eine bewährte Mischung. Centaury ist zu willensschwach. Red Chestnut hat Bezug zum Lungenmeridian und Tendenz zu Abhängigkeiten. Rock Water versagt sich wesentliche Bedürfnisse. Star of Bethlehem lindert und heilt. White Chestnut muss immer an die Zigaretten denken.

Cherry Plum Rock Rose	sind generell bei Sucht anzuwenden. Cherry Plum erfasst das Gefühl, ohne Zigaretten "wahnsinnig" zu werden.
Chestnut Bud	wenn man immer wieder denselben Fehler macht (hier das Rauchen).
Crab Apple	zur Reinigung. Erfasst nach dem Schienenmodell Rock Water. Fördert Nikotinausscheidung, kann aber den Entzug verschlimmern. Evtl. Abwendung vom Rauchen, weil man die Lunge nicht mehr verschmutzen will.
Honey-suckle	wenn mit Rauchen Wehmut, Nostalgie verbunden ist. Lungenmeridian.
Gorse	bei mehreren, jedoch vergeblichen Entzugsversuchen. Bei dem Gefühl, ein erneuter Versuch wäre zwecklos.
Red Chestnut	Bezug zum Lungenmeridian. Bezug zur Sucht, jedoch eher unter dem Aspekt der Abhängigkeit von anderen Menschen.
Rock Water	ist eine **wichtige Essenz.** Unterdrückte Bedürfnisse werden als Sucht ausgelebt. Man verlässt ungern "gewohnte Pfade".
White Chestnut	wenn man ohne es zu wollen andauernd an Zigaretten denkt.

Reisekrankheit

- **Beschreibung:** Bei der Reisekrankheit (Kinetose) handelt es sich um eine Erkrankung, die durch Bewegung und wiederholte Erschütterung des Gleichgewichtsorgans hervorgerufen wird. Kinetosen treten häufig auf Flug-, Bahn-, Auto- und Schiffsreisen und v. a. im Kindesalter auf.
- **Beschwerden:** Symptome sind **Übelkeit**, **Erbrechen**, **Schwindel**, **Schweißausbrüche**, **Blutdruckschwankungen** und evtl. **Absacken des Blutdrucks**. Auch **Kopfschmerzen** kommen vor.

Mimulus	wenn man generell empfindlich auf Umwelteinflüsse reagiert.
Notfall-creme	zum Einreiben von Gesicht, Hals, Solarplexus und Puls. Vor allem wenn die Übelkeit eine orale Gabe der **Notfalltropfen** erschwert.
Notfall-tropfen	zur akuten Therapie. Am besten einige Tropfen in etwas Wasser auflösen und schluckweise zu sich nehmen.
Scle-ranthus	ist die **klassische Essenz** bei Reisekrankheit.
Walnut	wenn man Schwierigkeiten hat sich auf die sich ständig verändernde Umwelt einzustellen.

Reizblase

- **Beschreibung:** Bei einer **Reizblase** handelt es sich um einen permanenten oder immer wiederkehrenden Reizzustand der Blase und unteren Harnwege.
- **Beschwerden:** Es kommt zu häufigem Harndrang und dem dringenden Bedürfnis, die Blase zu entleeren. Das Harnlassen kann schmerzhaft sein, auch können Schmerzen über dem Schambein auftreten. Oft sind die Beschwerden viel gravierender, als es der objektive Untersuchungsbefund vermuten lässt.
- **Ursachen:** U.a. sind Störungen des psychovegetativen Systems sowie hormonelle Störungen verursachend. Oft ist ein Beckenbodentraining hilfreich.

Centaury	hat Bezug zum Blasenmeridian. Man schafft es oft nur noch gerade zur Toilette, da die Muskulatur zu schwach ist.
Centaury Pine	nach dem Schienenmodell. Erfasst den Blasenmeridian. Centaury schafft es oft "nur noch knapp" zur Toilette.
Cherry Plum	bei drückenden Beschwerden, außerdem bei vermehrtem Harndrang.
Cherry Plum Rock Rose	nach dem Schienenmodell. Auch unwillkürliche Prozesse werden mit dieser Essenz erfasst. Cherry Plum hilft bei Druck auf der Blase.

Gorse bei chronischen oder immer wiederkehrenden Beschwerden.

Impatiens ist hilfreich, wenn man es kaum noch zur Toilette schafft. In gewisser Weise ist die Blase "ungeduldig".

Notfall-creme bei akuten Beschwerden. In Situationen, in denen es schwierig ist, auf die Toilette zu gehen. Man kann auch die Gegend über dem Schambein eincremen, wenn es gut tut.

Notfall-tropfen in Situationen, in denen es schwierig ist, immer gleich auf die Toilette zu gehen. Einige Tropfen in etwas Wasser auflösen, schluckweise zu sich nehmen.

Rheuma

- **Beschreibung:** Der Begriff Rheuma ist ein etwas ungenauer Oberbegriff für eine Vielzahl von Beschwerden am Bewegungsapparat, die mit reißenden und ziehenden Schmerzen einhergehen. Häufig kommt es zusätzlich zu Beschwerden des Körperbindegewebes und verschiedener innerer Organe (z. B. Herz, Lunge).
- **Ursachen:** Die Ursachen sind mannigfaltig. Es können infektiöse Ursachen gefunden werden, aber auch Stoffwechsel- und Autoimmunerkrankungen können verantwortlich sein. Bei einer Autoimmunerkrankung richtet sich die körpereigene Abwehr gegen den Körper statt nur gegen fremde "Eindringlinge".
- **Beschwerden:** Es kommt zu allen möglichen Beschwerden der Gelenke und des Bewegungsapparates. Neben den Schmerzen kann es zur Ausbildung von Bindegewebsknoten (Rheumaknoten) kommen. In späteren Stadien können sich die Gelenke versteifen und verformen.

  Aus **ganzheitlicher Sicht** beruht die Erkrankung auf einer Unfähigkeit des Körpers sich selbst zu reinigen.

  Die Rheumapersönlichkeit ist gefügig und duldsam. (s. auch Essenzen unter Schmerz →**364**).

Beech	ist hilfreich bei Autoimmunerkrankungen.
Centaury	wenn man zu nachgiebig ist, ohne Durchsetzungsvermögen, bei Verformungen.
Crab Apple	reinigt von Giften und Schlacken.
Gorse	generell bei chronischen Erkrankungen, v. a. bei Verschlimmerung.
Holly	bei sehr heftigen Beschwerden und bei hitzigen Erkrankungen.
Impatiens	bei entzündlichen Prozessen.
Notfallcreme	lokal bei Schmerzen.
Notfalltropfen	bei akuter Verschlimmerung der Schmerzen, evtl. kombinieren.
Rock Water	bei Gelenkversteifungen bzw. generell bei Versteifung.
Vine	bei verhärteten und verknöcherten Gelenken.
Water Violet	wenn Gelenkbeugung unmöglich ist. Vor allem bei Kniebeschwerden.
Wild Rose Gentian	nach dem Schienenmodell. Bezug zum Magenmeridian, Willow als wichtige **Rheumablüte** wird hier miterfasst.
Wild Rose Willow	nach dem Schienenmodell. Wild Rose bei unterschwelliger Resignation. Bezug zum Magenmeridian.
Willow	ist das **Mittel erster Wahl** bei Rheuma.

Rückenschmerzen

- **Beschreibung/Ursachen:** Unter Rückenschmerzen versteht man Schmerzen im Bereich des Rückens, die durch unterschiedliche Erkrankungen verursacht werden können. Beispiele dafür sind Senkfüße, Dickdarmerkrankungen oder auch Störungen der Periode.

  Wegen der mannigfaltigen Ursachen sind im Folgenden nur einige wenige Essenzen beschrieben. Weitere können unter den jeweiligen Grunderkrankungen und der Rubrik "Schmerz" (→**364**) nachgesehen werden.

  Es ist auch empfehlenswert nachzusehen, in welcher **Hautzone** die Beschwerden angefangen haben oder wo sie am ausgeprägtesten sind. Es sollten dann die zugeordneten Essenzen in Betracht gezogen werden.

Centaury	wenn die Rückenschmerzen durch Verformungen und Erweichungen bedingt sind. Man ist "zu nachgiebig", hat "zu wenig Rückgrat". Außerdem bei krummem Rücken.
Cherry Plum Rock Rose Star of Bethlehem	für die individuelle Mischung. Bei zu Grunde liegendem Trauma. Bei hormoneller Fehlregulation.
Elm	bei Rückenbeschwerden durch akute Überlastung.

Larch	bei Rückenbeschwerden, die durch schlechte Haltung verursacht werden.
Mimulus	wen auf seelischer Ebene zu wenig "Rückgrat" existiert.
Notfall-creme	zum Einreiben der betroffenen Stellen bei akuten Beschwerden.
Notfall-tropfen	bei akuten Schmerzen. Man gibt einige Tropfen in ein Glas Wasser und trinkt schluckweise davon.
Oak	bei Rückenschmerzen durch chronische Überlastung.
Rock Water	bei Starrheit im Verhalten und Denken, die sich durch Rückgratversteifung zeigt.
Vine	bei Rückenschmerzen mit Verhärtungen und Versteifung.

Schlafstörungen

- **Beschreibung:** Bei Schlafstörungen unterscheidet man **verschiedene Formen:**

Einschlafstörungen	Die Betroffenen können schlecht einschlafen.
Durchschlafstörungen	Die Betroffenen schlafen zwar ganz gut ein, wachen dann aber - teilweise mehrmals - auf und liegen einige Zeit wach.
Aufwachstörungen	Die Betroffenen wachen früh auf und bleiben wach, obwohl sie eigentlich noch müde sind. Eine Sonderform der Aufwachstörungen liegt vor, wenn man Probleme hat, morgens aufzuwachen.

Grundsätzlich ist die notwendige **Schlafdauer**, die zur Regeneration benötigt wird, bei jedem Menschen unterschiedlich. Zusätzlich spielen äußere Faktoren, beispielsweise das Lebensalter, eine Rolle.

- **Ursachen:** Neben körperlichen Erkrankungen können seelische Faktoren Schlafstörungen begünstigen. Weitere Störfaktoren sind Wasseradern, elektrische Geräte, vor allem auch Radiowecker und "unruhige Farben" in der Umgebung des Schlafplatzes. Vor dem Schlafen sollte man den übermäßigen Genuss bestimmter Nahrungsmittel, wie z. B. Kaffee oder Schokolade, meiden. Es können auch Amalgamfüllungen der Zähne als Ursache für Schlafstörungen in Frage kommen (→**197**).

Agrimony	wenn man (seelische) Ursachen der Schlafstörung verdrängt. Vor allem bei Schlafstörungen bei Vollmond und Durchschlafstörungen.
Aspen	hilft, wenn man Albträume hat (→**195**) und dann nicht mehr einschlafen kann.
Gorse Mustard	bei Problemen mit morgendlichem Aufstehen. Dabei besteht oft eine (un-)bewusste Abneigung gegenüber dem kommenden Tag.
Holly	wenn man aus Ärger nicht schlafen kann. Bei latenter Wut.
Hornbeam	bei vermehrter geistiger Arbeit ohne körperlichen Ausgleich.
Impatiens	bei Nervösität und Gereiztheit. Außerdem, wenn man zu früh aufwacht.
Mimulus	bei Überempfindlichkeit gegenüber Licht und Geräuschen, und daraus resultierender Schlaflosigkeit.
Notfall-tropfen	zur Akuttherapie. Einige Tropfen in einem Glas Wasser auflösen und schluckweise vor dem Schlafen trinken.
Olive	wenn man schlecht schläft und tagsüber völlig erschöpft ist. Oder man ist erschöpft, will nur schlafen, kann dann aber doch nicht schlafen.
Scle-ranthus	wenn man sich schlaflos herumwälzt und sich (unbewusst) nicht zwischen Schlafen und Wachen entscheiden kan. Angespannt, gereizt.
Star of Bethlehem	bei zu Grunde liegendem, evtl. jedoch nicht offensichtlichem Trauma.

Vervain	bei Überdrehtheit. Kann vor lauter Aufregung und Begeisterung nicht einschlafen. Außerdem bei Schlaflosigkeit aus Liebeskummer.
Vervain Wh. Chestnut	nach dem Schienenmodell. Bei zu Grunde liegender Überdrehtheit oder Liebeskummer.
Wh. Chestnut	wenn man gedanklich nicht abschalten kann.
Willow	wenn Groll und geschluckte Wut den Schlaf verhindern.
Wild Rose	hilft, wenn man morgens nicht aufstehen kann. Lebensfreude gering. Bei Tagesmüdigkeit.

Schlafwandeln

- **Beschreibung:** Beim Schlafwandeln sind die Betroffenen in einem schlafähnlichen Zustand, tun jedoch Dinge, die dem Verhalten eines Wachenden ähneln. Typischerweise fehlt nach dem Erwachen die Erinnerung für das Schlafwandeln.

Agrimony	verdrängt typischerweise - hier so sehr, dass man schlafwandelt ohne sich später daran zu erinnern.
Chestnut Bud	wenn man etwas tut und nachher nichts mehr davon weiß.
Clematis	wenn man teilweise in anderen Welten lebt.
Centaury	bei unbewusster Willensschwäche gegenüber dem Schlafwandeln.
Notfall-tropfen	zur akuten Therapie. Vor dem Einschlafen zu sich nehmen.

Schmerzen

- **Beschreibung/Ursachen:** Um Schmerzen wirkungsvoll therapieren zu können, muss eine genaue Schmerzanalyse erfolgen. Dabei gilt es sowohl die Schmerzqualität als auch die beeinflussenden Faktoren, die das Auftreten des Schmerzes begünstigen, sowie die Ursachen genau abzuklären.

  Schmerz ist eine sehr beeinträchtigende Beschwerde. Da Schmerzen unterschiedlichste Ursachen und damit Bezug zu verschiedensten Organen haben können, kommen bei der Behandlung auch eine ganze Reihe von Essenzen in Frage. Bitte schlagen Sie abhängig von der Ursache auch an anderen Stellen dieses Buchs nach.

Centaury	wenn man Schmerzen von anderen übernimmt. Unterdrückt eigene Bedürfnisse und neigt dazu, das zu tun, was andere wollen.
Cherry Plum	vorwiegend bei **drückenden** Schmerzen. Außerdem bei krampfartigen Schmerzen und Koliken.
Clematis	wenn die Schmerzen benommen machen.
Elm	Schmerzen durch **Überanstrengung** und Überlastung.
Gorse	bei **chronischen** Schmerzen. Bei innerlicher Resignation.
Holly	bei starken, **heftigen** und "hitzigen" Schmerzen.

Impatiens	wenn die Schmerzen eher **plötzlich** einsetzen. Außerdem bei stechenden Schmerzen.
Mimulus	bei Schmerzen durch **äußere Einflüsse** (z. B. Zugluft oder Kälte), die normalerweise vertragen werden müssten.
Oak	bei Schmerzen durch chronische **Überanstrengung** und Übermüdung. Außerdem bei Verspannung.
Rock Water	bei Schmerzen, die immer an derselben Stelle sind und **gleich bleibenden** Schmerzcharakter aufweisen. Bei Dysmenorrhoe.
Scle-ranthus	bei Schmerzen, die ständig Ort und Schmerzcharakter **wechseln**.
Star of B.	wenn sich die Schmerzen "**wund**" anfühlen.
Vine	wenn Schmerzen regelrecht **peinigen**. Auch bei Verspannung.
Wild Oat	bei eher **diffusen** Schmerzen, die man nicht genau lokalisieren kann.
Willow	bei Schmerzen im Rahmen **rheumatischer** Erkrankungen.

Schnupfen

- **Beschreibung:** Bei einem oberflächlichen Katarrh der Schleimhäute spricht man von einem Schnupfen. Dieser kann als eigenständige Krankheit oder im Rahmen anderer Erkrankungen (z. B. Stoffwechselerkrankungen, Nasensteine) auftreten.
- **Ursachen:** Bei akutem Schnupfen sind meist virale, seltener bakterielle Infektionen die Ursache. In chronischer Form tritt Schnupfen bei Allergien (→**193**), Heuschnupfen (→**284**), Entzündungen, Reizung durch Fremdkörper (v. a. bei Kindern!) und bei hormoneller Fehlsteuerung auf.

  Bei akutem Schnupfen sind die Schleimhäute zunächst meist trocken. Anschließend wird dünnflüssiges Sekret ausgeschieden, später werden die Absonderungen dickflüssiger.

  Aus **naturheilkundlicher Sicht** ist Schnupfen Ausdruck einer Reinigungsreaktion des Körpers und sollte nicht unterdrückt werden. Besser ist es, die Ausscheidung zu unterstützen und die Selbstheilungskräfte des Körpers anzuregen.

Centaury	generell bei Infektionen, da man sich gegenüber den Erregern nicht abgrenzen kann.
Cherry Plum Rock Rose	generell bei hormoneller Fehlsteuerung.
Clematis	generell bei Infektionen. Man steckt sich schnell an.

Crab Apple	ist die **klassische Essenz** bei Schnupfen. Generell bei Infektionen oder wenn der Körper etwas ausscheiden möchte.
Holly	bei akutem, heftigem Schnupfen. Bei roter, sehr entzündeter Nasenhaut. Bei brennendem, wundmachendem Sekret.
Impatiens	generell bei Entzündungen. Bei heftigen Entzündungen evtl. zusätzlich Holly.
Notfall-creme	kann lokal auf das Gesicht aufgetragen werden. Außerdem hilfreich, wenn die Nase "wundgeschneuzt" ist.
Notfall-tropfen	zur akuten Therapie. Zum Vorbeugen bei drohender Erkältung.
Walnut	zu Beginn eines Schnupfens, der sich nicht richtig löst.
Water Violet	in der Phase, in der die Nase trocken ist.
Wild Oat	wenn der Schnupfen sich nicht löst. Wenn sich die Symptomatik unbestimmt hinzieht. Hier evtl. in Kombination mit Walnut.

Schreck

- **Beschreibung:** Beim Schreck handelt es sich um eine heftige Gemütsbewegung, die durch eine vermeintliche oder tatsächliche Gefahr ausgelöst wird. Es gibt Menschen, die sehr schnell erschrecken. Andere sind in dieser Beziehung gelassener. An sich ist die Schreckreaktion sinnvoll, um Gefahren zu entgehen.
- **Beschwerden:** Neben dem Erschrecken können **körperliche Symptome** wie Zittern, Schweiß und Herzklopfen auftreten. Evtl. bekommt man "weiche Knie". Auch Fluchtimpulse sind möglich.

Cherry Plum Rock Rose	gemäß dem Schienenmodell. Wenn die eigentliche Schreckreaktion schon eine Weile her ist und zu Symptomen geführt hat.
Notfall-tropfen	sind das **Mittel erster Wahl**. Zur Akuttherapie, unmittelbar nach dem Schreck. Auch, wenn man sich nicht beruhigen kann.
Rock Rose	ist die **klassische Essenz** in der Therapie des Schrecks. Jedoch eher für individuelle Mischung, da akut die Notfalltropfen sinnvoller sind.
Star of Bethlehem	ist hilfreich, wenn der Schreck schon zurückliegt, man aber in der Folge Beschwerden entwickelt.

Schüchternheit, übermäßige

- **Beschreibung:** Hier traut man sich subjektiv weniger zu als man sich objektiv zutrauen könnte. Schüchternheit kann mit schwachem Selbstwertgefühl und geringem Selbstvertrauen vergesellschaftet sein.

Centaury	wenn man zu gutmütig ist, um Bedürfnisse durchzusetzen; man gibt zu leicht nach.
Larch	wenn man sich nichts zutraut, sich minderwertig fühlt.
Mimulus	ist die **klassische Essenz** bei Schüchternheit.
Water Violet	bei Schwierigkeiten auf andere zuzugehen. Zu Grunde liegend ist jedoch ein Überlegenheitsgefühl. Die Unfähigkeit, auf andere zuzugehen, kann als Schüchternheit fehlinterpretiert werden.

Schwangerschaftserbrechen

- **Beschreibung:** Erbrechen in der Schwangerschaft kommt bei etwa einem Drittel der Schwangeren vor. Typischerweise tritt es ab der 2.-4. Woche nach der Empfängnis bis etwa zur 12.-16. Schwangerschaftswoche auf.
- **Beschwerden:** Übelkeit und Erbrechen treten meist morgens im Nüchternzustand auf.
- **Ursachen:** Als Ursache kommen u.a. körperliche und seelische Anpassungsschwierigkeiten an die veränderte Situation in Frage.

  Aus **psychosomatischer Sicht** stellt sich die Frage, inwieweit das Erbrechen als Ablehnung der Schwangerschaft interpretiert werden kann. Grund dafür könnte u.a. ein Konflikt zwischen (aufgegebener oder verschobener) Karriere und dem Wunsch nach einem Kind sein.

Beech	um das neue Leben in sich tolerieren zu können.
Crab Apple	generell bei Erbrechen. Liegt nach dem Schienenmodell über Rock Water und erfasst dieses mit.
Elm	wenn man sich durch die Schwangerschaft oder das Erbrechen akut überfordert fühlt, oder wenn das Erbrechen als Ausdruck der akuten Überforderung anzusehen ist.

Notfall-creme	zum Einreiben von Gesicht und Magengegend. Wenn eine orale Medikamentengabe auf Grund der Übelkeit unmöglich ist.
Notfall-tropfen	zur akuten Therapie. Einige Tropfen in ein Glas Wasser geben und schluckweise trinken.
Rock Water	wenn man sich sehr schwer tut, sein Leben im Zuge einer veränderten Situation (Schwangerschaft) umzustellen. Rock Water hat einen starken Hang, immer dasselbe zu tun, ist unflexibel.
Scle-ranthus	ist die **klassische Essenz** bei Schwangerschaftserbrechen, aber auch generell bei Übelkeit und Erbrechen. Die Schwangere schwankt (unbewusst) zwischen Nichtschwangersein und Schwangerschaft.
Walnut	allgemein am Anfang eines neuen Lebensabschnitts.
Water Violet	bei unbewusster Abneigung gegen das werdende Leben und die damit verbundene Bindung. Vor allem auch, wenn die "werdende Mutter" sonst eher schwache soziale Bindungen hat.

Schwellungen, generelle (Ödeme)

- **Beschreibung:** Im Volksmund spricht man auch von Wassersucht. Es handelt sich um eine **Ansammlung wässriger Flüssigkeit in den Gewebespalten** von Haut und Schleimhäuten.
- **Ursachen:** Es gibt verschiedene Ursachen für Ödeme, unter anderem können **Erkrankungen von Herz, Leber und Niere** zu Ödemen führen. Nach Ursachenabklärung durch einen Spezialisten können durch Zuordnung der Essenzen zu den Akupunkturmeridianen die entsprechenden Organe gestärkt werden. Einige Beispiele sind in der Tabelle aufgeführt (Niere, Herz, Leber). Aus **ganzheitlicher Sicht** ist bei fehlender Diagnose an eine Nierenschwäche zu denken. Bei der Auswahl der Essenzen sollte zusätzlich die Hautzone beachtet werden, in der die Schwellung liegt oder in der sie begonnen hat.

Centaury	da das Gewebe zu schwach ist, um das Wasser zu halten. Bezug zum **Blasenmeridian**, der dem Wasserelement zugeordnet ist.
Cherry Plum	bei ursächlich zu Grunde liegender Druckerhöhung. Zum Beispiel bei **Herzerkrankungen,** dann mit **Vervain** und evtl. **White Chestnut.**
Cherry Plum **Rock Rose**	nach dem Schienenmodell. Bei **hormonell** bedingten Schwellungen.

Gorse	da Schwellungen mit Resignation zu tun haben. Vor allem bei chronischer Schwellung.
Impatiens	bei entzündlicher Ursache.
Mimulus	gehört zum **Nierenmeridian**. Allgemein bei Ödemen.
Mimulus Mustard	nach dem Schienenmodell. Bezug zum **Nierenmeridian**, daher generell Einfluss auf den Wasserhaushalt. Bei Nierenerkrankung.
Notfall-tropfen	zur akuten Therapie.
Notfall-tropfen Mimulus Mustard	zur akuten Therapie. Zusammen mit Mimulus und Mustard, die beide zum Nierenmeridian gehören.
Oak Impatiens	nach den Schienen. Wenn eine Lebererkrankung die Ursache ist.
Vervain White Chestnut	sind nach dem Schienenmodell dem Herzmeridian zugeordnet. Wenn die Ödeme mit Herzproblemen zu tun haben.

Schwellungen, unter den Augen

- **Beschreibung:** Schwellungen unter den Augen treten vor allem morgens nach dem Aufstehen auf. Sie sind als Lymphstau zu sehen, deuten aus **ganzheitlicher Sicht** aber auch auf eine gestörte Nierenfunktion hin.

Centaury	wenn der Wassertransport im Gewebe behindert ist. Gehört zum Blasenmeridian und hat somit einen Bezug zum Wasserelement.
Mimulus	hat Bezug zum Nierenmeridian, wirkt hier unterstützend.
Mimulus Mustard	nach dem Schienenmodell Zuordnung zum Nierenmeridian. Wenn **Mimulus** oder **Mustard** alleine nicht wirken.
Mustard	hat Bezug zum Nierenmeridian.
Notfalltropfen Gorse Mustard	sind eine bewährte Mischung. Bei akuter Verschlechterung der Beschwerden. Außerdem kurzfristig anwendbar bei chronischen Beschwerden.
Star of Bethlehem	bei durch die Tränensäcke hervorgerufenem traurigem Gesichtsausdruck.

Schwere, chronische Krankheiten

- **Beschreibung:** Diese Krankheiten verlaufen alle sehr langwierig. Sie führen zu starker Beeinträchtigung und sind evtl. unheilbar. Meistens können therapeutische Maßnahmen nur noch zur Linderung des Leidens beitragen.
- **Maßnahmen:** Schwere Krankheiten können ein Hinweis darauf sein, dass es sein **Leben zu überdenken** und evtl. grundlegend zu ändern ist. Außerdem können sie darauf hinweisen, dass es bisher vermiedene und **überfällige Entwicklungsschritte zu gehen** gilt.

Blütenessenzen können bei diesen Krankheiten lindernd wirken und helfen, die psychische Situation zu verbessern. Es sind aber auch Fälle bekannt, bei denen es trotz vormals aussichtsloser Situation zur Heilung kam. Wichtig ist aber immer, keine unerfüllbaren Hoffnungen beim Patienten zu wecken und keinen falschen (naturheilkundlichen) Fanatismus an den Tag zu legen. Auf keinen Fall darf aus purem Dogmatismus auf schulmedizinische Methoden verzichtet werden. Ein Spezialist sollte generell bei der Therapie hinzugezogen werden.

Im Folgenden sind **alle 38 Bach-Blütenessenzen** sowie einige Mischungen beschrieben. Das erschien sinnvoll, da diese Krankheiten sehr vielfältig sind. Die hier wichtigsten Essenzen sind mit einem Stern (*) gekennzeichnet.

Agrimony	wenn man die Auseinandersetzung mit sich selbst und den Ursachen der Erkrankung vermeidet. Man spielt die Krankheit herunter oder macht Scherze über seinen Zustand. Außerdem bei Dünndarm- und hormonell bedingten Krankheiten. Nach der Einnahme kann es zu Reaktionen kommen, deshalb zunächst vorsichtig dosieren.
Aspen	wenn man mit Albträumen (→**195**) und Angstzuständen auf die Krankheit reagiert. Generell bei Angst und Albträumen.
Beech	wenn man überkritisch ist, deshalb kann es schwer sein, sich einem Therapeuten anzuvertrauen. Außerdem bei Abstoßungsreaktionen.
Centaury*	bei unterdrückten eigenen Bedürfnissen. Wenn man sich zu etwas anderem überreden lässt. Außerdem bei erkrankter Blase.
Cerato	bei Schwierigkeiten, auf seine innere Stimme zu hören. Man fragt alle, vor allem auch Experten, um Rat und weiß dennoch nicht, welche Entscheidung zu treffen ist. Auch bei Milz- und Bauchspeicheldrüsenerkrankungen.
Cherry Plum	wenn man meint, den Verstand zu verlieren, v. a. wenn man sich mit seiner Krankheit konfrontiert sieht. Hormonell bedingte Krankheiten.
Chestnut Bud*	wenn man nicht aus Fehlern (hier aus seiner Krankheit) lernt.
Chestnut Bud* Walnut*	wenn man anstehende Entwicklungsschritte (unbewusst) vermeiden will.

Chicory	wenn man Vorteile durch die Krankheit hat, andere manipulieren, an sich binden kann. Auch bei Wucherungen, Lungenerkrankungen.
Clematis	wenn es als Reaktion auf die Krankheit kommt zur Flucht vor der Realität kommt. Außerdem bei Infektionserkrankungen. Sollte bei Erkrankungen des Dickdarms in Betracht gezogen werden.
Crab Apple*	reinigt von allen Giften. Bei Infektionen, Gallenerkrankungen.
Elm	wen man sich von seinen Beschwerden akut überfordert fühlt. Außerdem, wenn man im Zuge der Krankheit weniger arbeiten soll.
Gentian*	ist skeptisch und eher pessimistisch eingestellt. Bei Rückschlägen neigt man dazu, gleich aufzugeben. Bei Magenerkrankungen.
Gorse*	**klassische Essenz** bei chronischen Krankheiten mit schlechter Prognose. Man hat innerlich resigniert, auch wenn man noch das ein oder andere unternimmt. Man steht sich selbst im Weg.
Gorse* Mustard* Notfall-tropfen* Wild Rose*	bei schlechtem Allgemeinzustand, auf den die Betroffenen mit Resignation, Lethargie und Selbstaufgabe reagieren. Hier fehlt oft der Antrieb, seine Situation zu ändern. Außerdem hilfreich, wenn (alte) Menschen nur noch auf den Tod warten.
Heather	wenn man dauernd jammert und lamentiert. Ist krank, um Zuwendung und Aufmerksamkeit zu erhalten. Außerdem bei Nierenerkrankungen.
Holly	bei akuten, hitzigen und heftigen Krankheiten oder akuten Schüben. Bei Blasenerkrankungen.

Honey-suckle	wenn man bewusst oder unbewusst in der Vergangenheit bleiben will. Es fällt schwer, die notwendigen Entwicklungsschritte einzuleiten oder umzusetzen. Außerdem bei Lungenerkrankungen.
Hornbeam	wenn man sich mehr körperlich betätigen sollte, das aber nicht will. Bei Herzerkrankungen.
Impatiens	bei akuten und entzündlichen Erkrankungen oder Schübem. Außerdem bei Leber- oder Dickdarmerkrankungen.
Larch*	bei Zusammenhang mit schwachem Selbstwertgefühl.
Mimulus	wenn man zu schüchtern ist, um seine Bedürfnisse durchzusetzen. Bei Überempfindlichkeit, Nierenerkrankungen hilfreich.
Mustard*	bei Depressionen, Nierenerkrankungen.
Notfall-creme*	bei sehr schlechtem Allgemeinzustand. Wenn eine orale Medikamentengabe unmöglich ist. Lokal im Bereich der Beschwerden, oder auf Gesicht, Puls und Solarplexus auftragen.
Notfall-tropfen*	generell bei schlechtem Allgemeinzustand. Außerdem im akuten Schub. Auch in Kombination mit anderen niedrig dosierten Essenzen, wenn Erstverschlimmerung nicht verkraftet würde.
Oak	wenn man sich durch seine Krankheit überlastet fühlt. Man erfüllt nur noch seine Pflicht. Außerdem bei Lebererkrankungen.

Olive bei starker Erschöpfung und Schwäche. Es kann schon zu viel sein, den Arm zu heben oder die Augen offen zu halten. Kann bei Lebererkrankungen in Betracht gezogen werden.

Pine wenn man seine eigenen Bedürfnisse nicht durchsetzen kann, da man dann massive Schuldgefühle bekäme. Man ist lieber krank als Schuldgefühle zuzulassen. Bei Blasenerkrankungen.

Red Chestnut wenn man krank ist, weil eine nahe Bezugsperson krank ist. Außerdem bei Koabhängigkeit. Bei Lungenerkrankungen.

Rock Rose wenn ein Trauma zu Grunde liegt. Wenn die Auseinandersetzung mit Krankheit zu Panik führt. Hormonell bedingte Erkrankungen.

Rock Water bei Askese. Gönnt sich nichts. Starres Verhaltensmuster. Deshalb kann es schwierig werden, die Lebensumstände zu ändern, die die Krankheit aufrechterhalten. Außerdem bei Gallenblasenerkrankungen.

Scleranthus bei wechselnder Symptomatik. Außerdem bei innerer Zerrissenheit, die einen hindert, sein Leben so zu gestalten, wie es einem eigentlich entsprechen würde. Bei Gallenblasenerkrankungen.

Star of Bethlehem bei Schmerzen. Bei körperlichen und seelischen Traumata.

Sweet Chestnut* bei völliger Verzweiflung, zeigt aber der Umwelt wenig davon. Wird man auf die Verzweiflung angesprochen, gibt man sie aber zu. Außerdem bei Dünndarmerkrankungen.

Vervain	vor allem bei Herzbeteiligung. Wenn man zur Förderung der Genesung zur Ruhe kommen sollte. Bei Krankheiten, die eher durch zu intensives Ausleben der eigenen Bedürfnisse, als durch Bedürfnisunterdrückung verursacht sind. Außerdem bei Dünndarmerkrankungen.
Vine	bei starken Schmerzen, leidet sehr. Lässt sich nichts sagen. Selbstüberschätzung. Außerdem bei Erkrankungen von Milz und Bauchspeicheldrüse.
Walnut*	um die Entwicklungsschritte gehen zu können, die die Krankheit überflüssig machen. Kann auch helfen, sich mit einer Situation abzufinden, die nicht zu ändern ist.
Water Violet	bei sozialem Rückzug im Rahmen der Erkrankung. Zu hochmütig, um sich helfen zu lassen.
White Chestnut	wenn man sich gedanklich nicht von der Krankheit lösen kann. Außerdem bei Herzerkrankungen.
Wild Oat	wenn man überhaupt nicht weiß, was man in seinem Leben ändern soll, um wieder gesund zu werden. Kann bei Krankheiten von Milz und Bauchspeicheldrüse versucht werden.
Wild Rose*	wenn man resigniert hat und nichts mehr unternimmt, um Linderung und Heilung zu erfahren. Außerdem bei Magenerkrankungen.
Willow*	bei Verbitterung. Man fühlt sich als Opfer und sucht die Schuld überall, außer bei sich selbst. Außerdem bei Magenkrankheiten.

Schwindel

- **Beschreibung:** Bei **Schwindel** hat man subjektiv Probleme mit der Orientierung im Raum. Es gibt verschiedene Formen des Schwindels, wie z. B. den Lage- oder den Drehschwindel.
- **Beschwerden: Schwindel** kann eigenständig auftreten, oder aber Symtpom einer anderen Erkrankung sein. Häufige Begleitsymptome des Schwindels sind **Übelkeit** und **Erbrechen.**

Sinnvollerweise sollte abgeklärt werden, welche **Ursache** den Beschwerden zu Grunde liegt. Daraus ergeben sich dann auch die Essenzen. Im Folgenden werden nur einige wichtige **Bach-Blüten** aufgeführt, die das Symptom an sich erfassen.

Clematis	ist die **Hauptessenz bei Schwindel**.
Notfall-creme	wenn man wegen Übelkeit nichts einnehmen kann. Dann Gesicht, Hals, Puls und Solarplexus mit der Notfallcreme einreiben.
Notfall-tropfen	zur Akuttherapie, einige Tropfen in einem Glas Wasser auflösen und schluckweise trinken.
Scle-ranthus	bei Schwindel vor allem wegen Gleichgewich-tsstörungen oder auch im Rahmen von Reisekrankheiten.

Sehnenscheidenentzündung

- **Beschreibung:** Oberbegriff für nichtbakterielle Entzündung der Sehnen oder Sehnenscheiden in Ansatznähe der Muskeln oder für degenerative Veränderungen an Sehnenursprüngen und -ansätzen.
- **Beschwerden:** Im Anfangsstadium schmerzen die betroffenen Regionen nur bei Bewegung. Im weiteren Verlauf auch in Ruhe und bevorzugt nachts.
- **Ursachen:** Vor allem Überlastung, aber auch Verletzung und mangelnde Nährstoffversorgung bei Stoffwechsel- und Durchblutungsstörungen können auslösende Ursachen sein.

Empfehlenswerte Allgemeinmaßnahmen sind Ruhigstellung und Kühlung.

Elm	ist die **Hauptessenz** bei Beschwerden durch (akute) Überlastung.
Gorse	bei Chronifizierung einer Sehnenscheidenentzündung.
Holly	bei besonders hitzigen oder heftigen Beschwerden.
Impatiens	ist die **Hauptessenz** bei Entzündungen.
Notfallcreme	zum örtlichen Auftragen.
Notfalltropfen	bei akuten Beschwerden: Man kann einige Tropfen in ein Glas Wasser geben und schluckweise trinken.

Rock Water	bei Mangelversorgung der betroffenen Bereiche.
Star of Bethlehem	ist die **Hauptessenz** bei Verletzungen.

Sehstörungen

- **Beschreibung:** Bei Sehstörungen ist das Sehvermögen beeinträchtigt. Es gibt eine Vielzahl verschiedener Formen, unter anderem Schielen, Schwachsichtigkeit (Kurzsichtigkeit, Weitsichtigkeit und Astigmatismus) und Linsentrübungen. Wichtig ist eine augenärztliche Untersuchung.

Clematis	sollte generell bei Störungen der Sinnesorgane in Betracht gezogen werden.
Crab Apple	kann man bei Linsentrübung versuchen.
Elm	bei Beschwerden durch (akute) Überanstrengung, wenn z. B. Kurzsichtigkeit nach einer Prüfung auftritt.
Oak	bei Beschwerden durch chronische Überanstrengung.
Scle-ranthus	kann hilfreich sein, wenn paarige Organe deutliche Seitenunterschiede in ihrer Funktion aufweisen.
Water Violet	wenn man die Tendenz hat sich zurückzuziehen. Das kann sich auch in einem "Zurückziehen" des Sinnesorgans äußern. Dieses arbeitet dann schlechter.
Vine	da Sehstörungen oft auf Verspannungen und extremer Überforderung beruhen.

Sexualität, problematische

- **Beschreibung:** Bei sexuellen Problemen kann man zwischen **einem gestörten sexuellen Erleben** und **körperlichen Beschwerden** unterscheiden.

Sexuelle Probleme können aus **naturheilkundlicher Sicht** als Aufforderung zur Überprüfung und evtl. Veränderungen seines Lebenswandels begriffen werden und den Anstoß bilden, überfällige Entwicklungsprozesse einzuleiten.

Oftmals können auch mit Hilfe eines Horoskops Hinweise auf sexuelle Vorlieben oder Möglichkeiten einer befriedigenden Gestaltung des sexuellen Zusammenseins gewonnen werden.

Da die Sexualität ein wichtiges Thema im menschlichen Leben darstellt, sind im Folgenden **alle Bach-Blütenessenzen** im Hinblick auf die jeweilige sexuelle Problematik aufgeführt.

Agrimony wenn man seine Probleme und sexuellen Schwierigkeiten verleugnet. Man spielt dem Partner ein befriedigtes Sexualleben vor, das in Wirklichkeit nicht exis tiert. Möglicherweise ständig wechselnde Sexualpartner, da ständig auf der Flucht vor sich selbst.

Aspen	wenn früher durchgemachte traumatische sexuelle Erlebnisse zu unbestimmten Ängsten vor Sex oder zu einem unheimlichen Gefühl führen. Man hört Stimmen, die sagen, Sex sei sündig.
Beech	wenn man überkritisch mit dem Partner ist, der nichts richtig macht. Man kann sich nicht fallen lassen und genießen. Verzichtet auf Sex, weil niemand der Kritik standhalten kann. Die Kritik ist hier auch als Schutz vor zu großer Nähe und Verletzung zu sehen.
Centaury	wenn man zu gutmütig und zu willensschwach ist, um seine Bedürfnisse einzubringen und durchzusetzen, man bleibt dadurch unbefriedigt. Außerdem bei Infektionen im Genitalbereich. Infiziert sich immer wieder beim Partner oder bei den Partnern.
Cerato	bei sexuellen Problemen, weil man nicht auf seine innere Stimme hört, sondern von der Meinung anderer, z. B. Experten, abhängig ist. Man fragt den Partner dauernd, ob man auch alles richtig macht. Zugang zur eigenen Intuition fehlt.
Cherry Plum	wenn man meint, bei der sexuellen Begegnung oder danach den Verstand zu verlieren. Bei früheren sexuellen Traumata. Kein Höhepunkt, da man unfähig ist loszulassen. Man steht im Leben so unter Druck, dass für Sex keine Energie mehr bleibt.

Chestnut Bud	wenn man nicht lernt, sich auf die Bedürfnisse und Vorlieben des Partners einzustellen, sondern immer wieder das praktiziert, was der Partner gar nicht will. Man lässt immer wieder Dinge mit sich machen, von denen man weiß, dass sie einem nicht gut tun.
Chicory	wenn man sexuelle Begegnung manipuliert. Man tut (zu) viel für anderen und erwartet dann dasselbe, ohne aber darauf hinzuweisen.
Clematis	wenn man sich ein erfülltes Sexualleben erträumt und sich nicht konkret mit dem realen Partner auseinandersetzt. Man nimmt eine unbefriedigende sexuelle Situation hin. Bei Infektionen im Genitalbereich.
Crab Apple	bei Ekel vor Sex und Küssen, meint, sich zu infizieren. Bei Ausfluss und Infektionen.
Elm	wenn man sich von einem Sexualpartner zeitweise überfordert fühlt.
Gentian	wenn man das gemeinsame Sexualleben verändern möchte, den Wunsch jedoch nicht in die Tat umsetzt, weil man meint, es bringe doch nichts. Die Einstellung ist skeptisch und pessimistisch.
Gorse	bei innerlicher Resignation, obwohl man noch einiges, z. B. Sexualberatung oder Bach-Blütentherapie, versucht.
Heather	bei Jammern und Lamentieren über seine sexuellen Probleme. Fordert in sexueller Hinsicht nur ohne jedoch selbst etwas zu geben. Man meint immer "man komme zu kurz".

Holly	wenn man angesichts sexueller Probleme mit Wut und Aggression reagiert. Man neidet dem anderen den Höhepunkt. Man ist eifersüchtig.
Honey-suckle	wenn man meint, mit einem früheren Partner sei alles besser gewesen, damals war Sex eben noch toll.
Hornbeam	wenn man an sich zu erschöpft ist für Sex, dann ihn aber doch gut findet.
Impatiens	wenn einer der Partner wesentlich schneller zum Höhepunkt kommt oder zu ungeduldig ist, sich keine Zeit nimmt. Bei vorzeitiger Ejakulation, schmerzhafter Entzündung im Genitalbereich.
Larch	wenn man sich wertlos fühlt, sich nicht traut auf Menschen zuzugehen. Meint, man verdiene ein erfülltes Sexualleben nicht, der eigene Körper sei nicht anziehend genug. Bei Impotenz.
Mimulus	wenn man zu schüchtern ist, um auf jemand sexuell Anziehenden zuzugehen oder um seine Wünsche, Bedürfnisse und Ideen in die sexuelle Beziehung einzubringen. Sehr schamhaft bezüglich Nacktheit. Licht oder Geräusche beeinträchtigen die sexuelle Begegnung.
Mustard	wenn man mit Depression auf sexuelle Frustration reagiert. Ist zu depressiv um Lust auf Sex zu haben.
Notfall-creme	bei traumatischer, sexueller Begegnung. Zum mehrmals täglichen Einreiben von Gesicht, Solar-plexus und gesamtem Beckenbereich.

Notfall-tropfen bei traumatischer, sexueller Begegnung, einige Tropfen in einem Glas Wasser schluckweise trinken. Wiederholt anwenden.

Oak wenn man sich von Sex überfordert fühlt. Evtl. tritt das Gefühl der Überforderung auch durch die sexuellen Wünsche des Partners auf.

Olive wenn man zu erschöpft ist um Sex zu haben. Völlig erschöpft nach dem Sex.

Pine bei Schuldgefühlen wegen seiner sexuellen Bedürfnisse und Wünsche, z. B. weil man Pornos liest oder sich selbst befriedigt. Man meint, Sex sei sündig und man würde dafür bestraft. Außerdem bei religiös bedingten sexuellen Problemen.

Red Chestnut wenn man in einer symbiotischen Beziehung lebt, was unter Umständen negative Auswirkungen auf das Sexualleben hat. Sexuelle Abhängigkeit oder auch Hörigkeit. Angst, der andere würde beim Sex zu kurz kommen, deshalb geringer Genuss.

Rock Rose bei traumatischer sexueller Begegnung. Auch bei länger zurückliegenden sexuellen Traumata für die individuelle Mischung.

Rock Water bei Unterdrückung sexueller Bedürfnisse. Hang zur Askese. Stark strukturierter Sex, z. B. Sex nur an bestimmten Tagen. Dabei dann sehr geringer Spielraum für Neues oder Abwechslung.

Scle-ranthus wenn man hin- und hergerissen ist, wie man nun eigentlich die sexuelle Begegnung gestalten will. Zu sprunghaft, bringt dadurch Unruhe in die sexuelle Beziehung, die die Lust verschwinden lässt.

Star of Bethlehem	ist generell lindernd und heilend. Außerdem, wenn Sex mit seelischen oder körperlichen Schmerzen verbunden ist. Bei sexuellen Traumata in der Vergangenheit.
Sweet Chestnut	bei Verzweiflung wegen des unbefriedigenden Sexuallebens, die Umwelt und der Partner merken aber relativ wenig davon, außer man wird direkt darauf angesprochen.
Vervain	wenn man oft so überreizt und überstimuliert ist, dass man nicht mehr zum Höhepunkt kommen kann. Nach dem Sex kann man nicht einschlafen, da man völlig überdreht ist. Man ist z. B. von einem neuen Partner so begeistert, dass alles andere vernachlässigt wird.
Vine	bei Schmerzen beim Sex. Hart und kalt in der Sexualität. Will, dass sich der andere den eigenen Wün-schen unterordnet und zwingt diesen dazu. Mangelnde Fähigkeit zur Hingabe, da man die Macht über den anderen behalten möchte. Perversionen. Pädophilie, Zoophilie.
Walnut	um den Durchbruch in eine erfüllte, liebevolle Sexualität zu ermöglichen. Man weiß zwar, was zu ändern ist, lässt sich dann aber doch wieder davon abbringen oder ändert es trotz festem Vorsatz nicht bei der nächsten sexuellen Begegnung.

Water Violet wenn man generell Probleme mit Nähe hat. Lässt deshalb Sex möglicherweise gar nicht erst zu oder ist relativ kalt und gefühlsarm. Will nach dem Sex möglichst schnell alleine sein. Unverbindlicher Sex. Für Prostituierte, Freier(innen). Bei zu trockener Scheide.

White Chestnut wenn man beim Sex nicht abschalten kann, in Gedanken ganz woanders ist, deshalb nicht genießen kann. Denkt an nichts anderes als an Sex (Sex-Sucht). Oder denkt dauernd an seine sexuellen Probleme.

Wild Oat wenn man sich des unerfüllten Sexuallebens bewusst ist, jedoch nicht weiß, wie die Situation zu ändern ist.

Wild Rose wenn man sich nach Sex leer fühlt, resigniert hat und Sex als notwendiges Übel über sich ergehen lässt.

Willow bei nicht verarbeitetem Groll auf Männer/Frauen, der das erfüllte Sexuelleben verhindert. Wut und Groll belasten den Sex. Man hat keinen Höhepunkt, um den anderen unbewusst zu bestrafen. Man grollt lange, wenn es beim Sex nicht geklappt hat, wie man es wollte. Fühlt sich als Opfer "der Frauen" oder "der Männer".

Single, unfreiwilliger

- **Beschreibung:** Viele Menschen wünschen sich einen Partner oder eine Partnerin und würden bewusst viel dafür tun, um in einer glücklichen und erfüllten Partnerschaft zu leben.

Unbewusst gibt es jedoch verschiedene Hindernisse. Besonders schwierig erscheint es, ein Gleichgewicht zwischen den eigenen Bedürfnissen und denen des anderen zu finden. Oft wird übersehen, dass die Kehrseite der Freiheit Einsamkeit ist und dass die Kehrseite von Verbindung und Geborgenheit Angebundensein ist.

Bei zu Grunde liegenden sexuellen Problemen bitte unter dem entsprechenden Stichwort nachschlagen (→**385**).

Agrimony	wenn man sich nicht mit Problemen auseinandersetzen kann. Scheut deshalb Partnerschaft oder wechselt die Partner sehr oft. Kommt nie zur Ruhe.
Beech	wenn man überkritisch ist. Kein Partner ist gut genug.
Centaury	wenn man sich und seine Bedürfnisse in einer Partnerschaft nicht durchsetzen kann. Partnerschaft wird mit Selbstaufgabe gleichgesetzt.
Cerato	wenn man bei der Partnersuche nicht auf die eigene Intuition hört.

Chestnut Bud	bei fehlendem Lernen aus früheren Beziehungsfehlern, scheitert daher immer wieder an denselben Fehlern.
Clematis	wenn man mehr von einer Partnerschaft träumt als sich darum zu bemühen.
Crab Apple	wenn man zu sehr "Perfektionist" ist, um Schwächen des Partners annehmen zu können.
Gentian	bei Pessimismus und Skepsis bezüglich der Partnersuche oder der bestehenden Beziehung.
Gorse	bei dem Gefühl, es sei aussichtslos, sich um eine Partnerschaft zu bemühen.
Heather	bei Jammern und Lamentieren. Denkt immer nur an sich und seine Probleme, was andere Menschen abschreckt.
Honeysuckle	wenn man mehr oder weniger noch an einem früheren Partner hängt, dadurch nicht offen für eine neue Beziehung ist.
Impatiens	bei zu großer Ungeduld. Wendet sich ab, wenn es mit einer Beziehung nicht gleich klappt.
Larch	bei zu wenig Selbstwertgefühl, um eine passende Beziehung einzugehen. Außerdem, wenn man sich ohne Beziehung minderwertig fühlt.
Mimulus	wenn man zu schüchtern und zu zurückhaltend ist, um auf jemanden zuzugehen, der einen anzieht.
Mustard	bei Depressionen, weil man keinen Partner findet.
Notfalltropfen	akut, z. B. in der Trennungsphase.

Red Chestnut	wenn man noch an einem früheren Partner hängt, deshalb nicht offen für Neues.
Rock Water	wenn man zu unflexibel für eine Partnerschaft ist.
Scle-ranthus	wenn man hin- und hergerissen ist zwischen zwei Partnern ("zerissen").
Star of Bethlehem	wenn unverarbeitete Traumata eine Partnerschaft verhindern.
Sweet Chestnut	bei Verzweiflung, weil man keinen Partner findet.
Vervain	bei überwältigendem Herzensbedürfnis nach einem Partner.
Vine	wenn man zu diktatorisch ist für eine Partnerschaft.
Walnut	beim Übergang vom Single-Dasein in eine Partner-schaft.
Water Violet	ist eine wichtige Essenz, wenn man distanziert, hochmütig und unnahbar ist. Schwierigkeiten auf andere zuzugehen. Scheut Nähe. Evtl. nicht verarbe-itete Traumata. Hier sind zusätzliche Essenzen angezeigt.
White Chestnut	wenn man zu viel an frühere Partner denkt und dadurch unfähig ist für eine neue Partnerschaft.
Willow	wenn allgemeine Männer- oder Frauenfeindlichkeit eine Beziehung verhindert.

Sonnenbrand

- **Beschreibung/Ursachen:** Hierunter versteht man eine traumatische **Schädigung der Haut** durch zu viel UV-Licht.
- **Beschwerden:** Die betroffenen Stellen schmerzen, es kann zu Entzündungserscheinungen wie Rötung und Überwärmung kommen. Anschließend evtl. Blasen und die Haut schuppt sich. In Bezug auf das Sonnenbaden gilt, dass zu viel Sonneneinstrahlung gemieden werden sollte. Man sollte auf den eigenen Körper hören und ihn schonend behandeln.

Centaury Rock Water	wenn man möglichst schnell braun sein will, weil es gerade "in" ist. Wenn man die Bedürfnisse seines Körpers missachtet.
Chestnut Bud	wenn man immer wieder einen Sonnenbrand bekommt, weil man nicht aus seinen Fehlern lernt.
Impatiens	bei allen entzündlichen Prozessen. Vor allem bei zusätzlichem Juckreiz.
Holly	wenn der Sonnenbrand sehr heftig und die Haut sehr heiß ist.
Notfall-creme	kann man akut anwenden, um die betroffene Haut einzucremen.
Notfall-tropfen	zur Akuttherapie. Einige Tropfen in ein Glas Wasser geben, schluckweise trinken. Bei kühlen Umschlägen kann man einige Notfalltropfen hinzugeben.
Star of B.	vor allem bei schmerzender Haut.

Vine	wenn man die Bräune erzwingen will.

Sprachstörungen

- **Beschreibung:** Es handelt sich allgemein um eine Störung der Sprache, z. B. durch verzögerte Sprachentwicklung oder zentrale Hirnschäden. Abzugrenzen ist die Sprechstörung, die zu einer Beeinträchtigung der verbalen Verständigung führen kann. Beispiele hierfür wären z. B. Artikulationsstörungen, Poltern und Stottern.
- **Ursachen:** Die Ursachen können ganz verschieden sein und spielen natürlich für die Behandlung eine entscheidende Rolle. Beispielsweise können beim Näseln Polypen vorhanden sein. Gerade bei Säuglingen und Kindern ist es wichtig, die zu Grunde liegende Ursache so bald wie möglich zu erkennen, da eine frühzeitige Behandlung am meisten Erfolg verspricht.

Centaury	wenn die Durchsetzung einer normalen Sprache-ntwicklung nicht gelingt.
Cherry Plum Rock Rose Star of B.	nach den Schienen. Hilfreich, wenn ein körperliches oder seelisches Trauma als Ursache zu sehen ist.
Chestnut Bud	wenn der Lernschritt zu einer normalen Sprache-ntwicklung hin nicht möglich ist.
Chicory	versuchsweise bei Polypen.
Crab Apple	versuchsweise bei Polypen.

Anwendungsgebiete

Impatiens Scle-ranthus Vervain	wenn die Sprache umso schlechter wird, je dringender man etwas sagen möchte.
Mimulus	wenn man sich durch die Störung immer mehr sozial zurückzieht, und sich nicht mehr traut, etwas zu sagen. Außerdem, wenn Schüchternheit als Ursache vermutet wird.
Scle-ranthus	ist die **Hauptessenz** bei Stottern; generell bei Störungen des normalen Sprachflusses angezeigt.
Walnut	um einen Entwicklungsschritt gehen zu können, hier in eine normale Sprachentwicklung.

Stress

- **Beschreibung/Ursachen:** Stress führt zu einer Überlastung des Organismus und kann durch **unterschiedliche Reize** wie Verletzungen, Operationen, Ärger, Leistungsdruck etc. hervorgerufen werden. Typisch ist, dass die Toleranzgrenze für die auslösenden Reize individuell unterschiedlich hoch ist. Bis zu einem gewissen Grad ist Stress als positiv zu werten. Bei schädigendem Stress kann es jedoch zu gesundheitlichen Problemen kommen.
- **Beschwerden:** Stress führt zu einer vermehrten Aktivierung des vegetativen Nervensystems mit einer vermehrten Ausschüttung von Stresshormonen, z. B. Adrenalin und Noradrenalin. Dies führt zu verschiedenen körperlichen Reaktionen, wie beispielsweise zu einer Erhöhung der Herzfrequenz oder des Blutdrucks, die dem Organismus eine kurzfristige Leistungssteigerung ermöglichen.

Cherry Plum	wenn man sich ständig angespannt und unter Druck gesetzt fühlt; kann nicht loslassen. Bei zu hohem Blutdruck. Positiver Einfluss auf das hormonelle Gleichgewicht.
Cherry Plum Rock Rose	nach dem Schienenmodell. Wirkt regulierend auf das hormonelle Gleichgewicht. Cherry Plum bei ständiger Anspannung.
Elm	bei dem akuten Gefühl der Überforderung, arbeitet aber generell gerne.

Impatiens	da die für diese Essenz typische Ungeduld zu Stress führen kann.
Notfall-tropfen	akut, einige Tropfen in ein Glas Wasser geben und schluckweise trinken.
Oak	bei chronischem Stress. Man arbeitet sehr viel, allerdings nicht aus Freude, sondern aus Pflichtgefühl.
Scle-ranthus	bei innerlicher Zerrissenheit und Unentschlossenheit, deshalb unter Stress.
Vervain	bei Überreizung und "Überbegeisterung". So genannte **"Managerkrankheit"**. Man hängt so sehr an der Arbeit, dass man kaum abschalten kann.
Vervain White Chestnut	wenn man überdreht ist, man kann nicht abschalten. Vervain arbeitet aus zu großem Enthusiasmus. White Chestnut kommt gedanklich nicht zur Ruhe.
White Chestnut	wenn man gedanklich nicht zur Ruhe kommt.

Sucht

- **Beschreibung/Beschwerden:** Bei Sucht oder Abhängigkeit besteht ein unwiderstehliches Verlangen nach dem Suchtmittel und nach fortgesetzter Einnahme. Tendenziell besteht bei einigen Suchtmitteln das Verlangen, die Dosis zu steigern. Es kann zu Entzugserscheinungen auf der körperlichen und seelischen Ebene kommen.
- **Formen:** In unserer Gesellschaft gibt es **tolerierte** und **nicht akzeptierte** Suchtmittel. Zu letzteren zählen die so genannten harten Drogen, z. B. Cannabis, Amphetamine, Kokain und Halluzinogene. Allgemein tolerierte Suchtmittel sind beispielsweise Tabak, Alkohol, Medikamente, Kaffee und durchaus auch Schokolade. Daneben gibt es Abhängigkeiten, die sich nicht auf bestimmte Stoffe, sondern eher auf seelische Zustände beziehen, zum Beispiel Esssucht, Spielsucht, Sexsucht.

Von einer Abhängigkeit wird auch dann gesprochen, wenn man sich nicht von einem Menschen trennen kann, obwohl man es möchte.

Ein großes Problem der Betroffenen ist, dass sie das Ausmaß der Abhängigkeit nicht erkennen und meinen, ohne Schwierigkeit auf das Suchtmittel verzichten zu können. Die Sucht wird vom Abhängigen verleugnet. Insofern ist der erste Schritt in Richtung "Unabhängigkeit" sich einzugestehen, dass man süchtig ist und professionelle Hilfe benötigt. Erste Informationen können Fachambulanzen und Beratungsstellen geben.

Bei Suchtproblematik ist in jedem Fall ein erfahrener Therapeut zu konsultieren, da es während der Behandlung zu Krisen kommen kann, bei deren Beurteilung und Behandlung es großer Erfahrung bedarf.

Aus **ganzheitlicher Sicht** wird die Sucht als bewusstes oder unbewusstes Resignieren, sein Leben entsprechend den eigenen Bedürfnissen und Veranlagungen zu gestalten, gesehen.

Bei Einsatz der **Bach-Blütentherapie** ist vor allem zu beachten, dass bei **Alkoholikern** nicht mit Alkohol gefertigte Essenzen verwendet werden dürfen.

Siehe auch Magersucht (→**313**), Ess-Brechsucht (→**232**), Rauchen (→**351**) und Sucht auf Süßes (→**405**).

Agrimony	bei Verleugnung der Sucht. Bei Bewusstwerden sind Krisensituationen möglich, daher niedrig dosieren oder zusätzlich Notfalltropfen.
Centaury	ist die **Hauptessenz** bei Sucht. Willensschwach. Man kann nicht "Nein" sagen und kommt von dem Suchtstoff nicht los.

Centaury Cherry Plum Rock Rose Star of Bethlehem	nach dem Schienenmodell. Neben der Willensschwäche wird durch diese Mischung auch das zu Grunde liegende Trauma, das zur Sucht geführt haben kann, erfasst. Cherry Plum hilft, wenn man meint, man würde ohne den Suchtstoff den Verstand verlieren.
Cherry Plum Rock Rose Star of Bethlehem	nach dem Schienenmodell. Hilft evtl. nicht verarbeitete Traumata zu bewältigen, die ihrerseits den Therapieerfolg verhindern.
Chestnut Bud	wenn man nicht aus seinen Fehlern lernt; kommt nicht vom Suchtstoff los.
Gentian	bei Skepsis und Pessimismus gegenüber dem Entzug.
Gorse	ist eine **wichtige Essenz** bei innerlicher Resignation. Nach außen hin werden Versuche unternommen, von der Sucht loszukommen.
Honeysuckle	wenn man sentimentale Gefühle mit der Sucht verbindet; lebt eher in der Vergangenheit mit der Sucht, als in der Zukunft ohne Sucht.
Impatiens Vervain	bei Gereiztheit. Impatiens bei Ungeduld. Vervain bei Herzrasen. Auch weil ein "Vervain-Thema" ist, an dem Suchtstoff zu hängen.
Larch	da Süchtige oft ein schlechtes Selbstwertgefühl haben.
Mustard	oft zusammen mit Depressionen.

Notfall-tropfen	ist die **erste Wahl**, vor allem zu Beginn des Entzugs. Kann dann länger notwendig sein, um Stabilisierung zu erreichen. Bei Heilkrisen.
Rock Water	eine **Hauptessenz** bei Sucht, Unterdrückung der Bedürfnisse.
Red Chestnut	bei Rauchsucht, Abhängigkeit von Anderen, Koabhängigkeit.
Scle-ranthus	bei Zerrissenheit zwischen Sucht und dem Wunsch, sie aufzugeben.
Sweet Chestnut	bei Verzweiflung, ohne dass die Umwelt etwas davon merkt. Wenn man während des Entzugs nicht weiß, wie es weitergehen soll.
Star of Bethlehem	ist hilfreich, um Schmerzen und Verletzungen zu verarbeiten.
Walnut	um den Durchbruch in ein Leben ohne Suchtstoff zu schaffen.
White Chestnut	wenn das ganze Denken um den Suchtstoff kreist.
Wild Rose	wenn man lethargisch ist und resigniert hat.
Willow	wenn man sich als Opfer sieht.

Süßigkeiten, Sucht nach

- **Beschreibung/Ursachen:** Hier und da etwas Süßes zu essen, ist sicherlich normal. Besteht allerdings übermäßiger Süßigkeiten-Konsum, kann es langfristig durchaus zu einer Beeinträchtigung der Gesundheit kommen.

  Es gibt bestimmte Erkrankungen, z. B. die Zuckerkrankheit (Diabetes mellitus), bei denen man den Konsum von Süßigkeiten einschränken sollte. Gerade für junge Patienten können solche Einschränkungen hart sein. Hier können die Bach-Blüten hilfreiche Wegbegleiter sein.

  Zusätzlich können auch die Essenzen in Betracht gezogen werden, die unter Sucht aufgeführt sind (→**401**).

Agrimony	wenn man den Heißhunger auf Süßes nicht zugibt und die Sucht verdrängt. Beginn mit niedriger Dosierung, da es zu Reaktionen kommen kann. Bezug zu den hormonproduzierenden Drüsen.
Centaury	ist eine **Hauptessenz** bei Sucht. Zu willensschwach.
Centaury **Cherry Plum** **Rock Rose** **Star of B.**	nach dem Schienenmodell. Mischung, die neben dem Einfluss auf die Willensschwäche auch Einfluss auf die hormonelle Regulation haben kann. Daher bei Zuckerkrankheit (Diabetes mellitus) engmaschige Blutzuckerkontrollen.
Cherry Plum **Rock Rose**	nach dem Schienenmodell. Einfluss auf hormonelle Regulation. Daher bei Zuckerkrankheit engmaschige Blutzuckerkontollen.

Anwendungsgebiete

Chestnut Bud	wenn man nicht aus seinen Fehlern lernt, kommt von Süßigkeiten nicht los.
Gorse	ist eine wichtige Essenz; wenn Resignation durch Süßes kompensiert wird.
Honey-suckle	wenn man in der Vergangenheit lebt, statt sich auf die Zukunft einzustellen.
Mustard	da Süßigkeiten unter Umständen depressive Zustände verdecken.
Notfall-tropfen	bei akutem Heißhunger auf Süßes.
Notfall-tropfen Gorse Mustard	wurde als Mischung schon öfter erfolgreich angewendet. Eventuell in Kombination mit **Centaury** oder **Rock Water**.
Rock Water	bei Hang zur Askese: Statt Nähe zuzulassen, isst man Süßes.
White Chestnut	wenn man nur noch an Süßes denkt.
Cerato Wild Oat	nach dem Schienenmodell. Gehört zum Milz/Pankreas-Meridian. Bei Zuckerkrankheit (Diabetes mellitus) ist Vorsicht angebracht, da es zu Wechselwirkungen mit Medikamenten kommen kann.

Tennisarm

- **Beschreibung:** Beim Tennisarm kommt es durch entzündliche oder degenerative Veränderungen (Abnutzungserscheinungen) am äußeren Ellbogen zu Schmerzen in der betroffenen Region. Diese treten besonders bei Belastung auf, also z. B. bei Bewegung des Ellenbogengelenks oder bei Druck auf die betroffene Stelle.
- **Ursachen:** Es liegt eine funktionelle Überbeanspruchung, bzw. Überbelastung der Sehnenansätze vor, die zu kleinsten Verletzungen (Mikrotraumen) und Einrissen im Sehnengewebe führt.
- **Beschwerden:** Es kommt zu heftigen Schmerzen, die vor allem bei Druck und Anspannung der betroffenen Muskeln auftreten.

Allgemein ist anzuraten, sich zu Beginn sportlicher Betätigung gut aufzuwärmen, um einer Schädigung von Muskel- und Sehnengewebe vorzubeugen.

Elm	ist die **klassische Essenz** bei Tennisarm durch akute Überanstrengung.
Impatiens	ist hilfreich bei Entzündungen und Schmerzen. Außerdem, wenn man zu ungeduldig ist, um sich vor dem Sport aufzuwärmen.
Holly	bei sehr heftigem, hitzigem Verlauf.

Anwendungsgebiete

Notfall-creme	örtlich, zum Einreiben.
Notfall-tropfen	bei akuten Beschwerden einige Tropfen in ein Glas Wasser geben und schluckweise trinken.

Tinnitus

- **Beschreibung:** Ohrgeräusche (Tinnitus) können anfallsweise, permanent oder in sich verschlimmernder Form auftreten. Sie können eine subjektive Empfindung des Patienten sein, also nur von ihm selbst, nicht jedoch von seiner Umwelt wahrgenommen werden. Andererseits gibt es auch Ohrgeräusche, die objektiv, z. B. mittels Abhören (Auskultation) nachgewiesen werden können.
- **Ursachen:** Es gibt unterschiedliche Ursachen, z. B. Entzündungen, Durchblutungsstörungen, giftige Medikamente, die zu Ohrgeräuschen führen können.

Es ist sinnvoll, vor einer Bach-Blüten-Therapie mögliche Ursachen ärztlich abzuklären. Ohrgeräusche treten häufig auch im Rahmen eines **Hörsturzes** auf.

Centaury	ist erfahrungsgemäß hilfreich. Bei Infektionen.
Cherry Plum	bei Druckgefühl im Ohr. Evtl. bei Hörsturz, hier jedoch bevorzugt die **Notfalltropfen** einsetzen.
Chicory	bei Wucherungen in Betracht zu ziehen.
Clematis	generell bei Erkrankungen der Sinnesorgane. Bei begleitendem Schwindel. Bei Infektionen. Gegebenenfalls mit Notfalltropfen.

Holly	ist eine wichtige Essenz, v. a. bei Wut und Stress. Bei Hörsturz. Da Holly nach den Schienen "über" **Centaury** liegt, wird dieses miterfasst. Am besten in Kombination mit den **Notfalltropfen**.
Impatiens	wenn entzündliche Prozesse im Vordergrund stehen.
Mimulus	hat Bezug zum Nierenmeridian und dadurch zum Ohr. Generell bei Ohrproblemen, am besten zusammen mit Notfalltropfen.
Notfall-creme	als akute Therapie. Auftragen auf Ohrregion, Hals. Bewährtes Mittel.
Notfall-tropfen	ist das **Mittel erster Wahl.** Man kann akut einige Tropfen in ein Glas Wasser geben und schluckweise davon trinken. Außerdem bei Trauma, als "Erste-Hilfe" bei Hörsturz. Hier mit **Holly, Mimulus**.
Rock Water	wenn Verspannung nach unterdrückten Bedürfnissen als Ursache in Frage kommt.
Scle-ranthus	ist generell bei einseitigen Beschwerden in Betracht zu ziehen.
Vine	wenn man die Dinge erzwingen will; verspannt / verkrampft.
Willow	wenn geschluckte Wut Auslöser ist und **Holly** nicht hilft.

Übergewicht

- **Beschreibung:** Man spricht von Übergewicht, wenn der Anteil der Fettmasse am Körpergewicht bei Frauen mehr als 30 Prozent und bei Männern mehr als 20 Prozent beträgt. Zur groben Orientierung kann man sich merken, dass das Körpergewicht nicht mehr als 20 Prozent über dem Normalgewicht nach Broca (kg) liegen sollte. Das Normalgewicht errechnet sich dabei nach der Formel: Körpergröße (cm) minus 100.

  Mit dem etwas genaueren **Körpermassenindex** (Body mass index = BMI) kann man indirekt die Fettmasse abschätzen. Der BMI errechnet sich aus der Formel:
  Körpergewicht (kg) geteilt durch Körpergröße (m^2) und liegt beim Normalgewichtigen zwischen 18,5 und 24,9 (kg/m^2).

  Übergewicht (Adipositas) führt langfristig meistens zu **Gesundheitsschäden**. Im Rahmen des so genannten Wohlstandssyndroms findet man bei Übergewicht überzufällig häufig weitere Erkrankungen, z. B. Diabetes mellitus, Bluthochdruck (Hypertonie), erhöhte Blutfette oder Harnsäurespiegel (Gicht). Übergewicht ist ein Risikofaktor für Herz-Kreislauf-Erkrankungen wie Schlaganfall oder Herzinfarkt. Aber auch Gelenk-, Gallenstein- und sogar Krebserkrankungen werden begünstigt.

- **Maßnahmen:** Diäten helfen meist nicht, langfristig das Gewicht zu normalisieren. Dieses Phänomen ist aus **ganzheitlicher Sicht** gut nachvollziehbar, da hier Übergewicht Ausdruck tief liegender Disharmonien ist. Diese sind nur schwer beeinflussbar. Wichtig kann es sein sich die Frage zu stellen, wonach man eigentlich in Wirklichkeit hungert und wozu man eine Fett(schutz)schicht aufbaut.

  Die folgenden Essenzen stellen eine Auswahl dar. Zusätzlich kann auch unter der Rubrik Sucht (→**401**) nachgeschlagen werden.

Agrimony	wenn man isst, um eigentliche Bedürfnisse nicht wahrnehmen zu müssen. Generell bei Suchtverhalten.
Centaury	wenn man zu willensschwach ist, um seine Bedürfnisse durchzusetzen oder Ernährungsumstellung durchzuhalten. Stattdessen wird gegessen.
Chestnut Bud	wenn eine dauerhafte Ernährungsumstellung schwer fällt. Immer wieder Rückfälle in alte Verhaltensmuster, man lernt nichts dazu.
Crab Apple	wenn man sich nicht schön genug findet.
Rock Water	wenn man permanent Diäten macht und seine eigentlichen Bedürfnisse unterdrückt. Diese lebt man über Nahrungsaufnahme aus.
White Chestnut	wenn man nur noch ans Essen oder an Diäten denkt.
Willow	wenn man seine Wut nicht abreagiert, sondern "sich vollstopft".

Verbrennungen

- **Beschreibung/Ursache:** Bei Verbrennungen wird das Gewebe durch Hitzeeinwirkung geschädigt. Es sind folgende Schweregrade zu unterscheiden:

Schweregrade	
Grad 1	Rötung, Schmerz und Schwellung. Folgenlose Ausheilung.
Grad 2	Blasenbildung, starke Schmerzen. Folgenlose Ausheilung.
Grad 3	Kaum noch Schmerzen. Narbenbildung.
Grad 4	Irreversible Zellschädigung. Bindegewebsschädigung. Narbenbildung. Dauerhafte Muskelverkürzung.

Als **Faustregel** gilt, dass die Handfläche des Betroffenen ungefähr ein Prozent seiner Körperoberfläche entspricht. Wenn bei Verbrennungen zweiten Grades mehr als fünf Prozent der Körperoberfläche oder bei Verbrennungen dritten Grades mehr als zwei Prozent verbrannt sind, ist eine Klinikeinweisung erforderlich. Kompetente Hilfe ist bei schweren Verbrennungen unbedingt anzuraten, da Infektionsgefahr besteht.

Bei der Behandlung mit **Blütenessenzen** ist zu beachten, in welcher Hautzone die Verbrennung begonnen hat oder in welcher sie am ausgeprägtesten ist.

Anwendungsgebiete

Zusätzliche Essenzen können unter dem Stichwort "Sonnenbrand" nachgesehen werden (→**395**).

Holly	bei "hitzigen Beschwerden". Bei starken Verbrennungen.
Impatiens	allgemein bei "hitzigen Beschwerden" angezeigt. Bei Schmerzen und Entzündungen. Bei Juckreiz. In der Heilungsphase.
Notfall-creme	zur lokalen Therapie. Vorsicht ist geboten, da es durch das Eincremen verbrannten Gewebes zu Infektionen kommen kann, daher sollte möglichst nur die Haut in unmittelbarer Umgebung und dann sehr vorsichtig eingecremt werden. Während der Heilungsphase, zur Verringerung der Narbenbildung.
Notfall-tropfen	als akute Therapie, einige Tropfen in Glas Wasser, schluckweise trinken. Betupfen der Brandblasen mit Tropfen auch möglich.
Walnut	entstört Narben. Verringert die Narbenbildung.
Star of Bethlehem	lindert und heilt. Allgemein bei Schmerzen angezeigt.

Vergesslichkeit

- **Beschreibung/Beschwerden:** Bei Vergesslichkeit ist es schwierig gewisse Sachverhalte länger zu behalten. Es kann sowohl das Kurz- als auch das Langzeitgedächtnis betroffen sein. Teilweise bestehen zusätzlich Schwierigkeiten, die Aufmerksamkeit für eine gewisse Zeit auf etwas zu richten.

  Vor allem bei Kindern tritt Vergesslichkeit oftmals im Zusammenhang mit Unruhe und Konzentrationsstörungen auf. In schwierigen Lebenssituationen sind Konzentrationsprobleme bis zu einem gewissen Grad als normal anzusehen. Bei einer deutlichen Beeinträchtigung sollte jedoch eine Ursachenabklärung erfolgen.

- **Maßnahmen:** Als Allgemeinmaßnahme ist zu empfehlen, auf eine optimale Ernährung zu achten. Schlechte Essensgewohnheiten können die Vergesslichkeit verschlechtern.

Cherry Plum Rock Rose Star of Bethlehem	nach dem Schienenmodell. Bei zu Grunde liegendem Trauma.
Chestnut Bud	ist eine **wichtige Essenz** bei Konzentrationsproblemen. Vor allem bei im Vordergrund stehender Vergesslichkeit.

Anwendungsgebiete

Clematis	bei Unkonzentriertheit, die vor allem dadurch bedingt ist, dass man statt in der Realität in einer Fantasiewelt lebt.
Impatiens	bei Unruhe, die als Begleitsymptom auftreten kann.
Vervain	wenn man unruhig und überdreht ist. Erfasst also mögliche Begleitsymptome.
White Chestnut	wenn man unkonzentriert ist, weil man in Gedanken permanent von ein und derselben Sache in Anspruch genommen ist. Daher vergisst man andere Dinge.

Verletzungen

- **Beschreibung/Ursachen:** Als Verletzung im engeren Sinne bezeichnet man durch mechanische Schädigung hervorgerufene Wunden. Beispiele sind Schnittverletzungen, Stich-, Biss- oder Schürfwunden. Andere Verletzungen werden durch **Hitze** oder **Kälte**, durch **Laugen** oder **Säuren** und schließlich durch **UV-Strahlung** oder andere Strahlenarten (z. B. radioaktive Strahlen) verursacht. Im Folgenden wird nur auf mechanische Verletzungen eingegangen.

Bei **Wunden**, die nur wenig oder gar nicht bluten, besteht eine größere Infektionsgefahr als bei blutenden Wunden. Deshalb sollte man hier versuchen, den Blutfluss durch "Ausdrücken" anzuregen. Das ausströmende Blut schwemmt Erreger und Verschmutzungen dann gleich selbst aus der Wunde. Zusätzlich sollte die Wunde desinfiziert (jedoch keine alkoholhaltigen Mittel verwenden!) und sauber und keimfrei abgedeckt werden.

Eine hohe Infektionsgefahr für **Tetanus** besteht bei Verschmutzung einer offenen Wunde mit Gartenerde oder Pferdemist. Hier sind vorbeugende Maßnahmen wie das Tragen von Schutzhandschuhen sinnvoll. Aus schulmedizinischer Sicht ist es wichtig für einen ausreichenden **Impfschutz gegen Tetanus** zu sorgen. Die **naturheilkundliche Sicht** weicht jedoch davon ab. Ein erfahrener Therapeut kann hier entscheiden, wie weiter vorgegangen werden soll. Bei schweren Verletzungen, Kopfverletzungen, offenen Brüchen oder bei Verletzungen mit zusätzlichen Atemproblemen sollte ärztlicher Rat eingeholt werden.

Centaury	allgemein bei Infektionen angezeigt. Stärkt die Abwehr.
Clematis	bei Infektionen anwendbar. Abwehrstärkend.
Crab Apple	ist reinigend, hilft bei Infektionen.
Impatiens	ist bei Schmerzen hilfreich. Außerdem bei Wundinfektion.
Holly	bei heftigem, hitzigem Verlauf. Wenn Verletzung stark schmerzt.
Notfallcreme	ist lokal anwendbar. Vorsicht, die Notfallcreme darf **nicht direkt in die Wunde** gebracht werden, da sonst Infektionsgefahr besteht. Es sollte die (gesunde) Umgebung eingecremt werden.
Notfalltropfen	zur akuten Therapie. Man gibt einige Tropfen in ein Glas Wasser und trinkt schluckweise davon.
Rock Rose	bei schwerer Traumatisierung des Gewebes. Auch bei kleinen, stark schmerzhaften Wunden, hier Notfalltropfen bevorzugen.
Star of Bethlehem	allgemein bei Verletzungen. Notfalltropfen bevorzugen.
Walnut	wirkt der Narbenbildung entgegen. Hilfreich zur Auflösung von Blockaden, die durch Narben verursacht werden.

Verstopfung

- **Beschreibung:** Man spricht von Verstopfung, wenn weniger als drei Stuhlentleerungen pro Woche vorliegen und Schwierigkeiten bei der Stuhlentleerung bestehen. Die normale Stuhlfrequenz variiert individuell erheblich. Die Spanne reicht von 3x/Woche bis 3x/Tag.
- **Beschwerden:** Es kann zu Völlegefühl kommen. Außerdem kann der Stuhl hart und trocken sein, die Entleerung des Darminhalts wird als schwierig und evtl. langwierig empfunden.
- **Ursachen:** Es kommen psychovegetative Störungen, Abführmittelmissbrauch, schlechte Ernährung, aber auch schwerere Darm- und Allgemeinerkrankungen in Frage. Daher sollte eine Ursachenabklärung durchgeführt werden.

Insbesondere bei akuter Verstopfung und Begleitsymptomen wie z. B. Blut im Stuhl, Gewichtsverlust oder akutem Stuhlverhalt, sollte die Abklärung rasch erfogen. Aus **ganzheit-licher Sicht** sollte man sich fragen, ob an etwas zu stark geklammert wird.

Bei Neigung zu Verstopfung sollte man generell auf ausreichende Bewegung und Flüssigkeitszufuhr und auf eine faser- und ballaststoffreiche Ernährung achten.

Cherry Plum	wenn man nicht loslassen kan, auch den Stuhl nicht. Bei Druckgefühl im Bauch.

Clematis Mustard	nach dem Schienenmodell. Beziehung zum Dickdarmmeridian. Außerdem, wenn Ausscheidungsprozesse verzögert sind.
Notfall-creme	akut, um den Bauch einzucremen.
Rock Water	ist allgemein angezeigt, wenn etwas zu hart im Körper ist, hier also der Stuhl. Außerdem starker Bezug zur Askese. Anzuwenden, wenn Verdauung durch Diäten durcheinander gebracht wurde.
Vine	hat Bezug zum Milz/Pankreasmeridian, generell bei Verhärtungen.
Water Violet	wenn etwas (hier der Stuhl) zu trocken ist.

Wetterfühligkeit

- **Beschreibung:** Hier reagiert man übermäßig auf atmosphärische Einflüsse, vor allem auch Wetterwechsel.
- **Beschwerden:** Es kann zu Beschwerden wie Unruhe, Schlafstörungen, Müdigkeit, Stimmungsschwankungen, Konzentrationsschwäche oder Angst kommen.

Vor allem labile Menschen und Menschen mit Kreislaufproblemen sind oft von der Wetterfühligkeit betroffen.

Centaury	wenn man sich nicht gegen andere(s), hier das Wetter, abgrenzen kann. Wenn Schwächezustände im Vordergrund der Symptomatik stehen.
Cherry Plum Rock Rose	kann bei labilen Menschen hilfreich sein.
Elm	weil einen der Wetterwechsel akut überfordert und man sich nicht darauf einstellen kann.
Honeysuckle	bei Festhalten an der Vergangenheit, hier am Wetter von gestern oder vor dem Wetterwechsel. Bevorzugt einzusetzen, wenn die Symptome v. a. bei Wetterwechsel auftreten.
Mimulus	wenn man empfindlich ist für äußere Einflüsse, hier für das Wetter.
Notfallcreme	Gesicht, Puls und Solarplexus bei akuten Beschwerden eincremen.

Anwendungsgebiete

Notfall-tropfen	bei akuten Beschwerden einige Tropfen in ein Glas Wasser geben und schluckweise trinken.
Rock Water	wenn man generell Probleme hat, sich auf Unvorhergesehenes einzustellen. Man hat besonders Beschwerden, wenn das Wetter stark von der Jahreszeit abweicht, also beispielsweise an besonders warmen Tagen im Winter.
Scle-ranthus	ist eine wichtige Essenz bei Beschwerden mit dem Wetterwechsel.
Walnut	wenn die Beschwerden vor allem bei Wetterwechsel auftreten und man sich auf das neue Wetter schlecht einstellen kann.

Zahnschmerzen

- **Beschreibung, Ursachen:** Zahnschmerzen können nicht nur durch Veränderungen am Zahn selber, sondern auch durch krankhafte Prozesse in der Umgebung, z. B. am Zahnfleisch verursacht werden. Neben Karies können Entzündungen oder allgemein empfindliche Zähne Ursache für die Schmerzen sein.
- **Maßnahmen:** Eine wichtige Allgemeinmaßnahme ist auf ausreichende Mundhygiene zu achten. Karies sollte natürlich zahnmedizinisch versorgt werden. Dabei werden die Essenzen dann eher zur Vorsorge eingesetzt.

  Da es auch Zuordnungen von Bach-Blütenessenzen zu Zähnen gibt, verweise ich bei Interesse auf die entsprechende Literatur von Dietmar Krämer.

Centaury	wenn man sich nicht durchsetzt, das mangelnde Durchsetzungsvermögen wird in Form der Zahnschmerzen kompensiert. Außerdem bei Neigung zu Karies.
Centaury **Clematis** **Crab Apple** **Mimulus**	bei schlechter Mundflora trotz guter Pflege. Außerdem bei zu weicher Zahnsubstanz, bei Anfälligkeit für Karies oder Infektionen der Mundhöhle. Kann auch bei Vereiterung, dann in Kombination mit Impatiens, versuchsweise eingesetzt werden.
Clematis **Mustard**	nach dem Schienenmodell. Zur Regulation der Darmtätigkeit, bei Zahnfleischproblemen.

Anwendungsgebiete

Gorse	generell bei chronischen Beschwerden, auch bei Karies.
Holly	bei sehr heftigen Zahnbeschwerden. Auch wenn Stress, Ärger, Wut oder andere negative Gefühle zu Zahnschmerzen führen.
Impatiens	kann bei Entzündungen und Schmerzen helfen.
Larch	bei wenig Selbstwert, dadurch wenig Biss, was sich in "weichen" Zähnen widerspiegelt.
Mimulus	hat Bezug zum Nierenmeridian, d.h. zu den Zähnen. Schüchternheit führt zu verdrängten Aggressionen. Bei empfindlichen Zähnen.
Notfall-creme	bei akuten Beschwerden, lokal zur äußerlichen Anwendung (Haut im Bereich der Schmerzen, evtl. auch am Hals).
Notfall-tropfen	zur Akuttherapie. Man gibt einige Tropfen in ein Glas Wasser und trinkt schluckweise davon. Man kann auch ein oder zwei Tropfen pur in den Mund geben, einige Minuten dort belassen.
Star of Bethlehem	kann man bei chronischen Schmerzen in Betracht ziehen.
Willow	wenn (Zahn-)Schmerzen auf unterdrückte Wut hindeuten.
Wild Oat	wenn Wankelmut zu einem Verlust von Zahnsubstanz führt.

Zahnen

- **Beschreibung:** Der **Durchbruch der Milchzähne** erfolgt zwischen dem 6. und 30. Lebensmonat. Das bleibende Gebiss bricht zwischen dem 6. und 12. Lebensjahr durch, die Weisheitszähne in der Regel erst nach dem 16. Lebensjahr.

Clematis	ist generell angezeigt bei Beschwerden beim Zahnen. Wenn das Zahnen relativ spät erfolgt und lange dauert.
Impatiens	ist hilfreich bei Schmerzen, Entzündung und Unruhe.
Holly	bei heftigen und hitzigen Beschwerden.
Notfall-creme	lokal zum (äußerlichen) Einreiben der betroffenen Stellen.
Notfall-tropfen	zur Akuttherapie. Man gibt einige Tropfen in ein Glas Wasser und trinkt schluckweise davon. Man kann auch ein Stück Watte mit den Notfalltropfen tränken und 10-15 Minuten auf die schmerzenden Stellen legen.
Star of Bethlehem	vor allem bei "wunden" Schmerzen. Zu bevorzugen jedoch eine Kombination mit den Notfalltropfen.
Walnut	ist hilfreich, wenn ein elementarer Entwicklungss-chritt nicht gegangen werden kann, hier der Zahndurchbruch.

Zwänge

- **Beschreibung/Beschwerden:** Hierunter versteht man ein **zwanghaftes Verhalten** oder **Denken**. Der Betroffene muss immer wieder bestimmte Handlungen durchführen oder aber an bestimmten Denkschemata festhalten. Tut er dies nicht, tritt Angst auf. Beispiele sind Kontrollzwang, Waschzwang und Putzzwang.
- **Ursachen:** Aus psychoanalytischer Sicht besteht ein Konflikt zwischen den strengen Vorschriften des Gewissens (so genanntes "Über-Ich") und den Triebbedürfnissen, repräsentiert durch das so genannte "Es". Durch den Zwang wehrt der Betroffene Triebe, Wünsche und Bedürfnisse, die er sich (unbewusst) auf Grund seiner Moralvorstellungen verbietet, ab. Es besteht also ein **Zwiespalt** zwischen Bedürfnissen und vermeintlichem Sollen. Dieser Zwiespalt wird als so belastend erlebt, dass in den Zwang ausgewichen wird.
- **Maßnahmen:** Zwänge werden als sehr belastend empfunden und haben die Tendenz sich auszuweiten. Außerdem können zusätzliche Erkrankungen, beispielsweise Depressionen, hinzukommen. Auf alle Fälle sollte eine psychotherapeutische Behandlung angestrebt werden. Auch ist es im Hinblick auf die Bach-Blüten-Therapie sinnvoll, sich an einen erfahrenen Therapeuten zu wenden, der die Essenzen gut kennt.

Aspen bei Zwangswahnvorstellungen, z. B. ständige Angst vor einem Überfall. Vor allem auch bei okkulten Inhalten der Zwangsvorstellungen.

Centaury ist eine **wichtige Essenz**, wenn man Wünsche und Bedürfnisse nicht durchsetzen kann.

Cherry Plum wenn man meint den Verstand zu verlieren. Generell bei zwanghaftem Verhalten.

Cherry Plum Rock Rose nach dem Schienenmodell. Cherry Plum erfasst die Angst den Verstand zu verlieren. Rock Rose hilft gegen die Ängste, die auftreten, wenn man die Zwangshandlung verweigert. Kommt außerdem zum Einsatz, weil eine Unterdrückung von Trieben, Wünschen und Bedürfnissen oft traumatisch bedingt ist.

Chestnut Bud generell bei Zwängen. Außerdem bei Kontrollzwängen, z. B.: Hat man den Herd ausgemacht?

Crab Apple bei Zwängen, die mit Reinlichkeit und Sauberkeit zu tun haben. Bei zwanghafter Angst sich anzustecken.

Gorse da der Zwang eine chronische Situation darstellt.

Heather bei Zwängen, bei denen man nicht allein sein kann.

Holly wenn Betroffene Aggressionen haben. Auch bei Neid auf Gesunde.

Impatiens bei Unruhezuständen.

Mimulus generell bei Ängsten. V.a bei objektbezogener Angst. Außerdem bei Schüchternheit als tiefer liegende Komponente.

Mustard ist hilfreich bei zusätzlicher Depression. Außerdem bei Depression, die durch Vermeiden des Zwangsverhaltens hervorgerufen wird.

Anwendungsgebiete

Notfall-creme	bei akuter Verschlechterung. Zum Eincremen von Händen, Puls und Solarplexus. Außerdem, wenn es durch den Waschzwang zu wunden Händen kommt.
Notfall-tropfen	sollte vor allem der Unerfahrene als einleitende Therapie über einige Wochen nehmen. Evtl. kann er dann nach einer Woche zusätzlich ein oder zwei weitere Essenzen hinzugeben. Außerdem bei akuter Verschlechterung des Zwangsverhaltens.
Oak	bei Arbeitszwang. Man kann keine Minute abschalten und nichts anderes tun als Arbeiten.
Pine	bei Schuldgefühlen. Fühlt sich schuldig oder evtl. auch sündig, wenn man dem Zwang nicht nachkommt. Bei religiösem Zwang.
Scle-ranthus	für den zu Grunde liegenden Konflikt.
Sweet Chestnut	hat eher untergeordnete Bedeutung. Kann aber die evtl. nicht offensichtliche Verzweiflung erfassen.
Rock Water	ist eine wichtige Essenz bei Zwängen, da es die unterdrückten Bedürfnisse erfasst.
Vine	wenn man Dinge erzwingen will, auch wenn man selbst unter Zwang ist.
White Chestnut	ist eine wichtige Essenz, v. a. wenn man zwanghaft an etwas denkt und nicht abschalten kann.
Wild Rose	da der Zwang auch eine Art von Resignation sein kann.
Willow	bei erheblichem Groll oder bei nicht geäußerter Wut. Außerdem bei dem Gefühl ein Opfer zu sein.

Bach-Blüten / Kurzübersicht

Blüten-essenzen	Veranlagung	Schatten	Essenz gibt
Agrimony	Zuversicht	Problem-blindheit	Konflikt-fähigkeit
Aspen	Sensitivität	Überempfin dlichkeit	Erdung
Beech	Beobachtungs-gabe	Kritiksucht	Toleranz
Centaury	Hilfsbereitschaft	Nachgie-bigkeit	Willensstärke
Cerato	Gewissenhaft-igkeit	Unsicher-heit	Instinkt
Cherry Plum	Gefühlstiefe	Impulsivität	Gelassenheit
Chestnut Bud	Spezialisierung	Vergessli-chkeit	Lernfähigkeit
Chicory	Fürsorglichkeit	Aufdringli-chkeit	Distanz
Clematis	Fantasie	Verträumt-heit	Gegenwär-tigkeit
Crab Apple	Ordnungssinn	Pedanterie	Machbarkeitss inn
Elm	Leistungsbereit-schaft	akute Überforderu ng	Selbstbes-chränkung

Blütenessenzen	Veranlagung	Schatten	Essenz gibt
Gentian	Vorsicht	Skeptizismus	Zutrauen
Gorse	Zufriedenheit	Hoffnungslosigkeit	Zuversicht
Heather	Selbstliebe	Selbstbezogenheit	Dubezogenheit
Holly	Gefühlsausdruck	Missgunst	Liebe
Honeysuckle	Romantik	Wehmut	Realitätssinn
Hornbeam	Einsatzfähigkeit	Einseitigkeit	Ausgleich
Impatiens	Schnelligkeit	Ungeduld	Geduld
Larch	Bescheidenheit	Selbstverleugnung	Selbstwert
Mimulus	Feinfühligkeit	Ängstlichkeit	Mut
Mustard	Ernst	Depression	Freude
Oak	Durchhaltevermögen	Verbissenheit	Leichtigkeit
Olive	Leistungsfähigkeit	Überforderung	Kraft
Pine	Unbestechlichkeit	Schuldgefühle	Selbstvergebung
Red Chestnut	Mitgefühl	Mitleiden	Abgrenzung

Blütenes-senzen	Veranlagung	Schatten	Essenz gibt
Rock Rose	Beeindruck-barkeit	Panik	Reaktions-fähigkeit
Rock Water	Disziplin	Askese	Flexibilität
Scleranthus	Vielseitigkeit	Zerris-senheit	Entschiedenh eit
Star of Bethlehem	Weichheit	Verletzli-chkeit	Abgrenzung
Sweet Chestnut	Standvermögen	Verzweif-lung	Erlösung
Vervain	Idealismus	Fanatismus	Toleranz
Vine	Selbstsicherheit	Herrschsuch t	Rücksicht-snahme
Walnut	Anpassungs-fähigkeit	Beein-flussbarkeit	Standfes-tigkeit
Water Violet	Selbständigkeit	Einsamkeit	Kontakt-fähigkeit
White Chestnut	Konzentration	Gedanken-zudrang	Geistesruhe
Wild Oat	Flexibilität	Unbestimmt -heit	Perspektive
Wild Rose	Hingabe	Resignation	Lebensfreude
Willow	Abgeklärtheit	Verbit-terung	Gerechtigkeits sinn

Bach-Blüten / Präzisierungen

Im Folgenden werden die einzelnen Bach-Blütenessenzen über prägnante Formulierungen voneinander abgegrenzt.

Agrimony	weicht Verdrängtem aus
Cherry Plum	unterdrückt Verdrängtes
Aspen	unheimliche Ängste
Rock Rose	panische Ängste
Beech	man hat dauernd an anderen etwas auszusetzen
Crab Apple	man hat dauernd etwas in Bezug auf Sauberkeit auszusetzen
Centaury	setzt sich zu selten durch
Vine	setzt sich zu häufig durch
Cerato	fragt andere ständig um Rat
Water Violet	fragt andere nie um Rat
Cherry Plum	rastet aus und wird eher gewalttätig
Holly	rastet aus und wird eher wütend
Chestnut Bud	man kann Gedanken nicht festhalten
White Chestnut	man kann Gedanken nicht loslassen

Chicory	manipuliert andere
Vine	dominiert andere
Clematis	träumt von Fantasiewelten
Honeysuckle	träumt von der Vergangenheit
Crab Apple	Waschzwang
White Chestnut	Denkzwang
Elm	akut erschöpft
Olive	(eher) chronisch erschöpft
Gentian	gibt schnell auf
Oak	gibt niemals auf
Gorse	chronisch krank
Impatiens	akut krank
Heather	immer unterwegs, um nicht alleine zu sein
Agrimony	immer unterwegs, um seine Probleme nicht wahrzunehmen
Holly	sehr oft wütend
Centaury	sehr selten wütend
Honeysuckle	ist mit seinen Gedanken in der Vergangenheit
Chestnut Bud	ist mit seinen Gedanken zwei Schritte voraus

Hornbeam	man ist morgens schon müde
Olive	man wird im Laufe des Tages immer müder
Impatiens	wirft aus Ungeduld hin, wenn etwas nicht gleich klappt
Gentian	wirft aus Pessimismus hin, wenn etwas nicht gleich klappt
Larch	(zu) wenig Selbstvertrauen
Vine	(zu) viel Selbstvertrauen
Mimulus	man ist sehr ängstlich
Vine	man hat keine Angst
Mustard	depressiv
Agrimony	fröhlich (als Maske)
Oak	übernimmt zu viele Pflichten aus Verantwortungsgefühl
Centaury	übernimmt zu viele Pflichten aus Willensschwäche
Olive	wenn man sich von einer chronischen Erkrankung erholt
Elm	wenn man sich von einer akuten Erkrankung erholt
Pine	gönnt sich wenig, weil man dann Schuldgefühle bekommt

Rock Water	gönnt sich wenig, weil man dann sein Ideal nicht erfüllt
Scleranthus	man ist unentschieden zwischen zwei Dingen
Wild Oat	man weiß überhaupt nicht, was man will
Star of Bethlehem	nach Verletzungen
Rock Rose	nach Schock
Sweet Chestnut	gibt die Verzweiflung zu, wenn man danach gefragt wird
Agrimony	gibt auf Nachfrage die Verzweiflung nicht zu
Vervain	fanatisch in Bezug auf andere/etwas anderes
Rock Water	fanatisch in Bezug auf sich selbst
Vine	behandelt andere schlecht, und meint, das stehe einem zu
Cherry Plum	behandelt andere schlecht, dann tut es einem Leid
Walnut	man weiß, was man ändern will
Wild Oat	man weiß gar nicht, was man ändern will
Water Violet	will nicht in Gesellschaft sein
Heather	will nicht alleine sein
White Chestnut	Zwangsgedanken

Cherry Plum	Zwangshandlungen
Wild Oat	man hat keine Idee, was man tun soll
Cerato	man ist unsicher, was man tun soll
Wild Rose	man hat resigniert
Mustard	man ist deprimiert
Willow	grollt anderen
Beech	kritisiert andere
Notfall-tropfen	allgemeine Mischung in akuten Situationen
Rock Rose	eher für die individuelle chronische Mischung
Notfallcreme	bei örtlich begrenzten Problemen
Notfall-tropfen	bei generalisierten Problemen

Bach-Blüten / Zuordnungen

Die Tabelle der folgenden Seite bietet schnelle Orientierung bei der Behandlung Ihrer PatientInnen. Sie veranschaulicht die verschiedenen Zuordnungen zu den Bach-Blüten: Ying/Yang, vier Elemente, Tierkreiszeichen, Körperregionen und Organe, chinesische Organuhr, Jahreszeiten, Geschmacksrichtungen etc.

Star of Bethlehem		Gorse	Walnut		Elm	Aspen
Pine Holly Centaury		**Crab Apple R. Water Scleranth.**	**Sw. Chestn. Vervain Agrimony**	**Beech Chestn. B. Water Viol.**	**Wild Rose Willow Gentian**	**Mustard Impatiens Clematis**
Yang, Wasser Jungfrau		Yang, Holz Waage	Yang, Feuer Schütze	Yang, Feuer Wasserm.	Yang, Erde Stier	Yang, Metall Krebs
Blase 15 h - 17 h		Gallenblase 23 h - 1 h	Dünndarm 13 h - 15 h	Kreisl./Sex 19 h - 21 h	Magen 7 h - 9 h	Dickdarm 5 h - 7 h
Winter salzig		Frühling sauer	Sommer bitter	Sommer bitter	Spätsomm. süß	Herbst scharf
Kälte belastet Furcht		Wind bel. Zorn	Hitze bel. Freude	Hitze bel. Freude	Feucht. bel. Grübeln	Trocken. bel. Kummer
W. Chestn. Hornbeam Vervain	**Ch. Plum Agrimony Rock Rose**	**Wild Oat Vine Cerato**	**Honeysuckle Red Chestnut Chicory**		**Mustard Heather Mimulus**	**Oak Olive Impatiens**
Yin, Feuer Löwe	Yin, Feuer Fisch	Yin, Erde Zwilling	Yin, Metall Skorpion		Yin, Wasser Steinbock	Yin, Holz Widder
Herz 11 h - 13 h	3-fach Erw. 21 h - 23 h	Milz/Pankr. 9 h - 11 h	Lunge 3 h - 5 h		Niere 17 h - 19 h	Leber 1 h - 3 h
Sommer bitter	Sommer bitter	Spätsomm. süß	Herbst scharf		Winter salzig	Frühling sauer
Hitze bel. Freude	Hitze bel. Freude	Feucht. bel. Grübeln	Trockenheit belastet Kummer		Kälte bel. Furcht	Wind bel. Zorn
Larch						

Literaturverzeichnis

1. Albroth D.: Gesund durch Blütenessenzen - München: Laredo, 1990
2. Augustin M.; Schmiedel V.: Praxisleitfaden Naturheilkunde - München: Urban & Fischer, 1998
3. Bach E.: Heile dich selbst: Die 38 Bach-Blüten - München: Goldmann, 1998
4. Bach E.: Von der Homöopathie zu den Bach-Blüten - München: Goldmann, 1996
5. Barnard J.: Blüten für die Seele- Wessobrunn: Integral Volkar-Magnum, 1995
6. Blome G.: Mit Blumen heilen - Freiburg im Breisgau: Bauer, 1996
7. Blome G.: Das neue Bach-Blüten-Buch - Freiburg im Breisgau: Bauer, 2000
8. Braun J.: Klinikleitfaden Innere Medizin - Neckarsulm: Jungjohann, 1999
9. Chancellor P.: Das gr. Buch der Blütenessenzen - Grafing: Aquamarin, 1991
10. Chochrane A.; Harvey C.: Die Enzyklopädie der Blütenessenzen - Grafing: Aquamarin, 1996
11. Frankenberger A.: Das große Buch der Blütenessenzen - München: Droemer/ Knaur, 1995
12. Krämer D.: Esoterische Therapien 1- Interlaken: Ansata, 1993
13. Krämer D.: Esoterische Therapien 2 - Interlaken: Ansata, 1996
14. Krämer D.: Neue Therapien mit Bach-Blüten 1 - Interlaken: Ansata, 1989
15. Krämer D.; Wild H.: Neue Therapien mit Bach-Blüten 2 - Interlaken: Ansata, 1989
16. Krämer D.: Neue Therapien mit Bach-Blüten 3 - Interlaken: Ansata, 1989
17. Pschyrembel: Klinisches Wörterbuch - Berlin: de Gruyter, 1994
18. Rohr I.; Rohr W.: Die sieben Heiler - Münsingen-Bern: Fischer, 1992
19. Schmidt S.: Innere Harmonie durch Bach-Blüten - München: Gräfe und Unzer, 1998
20. Schmidt S.; Engelhardt S.; Ziesché; Gesenhues S: Allgemeinmedizin - Ulm, Stuttgart, Jena, Lübeck: Gustav Fischer, 1996
21. Scheffer M.: Bach-Blütentherapie - München: Hugendubel 1996
22. Scheffer M.: Original Bach-Blütentherapie - München: Hugendubel 1999
23. Thelen B.: Astrologie und Blütenessenzen - München: Hugendubel 1998
24. Thelen B.: Bach-Blüten und Kalifornische Blüten in der Kinderheilkunde - Stuttgart: Sonntag, 1999

25. Thelen B.: Mondphasen pocket - München: Börm Bruckmeier Verlag, 2002
26. Weeks N.: Edward Bach - München: Hugendubel, 1993
27. Zimmermann H.: Bach-Blüten-Schienenystem nach Dietmar Krämer - Stuttgart: Sonntag,1998
28. Zittlau J.; et al.: Hausmittel - München: Südwest, 1995

Adressen

Apotheken, die Bach-Blüten verkaufen (bzw. individuell mischen), gibt es sicher auch in Ihrer Nähe. Falls Sie Informationen benötigen ist eine Anlaufstelle der "Qualitätszirkel bio-logische Medizin", Sendlinger Str. 14, 80331 München, Tel. 089 / 23 00 16 76, Fax 089 / 23 00 16 75.

Informationen zu Bach-Blüten im Internet

www.astro.liwest.at/index2.html (Bach-Blüten und Astrologie)
www.bach-blueten-shop.de
www.bach-bluetenessenzen.de/
www.bachblueten-shop.com/
www.bachcentre.com (Dr Edward Bach Centre in England)
www.bonsana.ch/d/shopping/index
www.sanfte-therapien.de/blueten.htm (Seite von Dieter Krämer, Hanau)
www.sommer-bachblueten.ch/
mitglied.lycos.de/Bachblueten/ (Blüten-Übersicht)

Bach-Blüten-Selbsttest im Internet

www.pharmacie.de/onlinetests/bachtest.shtml (Fragebogen)

Index

A

B

D

E

F

G

H

K

L

M

Q

R

S

U

V

W

Z

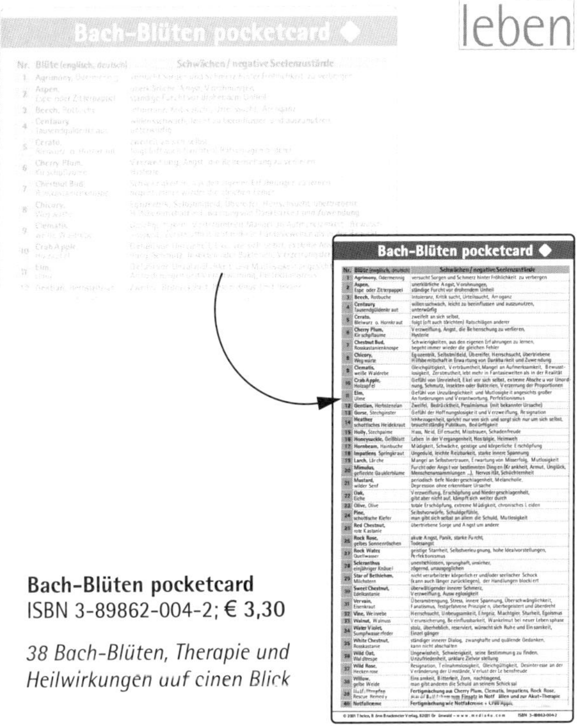

Bach-Blüten pocketcard

Nr.	Blüte (englisch, deutsch)	Schwächen / negative Seelenzustände
1	**Agrimony,** Odermennig	versucht Sorgen und Schmerz hinter Fröhlichkeit zu verbergen
2	**Aspen,** Espe oder Zitterpappel	unerklärliche Angst, Vorahnungen, ständige Furcht vor drohendem Unheil
3	**Beech,** Rotbuche	Intoleranz, Kritiksucht, Urteilssucht, Arroganz
4	**Centaury** Tausendgüldenkraut	willensschwach, leicht zu beeinflussen und auszunutzen, unterwürfig
5	**Cerato,** Bleiwurz o. Hornkraut	zweifelt an sich selbst, folgt (oft auch törichten) Ratschlägen anderer
6	**Cherry Plum,** Kirschpflaume	Verzweiflung, Angst, die Beherrschung zu verlieren, Hysterie
7	**Chestnut Bud,** Rosskastanienknospe	Schwierigkeiten, aus den eigenen Erfahrungen zu lernen, begeht immer wieder die gleichen Fehler
8	**Chicory,** Wegwarte	Egozentrik, Selbstmitleid, Übereifer, Herrschsucht, übertriebene Hilfsbereitschaft in Erwartung von Dankbarkeit und Zuwendung
9	**Clematis,** weiße Waldrebe	Gleichgültigkeit, Verträumtheit, Mangel an Aufmerksamkeit, Bewusstlosigkeit, Zerstreutheit, lebt mehr in Fantasiewelten als in der Realität
10	**Crab Apple,** Holzapfel	Gefühl von Unreinheit, Ekel vor sich selbst, extreme Abscheu vor Unordnung, Schmutz, Insekten oder Bakterien, Verzerrung der Proportionen
11	**Elm,** Ulme	Gefühl von Unzulänglichkeit und Mutlosigkeit angesichts großer Anforderungen und Verantwortung, Perfektionismus
12	**Gentian,** Herbstenzian	Zweifel, Bedrücktheit, Pessimismus (mit bekannter Ursache)
13	**Gorse,** Stechginster	Gefühl der Hoffnungslosigkeit und Verzweiflung, Resignation
14	**Heather** schottisches Heidekraut	Ichbezogenheit, spricht nur von sich und sorgt sich nur um sich selbst, braucht ständig Publikum, Bedürftigkeit
15	**Holly,** Stechpalme	Hass, Neid, Eifersucht, Misstrauen, Schadenfreude
16	**Honeysuckle,** Geißblatt	Leben in der Vergangenheit, Nostalgie, Heimweh
17	**Hornbeam,** Hainbuche	Müdigkeit, Schwäche, geistige und körperliche Erschöpfung
18	**Impatiens** Springkraut	Ungeduld, leichte Reizbarkeit, starke innere Spannung
19	**Larch,** Lärche	Mangel an Selbstvertrauen, Erwartung von Misserfolg, Mutlosigkeit
20	**Mimulus,** gefleckte Gauklerblume	Furcht oder Angst vor bestimmten Dingen (Krankheit, Armut, Unglück, Menschenansammlungen ...), Nervosität, Schüchternheit
21	**Mustard,** wilder Senf	periodisch tiefe Niedergeschlagenheit, Melancholie, Depression ohne erkennbare Ursache
22	**Oak,** Eiche	Verzweiflung, Erschöpfung und Niedergeschlagenheit, gibt aber nicht auf, kämpft sich weiter durch
23	**Olive,** Olive	totale Erschöpfung, extreme Müdigkeit, chronisches Leiden
24	**Pine,** schottische Kiefer	Selbstvorwürfe, Schuldgefühle, man gibt sich selbst an allem die Schuld, Mutlosigkeit
25	**Red Chestnut,** rote Kastanie	übertriebene Sorge und Angst um andere
26	**Rock Rose,** gelbes Sonnenröschen	akute Angst, Panik, starke Furcht, Todesangst
27	**Rock Water** Quellwasser	geistige Starrheit, Selbstverleugnung, hohe Idealvorstellungen, Perfektionismus
28	**Scleranthus** einjähriger Knäuel	unentschlossen, sprunghaft, unsicher, zögernd, unausgeglichen
29	**Star of Bethlehem,** Milchstern	nicht verarbeiteter körperlicher und/oder seelischer Schock (kann auch länger zurückliegen), der Handlungen blockiert
30	**Sweet Chestnut,** Edelkastanie	überwältigender innerer Schmerz, Verzweiflung, Ausweglosigkeit
31	**Vervain,** Eisenkraut	Überanstrengung, Stress, innere Spannung, Überschwänglichkeit, Fanatismus, festgefahrene Prinzipien, überbegeistert und überdreht
32	**Vine,** Weinrebe	Herrschsucht, Unbeugsamkeit, Ehrgeiz, Machtgier, Sturheit, Egoismus
33	**Walnut,** Walnuss	Verunsicherung, Beeinflussbarkeit, Wankelmut bei neuer Lebensphase
34	**Water Violet,** Sumpfwasserfeder	stolz, überheblich, reserviert, wünscht sich Ruhe und Einsamkeit, Einzelgänger
35	**White Chestnut,** Rosskastanie	ständiger innerer Dialog, zwanghafte und quälende Gedanken, kann nicht abschalten
36	**Wild Oat,** Waldtrespe	Ungewissheit, Schwierigkeit, seine Bestimmung zu finden, Unzufriedenheit, unklare Zielvorstellung
37	**Wild Rose,** Heckenrose	Resignation, Teilnahmslosigkeit, Gleichgültigkeit, Desinteresse an der Veränderung der Umstände, Verlust der Lebensfreude
38	**Willow,** gelbe Weide	Einsamkeit, Bitterkeit, Zorn, nachtragend, man gibt anderen die Schuld an seinem Schicksal
39	Notfalltropfen Rescue Remedy	**Fertigmischung aus Cherry Plum, Clematis, Impatiens, Rock Rose, [illegible] zum Einsatz in Notfällen und zur Akut-Therapie**
40	**Notfallcreme**	**Fertigmischung wie Notfallcreme + Crab Apple**

© 2001 Thelen, B. dem Bruckmeier Verlag, 82031 Grünwald – www.media4u.com ISBN 3-89862-004-2

bestellung / feedback

Bitte senden Sie mir gegen Rechnung die umseitig markierten Titel:

Name

Anschrift

Tel. **e-Mail**

Datum **Unterschrift**

Wir möchten das Bachblüten pocket gerne verbessern
und freuen uns auf Ihre Anregungen und Kritik.

feedback

Bestellung an:

Börm Bruckmeier Verlag, Nördliche Münchner Str. 28, 82031 Grunwald
oder **Fax: 089 – 69 77 81 28**